中华传统医学养生丛书

黄帝内经

详 解

柳书琴◎主编

U0322302

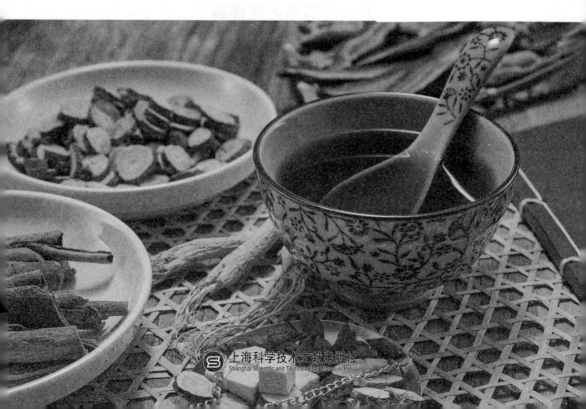

上海科学技术文献出版社
Shanghai Scientific and Technological Literature Press

图书在版编目（CIP）数据

黄帝内经详解 / 柳书琴主编. —上海：上海科学
技术文献出版社，2016（2023.4 重印）
　（中华传统医学养生丛书）
　ISBN 978-7-5439-7084-7

Ⅰ.①黄…　Ⅱ.①柳…　Ⅲ.①《内经》—研究
Ⅳ.①R221

中国版本图书馆 CIP 数据核字（2016）第 150757 号

责任编辑：张　树　王　珺

黄帝内经详解
HUANGDINEIJING XIANGJIE

- -

柳书琴　主编

- -

*

上海科学技术文献出版社出版发行
（上海市长乐路 746 号　邮政编码 200040）
全 国 新 华 书 店 经 销
唐山玺鸣印务有限公司印刷

*

开本 700×1000　　1/16　　印张 20.5　　字数 400 000
2016 年 9 月第 1 版　　　　2023 年 4 月第 2 次印刷
ISBN 978-7-5439-7084-7
定价：78.00 元
http://www.sstlp.com

前　言

　　《黄帝内经》是中国传统医学四大经典著作之一（《黄帝内经》《难经》《伤寒杂病论》《神农本草经》），是我国医学宝库中现存成书最早的一部医学典籍。其医学理论是建立在我国古代道家理论的基础之上的，反映了我国古代天人合一的思想。《黄帝内经》成编于战国时期，是中国现存最早的中医理论专著。在国学经典中地位独特，是唯一一本以圣王之名命名的书。总结了春秋至战国时期的医疗经验和学术理论，并吸收了秦汉以前有关天文学、历算学、生物学、地理学、人类学、心理学的知识，运用阴阳、五行、天人合一的理论，对人体的解剖、生理、病理以及疾病的诊断、治疗与预防，做了比较全面的阐述，确立了中医学独特的理论体系，成为中国医药学发展的理论基础和源泉。

　　《黄帝内经》最早著录于刘歆《七略》及班固《汉书·艺文志》，原为18卷。医圣张仲景"撰用素问、九卷、八十一难……为伤寒杂病论"，晋皇甫谧撰《针灸甲乙经》时，称"今有针经九卷、素问九卷，二九十八卷，即内经也"，《九卷》在唐代王冰称之为《灵枢》。至宋，史崧献家藏《灵枢经》并予刊行。由此可知，《九卷》《针经》《灵枢》实则一书而多名。宋之后，《素问》《灵枢》始成为《黄帝内经》组成的两大部分。

　　《黄帝内经》是什么意思呢？内经，不少人认为是讲内在人体规律的，有的人认为是讲内科的，但相关专家认为《黄帝内经》是一部讲"内求"的书，要使生命健康长寿，不要外求，要往里求、往内求，所以叫"内经"。也就是说要使生命健康，比如有了病怎么治病，不一定非要去吃什么药。

　　实际上，《黄帝内经》整本书里面只有13个药方，它的核心思想是要往里求、往内求，首先是内观、内视，就是往内观看我们的五脏六腑，观看我们的气血怎么流动，然后内炼，通过调整气血、调整经络、调整脏腑来达到健康长寿的目的。实际上是为我们指出了正确认识生命的一种方法、一条道路。

　　《黄帝内经》是第一部关于生命的百科全书。《黄帝内经》以生命为中心，讲了医学、天文学、地理学、心理学、社会学，以及哲学、历史学等，是一部围绕生命问题而展开的百科全书。

编者

2016 年 8 月

目　录

素问篇

灵 枢 篇

素 问 篇

素问译注卷一

上古天真论篇第一

【原文】昔在黄帝，生而神灵，弱而能言，幼而徇齐，长而敦敏，成而登天。

乃问于天师曰：余闻上古之人，春秋皆度百岁，而动作不衰；今时之人，年半百而动作皆衰者，时世异耶？人将失之耶？

岐伯对曰：上古之人，其知道者，法于阴阳，和于术数，食饮有节，起居有常，不妄作劳，故能形与神俱，而尽终其天年，度百岁乃去。今时之人不然也，以酒为浆，以妄为常，醉以入房，以欲竭其精，以耗散其真，不知持满，不时御神，务快其心，逆于生乐，起居无节，故半百而衰也。

【译文】远古时期的黄帝生来就非常聪明，小时便善于言谈，幼时领会周围事物就很快，长大后，既敦厚淳朴又勤勉努力，到了成年就登上了天子之位。

黄帝问岐伯道：我听说上古时代的人，年龄都能超过百岁，动作却不显衰老之态；现在的人，年龄刚到半百，而动作就显出衰老了，这是因为时代环境不同呢，还是因为今天的人们不会养生的缘故呢？

岐伯回答说：上古时代的人，一般都懂得养生的道理，能够取法于天地阴阳自然变化之理而加以适应，调和养生的方法，使之达到正确的标准。饮食有一定节制，作息有一定规律，不妄事操劳，所以能够形神俱旺，协调统一，活到寿命应该终了的时候，度过百岁才离开人世；现在的人就不是这样了，把酒当做水饮，使反常的生活成为习惯，酒醉了，还肆行房事，恣情色欲而使阴气竭绝，使真元耗散，不知道保持精力的充沛、蓄养精神的重要，而专求心志的一时之快，违背了人生的真正乐趣，起居作息，毫无规律，所以到半百就衰老了。

【原文】夫上古圣人之教下也，皆谓之，虚邪贼风，避之有时；恬淡虚无，真气从之；精神内守，病安从来。是以志闲而少欲，心安而不惧，形劳而不倦，气从以顺，各从其欲，皆得所愿。故美其食，任其服，乐其俗，高下不相慕，其民故曰朴；是以嗜欲不能劳其目，淫邪不能惑其心，愚智贤不肖，不惧于物，故

1

合于道。所以能年皆度百岁而动作不衰者，以其德全不危也。

帝曰：人年老而无子者，材力尽邪？将天数然也？

岐伯曰：女子七岁，肾气盛，齿更发长；二七而天癸至，任脉通，太冲脉盛，月事以时下，故有子；三七，肾气平均，故真牙生而长极；四七，筋骨坚，发长极，身体盛壮；五七，阳明脉衰，面始焦，发始堕；六七，三阳脉衰于上，面皆焦，发始白；七七，任脉虚，太冲脉衰少，天癸竭，地道不通，故形坏而无子也。

丈夫八岁，肾气实，发长齿更；二八，肾气盛，天癸至，精气溢泻，阴阳和，故能有子；三八，肾气平均，筋骨劲强，故真牙生而长极；四八，筋骨隆盛，肌肉满壮；五八，肾气衰，发堕齿槁；六八，阳气衰竭于上，面焦，发鬓斑白；七八，肝气衰，筋不能动；八八，天癸竭，精少，肾脏衰，形体皆极，则齿发去。肾者主水，受五脏六腑之精而藏之，故五脏盛乃能泻。今五脏皆衰，筋骨解堕，天癸尽矣。故发鬓白，身体重，行步不正，而无子耳。

帝曰：有其年已老而有子者何也？

岐伯曰：此其天寿过度，气脉常通，而肾气有余也。此虽有子，男不过尽八八，女不过尽七七，而天地之精气皆竭矣。

帝曰：夫道者，年皆百数，能有子乎？

岐伯曰：夫道者，能却老而全形，身年虽寿，能生子也。

【译文】上古时代深懂养生之道的人在教导普通人的时候，总要讲到对虚邪贼风等致病因素应及时避开，心情要清静安闲，排除杂念妄想，以使真气居藏于内，精神内守而不耗散，这样，病从哪里来呢？所以，人们心志安闲，欲望不多，心境安定而没有恐惧，虽劳形体而不致疲倦，真气平和而调顺，每个人都能顺心所欲并感到满意。人们无论吃什么都觉得香甜，穿什么都感到舒服，大家喜爱自己的风俗习尚，愉快地生活，相互之间从不羡慕地位的高低，所以这些人称得上朴实无华。任何不正当的嗜欲都不会干扰他们的视听，任何淫乱邪说也都不能惑乱他们的心志。不论愚笨的、聪明的、能力大的还是能力小的，都不因外界事物的变化而动心焦虑，所以符合养生之道。他们之所以能够年龄超过百岁而动作不显得衰老，这都是由于他们领会和掌握了修身养性的方法而身体不被内外邪气干扰危害所致啊。

黄帝问：人年纪老了以后，不能再生育子女，是由于精力衰竭了呢，还是受自然规律的限定呢？

岐伯回答说：女子到了七岁，肾气旺盛起来，乳齿更换，头发开始茂盛；

到了十四岁时，天癸产生，任脉通，冲脉旺，月经按时来潮，具备了生育子女的能力；到了二十一岁时，肾气充满，智齿生出，牙齿就长全了；到了二十八岁，筋骨强健，头发生长最茂，此时身体最为强壮；到了三十五岁，阳明经脉气血逐渐衰弱，面部憔悴，头发也开始脱落；到了四十二岁，三阳经脉气血都衰退了，面部枯槁，头发开始变白；到了四十九岁，任脉气血虚弱，冲脉的气血衰少，天癸枯竭，月经断绝，所以形体衰老，再不能生育了。

男子八岁时，肾气盛，头发长长，乳齿也更换了；到了十六岁，肾气旺盛，天癸产生，精气满溢而能外泄，两性交合，就能生育子女；到了二十四岁，肾气充满，筋骨强健有力，智齿生长，牙齿长全；到了三十二岁，筋骨丰隆盛实，肌肉亦丰满健壮；到了四十岁，肾气衰退，头发开始脱落，牙齿开始枯槁；到了四十八岁，上部阳气逐渐衰竭，面部憔悴无华，头发和两鬓花白；到了五十六岁时，肝气衰弱，筋骨活动不能灵活自如；到了六十四岁，天癸枯竭，精气少，肾脏衰，齿发脱落，形体衰疲。肾主水，接受其他各脏腑的精气而加以贮藏，只有五脏功能旺盛，肾脏才能外泄精气。现在年岁大了，五脏功能都已衰退，筋骨懈惰无力，天癸竭尽。所以发鬓变白，身体沉重，步履不稳，也不能生育子女了。

黄帝问：有人已老，仍能生育，这是什么道理呢？

岐伯说：这是他天赋的精力超常，气血经脉畅通，肾气有余的缘故。虽有这种人，但一般情况是男子不超过六十四岁，女子不超过四十九岁，精气都枯竭了。

黄帝问：掌握养生之道的人，年纪活到百岁，还能生育吗？

岐伯说：掌握养生之道的人，能防止衰老而保全形体，虽然年高，仍然能生育子女。

【原文】黄帝曰：余闻上古有真人者，提挈天地，把握阴阳，呼吸精气，独立守神，肌肉若一，故能寿敝天地，无有终时，此其道生。

中古之时，有至人者，淳德全道，和于阴阳，调于四时，去世离俗，积精全神，游行天地之间，视听八达之外，此盖益其寿命而强者也，亦归于真人。

其次有圣人者，处天地之和，从八风之理，适嗜欲于世俗之间，无恚嗔之心，行不欲离于世，被服章，举不欲观于俗，外不劳形于事，内无思想之患，以恬愉为务，以自得为功，形体不敝，精神不散，亦可以百数。

其次有贤人者，法则天地，象似日月，辨列星辰，逆从阴阳，分别四时，将从上古合同于道，亦可使益寿而有极时。

【译文】黄帝说：我听说上古时代有"真人"，掌握了天地阴阳变化的规律，能够调节呼吸，吸收精纯的精气，超然独处，令精神守持于内，锻炼身体，使筋骨肌肉与整个身体达到高度的协调，所以他的寿命与天地相当而没有终了的时候，这是他修道养生的结果。

中古时代有"至人"，道德淳厚，能全面地掌握养生之道，调和于阴阳四时的变化，避开世俗社会生活的纷扰，积蓄精气，集中精神，使其远驰于广阔的天地自然之中，其所见所闻，能够广达八方荒远之外，这是他延长寿命和强健身体的方法，这种人也属于真人一类。

其次有被称为"圣人"的，能够安处于天地自然的正常环境之中，顺从八风的活动规律，嗜欲同世俗社会相应，没有恼怒怨恨之情，行为不离开世俗的一般准则，穿着装饰普通纹彩的衣服，举动也没有炫耀于世俗的地方，在外，不使形体被事物所劳，在内，不使思想有过重负担，以恬静、愉快为本务，以悠然自得为满足，所以他的形体毫不衰老，精神也不耗散，寿命就可达到百岁左右。

其次有被称为"贤人"的，能够依据天地的变化，日月的升降，星辰的位置，以顺从阴阳的消长和适应四时的变迁，追随上古真人而合于养生之道，这样的人也可增寿，但有终尽的时候。

四气调神大论篇第二

【原文】春三月，此谓发陈。天地俱生，万物以荣，夜卧早起，广步于庭，被发缓形，以使志生；生而勿杀，予而勿夺，赏而勿罚，此春气之应，养生之道也。逆之则伤肝，夏为寒变，奉长者少。

夏三月，此谓蕃秀。天地气交，万物华实，夜卧早起，无厌于日，使志无怒，使华英成秀，使气得泄，若所爱在外，此夏气之应，养长之道也。逆之则伤心，秋为痎疟，奉收者少，冬至重病。

秋三月，此谓容平。天气以急，地气以明。早卧早起，与鸡俱兴，使志安宁，以缓秋刑；收敛神气，使秋气平，无外其志，使肺气清，此秋气之应，养收之道也。逆之则伤肺，冬为飧泄，奉藏者少。

冬三月，此谓闭藏。水冰地坼，无扰乎阳。早卧晚起，必待日光，使志若伏若匿，若有私意，若已有得，去寒就温，无泄皮肤，使气亟夺，此冬气之应，养藏之道也。逆之则伤肾，春为痿厥，奉生者少。

【译文】春天的三个月，是所谓推陈出新、生命萌发的季节。天地间俱显出勃勃生机，都富有生气，万物欣欣向荣。此时，人们应当入夜即睡眠，早早起身，披散开头发，解开衣带，舒张形体，漫步于庭院，使精神愉快，胸怀开畅，保持万物的生机。提倡生长不要滥杀伐，提倡施与不要敛夺，提倡奖励不要惩罚，这是适应春天的时令，保养生发之气的方法。如果违逆了春生之气，便会伤肝，到了夏天就会发生寒性病变，提供给夏天盛长的物质基础也就差了。

夏天的三个月，是所谓草蕃木秀、繁衍秀美的季节。此时，天气下降，地气上腾，天地之气相交，植物开花结实，长势旺盛，人们应当在夜晚睡眠，早早起身，不要厌恶白天太长，让心中无存郁怒，使精神之英华适应夏气以成其秀美，气机宣畅，通泄自如，精神外向，对外界事物有浓厚的兴趣。这是适应夏天的气候，保护长养之气的方法。如果违逆了夏长之气，心会受伤，到了秋天就会发生疟疾，提供给秋天收敛的能力也就差了，冬天会再次发生疾病。

秋天的三个月，是所谓收容平藏、万物成熟的季节。此时，天高风急，地气清明，应当早睡早起，和鸡的活动时间相仿，以保持神志的安宁，减缓秋季肃杀之气对人体的影响；收敛神气，以适应秋季容平的特征，不使神思外驰，以保持肺气的清肃功能，这是适应秋令的特点而保养人体收敛之气的方法。如果违逆了秋收之气，肺就会受伤，冬天就要发生食谷不化的飧泄病，提供给冬天潜藏之气的能力也就差了。

冬天的三个月，是所谓紧闭坚藏、生机潜伏的季节。当此，水寒成冰，大地龟裂，人们应当早睡晚起，待到日光照耀时起床才好，不要轻易地扰动阳气，妄事操劳，要使神志深藏于内，安静自若，好像有个人的隐秘，严守而不外泄，又像得到了渴望得到的东西，把它密藏起来一样；要躲避寒冷，求取温暖，不要使皮肤开泄而令阳气不断地损失，这是适应冬季的气候而保养人体闭藏机能的方法。如果违逆了冬藏之气，就要伤肾，到了春天就会发生痿厥病，提供给春天生养的能力也就差了。

【原文】天气，清净光明者也，藏德不止，故不下也。天明则日月不明，邪害空窍。阳气者闭塞，地气者冒明，云雾不精，则上应白露不下，交通不表，万物命故不施，不施则名木多死，恶气不发，风雨不节，白露不下，则菀槁不荣。贼风数至，暴雨数起，天地四时不相保，与道相失，则未央绝灭。唯圣人从之，故身无奇病，万物不失，生气不竭。

【译文】天气是清净光明的，蕴藏其德，运行不止，由于天不暴露自己的光明德泽，所以永远保持它内蕴的力量而不会下泄。如果天自显明德，则日月就显不出光明了，那样危害了天的广深涵纳作用，于是阳气闭塞不通，大地昏蒙不明，云雾弥漫，日色无光，相应的雨露不能下降。天地之气不交，万物的生命就不能绵延。生命不能绵延，自然界高大的树木也会死亡。恶劣的气候发作，风雨无时，

5

雨露当降而不降，草木不得滋润，生机郁塞，茂盛的禾苗也会枯槁不荣。贼风频频而至，暴雨不时而作，天地四时的变化不能保持其平衡，与常规相违背，万物便会中途夭折了。只有圣人能适应自然变化，注重养生之道，所以身无大病，因不背离自然万物的发展规律，生机就不会衰竭。

【原文】逆春气，则少阳不生，肝气内变。逆夏气，则太阳不长，心气内洞。逆秋气，则太阴不收，肺气焦满。逆冬气，则少阴不藏，肾气独沉。

夫四时阴阳者，万物之根本也。所以圣人春夏养阳，秋冬养阴，以从其根，故与万物沉浮于生长之门。逆其根，则伐其本，坏其真矣。故阴阳四时者，万物之终始也，死生之本也。逆之则灾害生，从之则苛疾不起，是谓得道。道者，圣人行之，愚者佩之。

从阴阳则生，逆之则死，从之则治，逆之则乱。反顺为逆，是谓内格。

是故圣人不治已病治未病，不治已乱治未乱，此之谓也。夫病已成而后药之，乱已成而后治之，譬犹渴而穿井，斗而铸锥，不亦晚乎！

【译文】与春生之气相违，少阳之气就不生发，以致肝气内郁而发生病变。与夏长之气相违，太阳就不能生长，以致心气内虚。与秋收之气相违，太阴就不能收敛，以致肺热叶焦而胀满。与冬藏之气相违，少阴就不能潜藏，以致肾气不蓄，出现消沉等症状。

四时阴阳的变化，是万物生命的根本。所以圣人在春夏季节保养阳气以适应生长的需要，在秋冬季节保养阴气以适应收藏的需要，顺从了生命发展的根本规律，就能与万物一样，在生、长、收、藏的生命过程中运动发展。如果违逆了这个规律，就会戕伐生命力，破坏真元之气。因此，阴阳四时是万物的终结，是盛衰存亡的根本。违反了它，就要产生灾害；顺从了它，就不会得重病。这样便可谓懂得了养生之道。这种养生之道，只有圣人能够加以实行，愚人却不照着去做。

顺从阴阳的消长就能生存，违反了就会死亡；顺从了它，就会正常，违反了它，就会混乱。如背道而行，就会使机体与自然环境相格拒。

所以圣人不是等疾病发生再去治疗，而是重视在疾病发生之前的预防，如同不是等到乱事发生再去治理，而是重视乱事在它发生之前的防范。如果疾病已发生，然后再去治疗，乱子已形成，然后再去治理，那就如同临渴掘井，临战造兵器，不是太晚了吗？

生气通天论篇第三

【原文】黄帝曰：夫自古通天者，生之本，本于阴阳。天地之间，六合之内，其气九州、九窍、五脏、十二节，皆通乎天气。其生五，其气三，数犯此者，则邪气伤人，此寿命之本也。

苍天之气，清净则志意治，顺之则阳气固，虽有贼邪，弗能害也，此因时之序。故圣人传精神，服天气而通神明。失之则内闭九窍，外壅肌肉，卫气散解，此谓自伤，气之削也。

【译文】黄帝说：自古以来，人与自然界相通相合是生命的根本，而这个根本不外天之阴阳。大凡天地之间，南北东西上下之内，大如九州的地域，小如人的九窍、五脏、十二节，都与自然气息相通。天气衍生五行，阴阳之气又依盛衰消长而各分为三。如果经常违背阴阳五行的变化规律，那么邪气就会伤害人体。这就是寿命的根本。

苍天的气清净，人的精神就相应地调畅平和，顺应天气的变化，就会阳气固密，虽有贼风邪气，也不能加害于人，这是适应时序阴阳变化的结果。所以圣人能够专心致志，顺应天气，而通达阴阳变化之理。如果违逆了适应天气的原则，就会内使九窍不通，外使肌肉壅塞，卫气涣散不固，这是由于人们不能适应自然变化所致，称为自伤，阳气会因此而受到削弱。

【原文】阳气者，若天与日，失其所，则折寿而不彰。故天运当以日光明。是故阳因而上，卫外者也。

因于寒，欲如运枢。起居如惊，神气乃浮。因于暑，汗，烦则喘喝，静则多言，体若燔炭，汗出而散。因于湿，首如裹，湿热不攘，大筋软短，小筋弛长，软短为拘，弛长为痿。因于气，为肿，四维相代，阳气乃竭。

【译文】人体有阳气，就像天上有太阳。假若阳气失却了正常的位次而不能发挥其重要作用，人就会减损寿命或夭折，生命机能亦暗弱不足。所以天体的正常运行，是因太阳的光明普照而显现出来，而人的阳气也应在上在外，并起到保护身体，抵御外邪的作用。

因于寒，阳气应如门轴在门臼中运转一样活动于体内。若起居猝急，扰动阳气，则易使神气外越。因于暑，则汗多烦躁而喘，安静时多言多语。若身体发高热，则像炭火烧灼一样，一经出汗，热邪就能散去。因于湿，头部像有物蒙裹一样沉重。若湿热相兼而不得排除，则伤害大小诸筋，而出现短缩或弛纵，短缩的造成拘挛，弛纵的造成痿弱。由于风，可致水肿。以上四种邪气维系缠绵不离，相互更替伤人，就会使阳气倾竭。

【原文】阳气者，烦劳则张，精绝，辟积于夏，使人煎厥。目盲不可以视，耳闭不可以听，溃溃乎若坏都，汨汨乎不可止。阳气者，大怒则形气绝，而血菀

7

于上，使人薄厥。有伤于筋，纵，其若不容。汗出偏沮，使人偏枯。汗出见湿，乃生痤疿。膏粱之变，足生大丁，受如持虚。劳汗当风，寒薄为皶，郁乃痤。

阳气者，精则养神，柔则养筋。开阖不得，寒气从之，乃生大偻。陷脉为瘘，流连肉腠，俞气化薄，传为善畏，及为惊骇，营气不从，逆于肉理，乃生痈肿。魄汗未尽，形弱而气烁，穴俞以闭，发为风疟。故风者，百病之始也，清静则肉腠闭拒，虽有大风苛毒，弗之能害，此因时之序也。故病久则传化，上下不并，良医弗为。故阳蓄病死，而阳气当隔，隔者当泻，不亟正治，粗乃败之。

故阳气者，一日而主外，平旦人气生，日中而阳气隆，日西而阳气已虚，气门乃闭。是故暮而收拒，无扰筋骨，无见雾露，反此三时，形乃困薄。

【译文】 人在烦劳的情况下，阳气就会亢奋外越，导致阴精逐渐耗竭。如病久积到夏天，就会发生"煎厥"病，发作的时候眼睛昏蒙看不见，耳朵闭塞听不清，昏乱之势就像都城崩毁，急流奔泻一样不可收拾。人体的阳气，在大怒时就会上逆，血随气升而瘀积于上，与身体其他部位阻隔不通，使人发生薄厥。若伤及诸筋，使筋弛纵不收，而不能随意运动。经常半身出汗，可以演变为半身不遂。出汗的时候，遇到湿邪阻遏就容易发生小的疮疖和痱子。经常吃肥美厚味的食物，足以导致发生疔疮，很容易患病，而主要发生于脉虚之所。在劳动汗出时遇到风寒之邪，迫聚于皮腠形成粉刺，郁积化热便成为疮疖。

阳气在人体里，它化成的精微可以养神，柔和之气可以养筋。汗孔的开闭调节失常，寒气就会随之侵入，损伤阳气，以致筋失所养，造成身体俯曲不伸。寒气深陷脉中，流连肉腠之间，气血不通而郁积，久而成为疮瘘。从腧穴侵入的寒气内传而迫及五脏，损伤神志，就会出现恐惧和惊骇的征象。由于寒气的羁留，营气不能顺利地运行，阻逆于肌肉之间，就会发生痈肿。汗出未止的时候，形体与阳气都受到一定的削弱，若风寒内侵，腧穴闭阻，就会发生风疟之病。风是百病的开端，只要人体保持精神的安定和劳逸适度等养生的原则，肌肉腠理就会密闭而有抗拒外邪的能力，虽有大风苛毒的侵染，也难造成伤害，关键在于顺应四时的秩序。病久了，邪留体内，则会内传并进一步演变，到了上下不通、阴阳阻隔的时候，虽有良医，也无能为力了。所以阳气蓄积，郁阻不通时，也会致死。对于这种阳气蓄积，阻隔不通者，应采用通泻的方法治疗，如不迅速正确施治，而被粗疏的医生所误，就会导致死亡。

人身的阳气，白天主司体表，清晨的时候，阳气开始活跃，并趋向于外。中午时，阳气达到最旺盛的阶段。太阳偏西时，体表的阳气逐渐虚少，汗孔也开始闭合。所以到了晚上，阳气收敛，拒守于内，这时不要扰动筋骨，也不要接近雾露。如果违反了一天之内这三个时间的阳气活动规律，就会生病而使身体憔悴。

【原文】岐伯曰：阴者，藏精而起亟也；阳者，卫外而为固也。阴不胜其阳，则脉流薄疾，并乃狂。阳不胜其阴，则五脏气争，九窍不通。是以圣人陈阴阳，筋脉和同，骨髓坚固，气血皆从。如是则内外调和，邪不能害，耳目聪明，气立如故。

风客淫气，精乃亡，邪伤肝也。因而饱食，筋脉横解，肠澼为痔。因而大饮，则气逆。因而强力，肾气乃伤，高骨乃坏。

凡阴阳之要，阳密乃固。两者不和，若春无秋，若冬无夏。因而和之，是谓圣度。故阳强不能密，阴气乃绝；阴平阳秘，精神乃治；阴阳离决，精气乃绝。

因于露风，乃生寒热。是以春伤于风，邪气流连，乃为洞泄。夏伤于暑，秋为痎疟。秋伤于湿，上逆而咳，发为痿厥。冬伤于寒，春必温病。四时之气，更伤五脏。

阴之所生，本在五味；阴之五宫。伤在五味。是故味过于酸，肝气以津，脾气乃绝。味过于咸，大骨气劳，短肌，心气抑。味过于甘，心气喘满，色黑，肾气不衡。味过于苦，脾气不濡，胃气乃厚。味过于辛，筋脉沮弛，精神乃央。是故谨和五味，骨正筋柔，气血以流，腠理以密，如是则骨气以精。谨道如法，长有天命。

【译文】岐伯说：阴是藏精于内不断地扶持阳气的；阳是卫护于外使体表固密的。如果阴不胜阳，阳气亢盛，就使血脉流动急促，若再受热邪，阳气更盛就会发为狂症。如果阳不胜阴，阴气亢盛，就会使五脏之气不调，以致九窍不通。所以圣人使阴阳平衡，无所偏胜，从而达到筋脉调和，骨髓坚固，血气畅顺。这样，就能内外调和，邪气不能侵害，耳聪目明，气的运行也就能始终如常了。

风邪侵入人体，伤及阳气，并逐步侵入内脏，阴精也就日渐消亡，这是由于邪气伤肝所致。若饮食过饱，阻碍升降之机，会发生筋脉弛纵、肠澼及痔疮等病症。若饮酒过量，会造成气机上逆。若过度用力，会损伤肾气，使腰部脊骨受到损伤。

阴阳平衡的关键，在于阴气宁静，阳气固密。阴阳两者不协调，就像一年之中，只有春天而没有秋天，只有冬天而没有夏天一样。因此，阴阳的协调配合，相互为用，是维持正常生理状态的最高标准。所以阳气亢盛但不能固密，阴气就会竭绝。阴气平和，阳气固密，人的精神才会正常。如果阴阳分离，人的精气也就随之而竭尽了。

由于雾露风寒之邪的侵袭，就会发生寒热。春天伤于风邪，滞留不去，到了

9

夏天就会发生急骤的泄泻。夏天伤于暑邪，到了秋天就会发生疟疾病。秋天伤于湿邪，到了冬天就会邪气上逆而咳痰，并且可能发展为痿厥病。冬天伤于寒气，到来年的春天，就要发生温病。因此，风寒暑湿四时的邪气，是会交替伤害人的五脏的。

阴精的产生来源于饮食五味。储藏阴精的五脏，也会因五味而受伤，过食酸味，会使肝气淫溢而亢盛，从而导致脾气的衰竭；过食咸味，会使骨骼损伤，肌肉短缩，心气抑郁；过食甜味，会使心气满闷，气逆作喘，颜面发黑，肾气失于平衡；过食苦味，会使脾气过燥而不濡润，从而使胃气壅滞；过食辛味，会使筋脉败坏，发生弛纵，精神受损。因此五味的适当调和，使得骨骼强健，筋脉柔和，气血通畅，腠理致密，这样，骨气就精强有力。所以只要严格按照养生的方法去做，就可以长期保有天赋的生命力。

金匮真言论篇第四

【原文】黄帝问曰：天有八风，经有五风，何谓？

岐伯对曰：八风发邪，以为经风，触五脏，邪气发病。所谓得四时之胜者，春胜长夏，长夏胜冬，冬胜夏，夏胜秋，秋胜春，所谓四时之胜也。

东风生于春，病在肝，俞在颈项。南风生于夏，病在心，俞在胸胁。西风生于秋，病在肺，俞在肩背。北风生于冬，病在肾，俞在腰股。中央为土，病在脾，俞在脊。

故春气者病在头。夏气者病在脏。秋气者病在肩背。冬气者病在四肢。

故春善病鼽衄，仲夏善病胸胁，长夏善病洞泄寒中，秋善病风疟，冬善病痹厥。

故冬不按跷，春不鼽衄，春不病颈项，仲夏不病胸胁，长夏不病洞泄寒中，秋不病风疟，冬不病痹厥，飧泄而汗出也。

夫精者，身之本也，故藏于精者，春不病温。夏暑汗不出者，秋成风疟。此平人脉法也。

故曰：阴中有阴，阳中有阳。平旦至日中，天之阳，阳中之阳也。日中至黄昏，天之阳，阳中之阴也；合夜至鸡鸣，天之阴，阴中之阴也。鸡鸣至平旦，天之阴，阴中之阳也。故人亦应之。

夫言人之阴阳，则外为阳，内为阴。言人身之阴阳，则背为阳，腹为阴。言人身之脏腑中阴阳，则脏者为阴，腑者为阳。肝、心、脾、肺、肾五脏皆为阴，胆、胃、大肠、小肠、膀胱、三焦六腑皆为阳。所以欲知阴中之阴、阳中之阳者何也？为冬病在阴，夏病在阳，春病在阴，秋病在阳，皆视其所在，为施针石也。故背为阳，阳中之阳，心也。背为阳，阳中之阴，肺也。腹为阴，阴中之阴，肾也。腹为阴，阴中之阳，肝也；腹为阴，阴中之至阴，脾也。此皆阴阳表里内外雌雄相输应也，故以应天之阴阳也。

【译文】黄帝问道：天有八方之风，人的经脉又有五脏之风的说法，这是怎么回事呢？

岐伯回答说：八方之风是外部的致病邪气，它侵犯经脉，侵害五脏，因而发病。一年四季，有相克的关系，如春胜长夏，长夏胜冬，冬胜夏，夏胜秋，冬胜春，某个季节出现了克制它的季节气候，这就是所谓四时相胜。

东风生于春季，病多发生在肝，肝的经气输注于颈项。南风生于夏季，病多发生于心，心的经气输注于胸胁。西风生于秋季，病多发生在肺，肺的经气输注于肩背。北风生于冬季，病多发生在肾，肾的经气输注于腰股。长夏季节和中央的方位属于土，病多发生在脾，脾的经气输注于脊背。

所以春季邪气伤人，多病在头部；夏季邪气伤人，多病在心；秋季邪气伤人，多病在肩背；冬季邪气伤人，多病在四肢。

春天多发生鼽衄，夏天多发生胸胁疾患，长夏季多发生里寒洞泄，秋天多发生风疟，冬天多发生痹厥。

若冬天懂得善保阳气，不扰动筋骨，来年春天就不会发生鼽衄之疾和颈项疾病，夏天就不会发生胸胁部疾患，长夏季节就不会发生里寒洞泄病，秋天就不会发生风疟病，冬天也不会发生痹厥、飧泄、汗出过多等病症。

所谓精，是人体的根本。所以阴精内藏而不妄泄，春天就不会得温热病。夏暑阳盛，如果不能排汗散热，到秋天就会酿成风疟病。这是诊察普通人四时发病的一般规律。

所以说：阴阳之中，还各有阴阳。白昼属阳，清晨到中午，为阳中之阳。中午到黄昏，则属阳中之阴。黑夜属阴，黑夜到鸡鸣，为阴中之阴。鸡鸣到清晨，则属阴中之阳。人的情况也与此相应。就人体阴阳而论，外部属阳，内部属阴。就身体的部位来分阴阳，则背为阳，腹为阴。从脏腑的阴阳划分来说，则脏属阴，腑属阳，肝、心、脾、肺、肾五脏都属阴，胆、胃、大肠、小肠、膀胱、三焦六腑都属阳。了解阴阳之中复有阴阳的道理是什么呢？这是要分析四时疾病的在阴在阳，以作为治疗的依据，如冬病在阴，夏病在阳，春病在阴，秋病在阳，都要根据疾病的部位来施用针刺和砭石的疗法。此外，背为阳，阳中之阳为心，阳中之阴为肺。腹为阴，阴中之阴为肾，阴中之阳为肝，阴中的至阴为脾。以上这些都是人体阴阳表里、内外雌雄相互联系又相互对应的例证，所以人与自然界的阴阳是相应的。

【原文】帝曰：五脏应四时，各有收受乎？

岐伯曰：有。东方青色，入通于肝，开窍于目，藏精于肝，其病发惊骇，其味酸，其类草木，其畜鸡，其谷麦，其应四时，上为岁星，是以春气在头也，其音角，其数八，是以知病之在筋也，其臭臊。

南方赤色，入通于心，开窍于耳，藏精于心，故病在五脏，其味苦，其类火，其畜羊，其谷黍，其应四时，上为荧惑星，是以知病之在脉也，其音徵，其数七，其臭焦。

中央黄色，入通于脾，开窍于口，藏精于脾，故病在舌本，其味甘，其类土，其畜牛，其谷稷，其应四时，上为镇星，是以知病之在肉也，其音宫，其数五，其臭香。

西方白色，入通于肺，开窍于鼻，藏精于肺，故病在背，其味辛，其类金，其畜马，其谷稻，其应四时，上为太白星，是以知病之在皮毛也，其音商，其数九，其臭腥。

北方黑色，入通于肾，开窍于二阴，藏精于肾，故病在溪，其味咸，其类水，其畜彘，其谷豆，其应四时，上为辰星，是以知病之在骨也，其音羽，其数六，其臭腐。

故善为脉者，谨察五脏六腑，一逆一从，阴阳表里，雌雄之纪，藏之心意，合心于精，非其人勿教，非其真勿授，是谓得道。

【译文】黄帝说：五脏除与四时相应外，它们各自还有相类的事物可以归纳起来吗？

岐伯说：有。比如东方青色，与肝相通，肝开窍于目，精气内藏于肝，发病常表现为惊骇，在五味为酸，与草木同类，在五畜为鸡，在五谷为麦，与四时中的夏季相应，在天体为岁星，春天阳气上升，所以其气在头，在五音为角，其成数为八，因肝主筋，所以它的疾病多发生在筋。此外，在嗅味为臊。

南方赤色，与心相通，心开窍于耳，精气内藏于心，在五味为苦，与火同类，在五畜为羊，在五谷为黍，与四时中的夏季相应，在天体为荧惑星，它的疾病多发生在脉和五脏，在五音为徵，其成数为七。此外，在嗅味为焦。

中央黄色，与脾相通，脾开窍于口，精气内藏于脾，在五味为甘，与土同类，在五畜为牛，在五谷为稷，与四时中的长夏相应，在天体为镇星，它的疾病多发生在舌根和肌肉，在五音为宫，其生数为五。此外，在嗅味为香。

西方白色，与肺相通，肺开窍于鼻，精气内藏于肺，在五味为辛，与金同类，在五畜为马，在五谷为稻，与四时中的秋季相应，在天体为太白星，它的疾病多发生在背部和皮毛，在五音为商，其成数为九。此外，在嗅味为腥。

北方黑色，与肾相同，肾开窍于前后二阴，精气内藏于肾，在五味为咸，与水同类，在五畜为猪，在五谷为豆，与四时中的冬季相应，在天体为辰星，它的疾病多发生在溪穴，在五音为羽，其成数为六。此外，其嗅味为腐。

所以精通脉理的医生，能够谨慎细心地审察五脏六腑的变化，了解其顺逆的情况，把阴阳、表里、雌雄的对应和联系，纲目分明地加以归纳，并把这些精深的道理，深深地记在心中。这些理论是非常宝贵的，对于那些不是真心实意地学习而又不具备一定条件的人，切勿轻易传授，这才是爱护和珍视这门学问的正确态度。

素问译注卷二

阴阳应象大论篇第五

【原文】黄帝曰：阴阳者，天地之道也，万物之纲纪，变化之父母，生杀之本始，神明之府也。治病必求于本。故积阳为天，积阴为地。阴静阳躁，阳生阴长，阳杀阴藏。阳化气，阴成形。寒极生热，热极生寒。寒气生浊，热气生清。清气在下，则生飧泄；浊气在上，则生䐜胀。此阴阳反作，病之逆从也。

故清阳为天，浊阴为地。地气上为云，天气下为雨；雨出地气，云出天气。故清阳出上窍，浊阴出下窍；清阳发腠理，浊阴走五脏；清阳实四肢，浊阴归六腑。

水为阴，火为阳。阳为气，阴为味。味归形，形归气，气归精，精归化。精食气，形食味，化生精，气生形。味伤形，气伤精，精化为气，气伤于味。

阴味出下窍，阳气出上窍。味厚者为阴，薄为阴之阳；气厚者为阳，薄为阳之阴。味厚则泄，薄则通；气薄则发泄，厚则发热。壮火之气衰，少火之气壮；壮火食气，气食少火；壮火散气，少火生气。气味辛甘发散为阳，酸苦涌泻为阴。

阴胜则阳病，阳胜则阴病。阳胜则热，阴胜则寒。重寒则热，重热则寒。寒伤形，热伤气；气伤痛，形伤肿。故先痛而后肿者，气伤形也；先肿而后痛者，形伤气也。风胜则动，热胜则肿，燥胜则干，寒胜则浮，湿胜则濡泄。

天有四时五行，以生长收藏，以生寒暑燥湿风。人有五脏化五气，以生喜怒悲忧恐。故喜怒伤气，寒暑伤形；暴怒伤阴，暴喜伤阳。厥气上行，满脉去形。喜怒不节，寒暑过度，生乃不固。故重阴必阳，重阳必阴。故曰：冬伤于寒，春必温病；春伤于风，夏生飧泄；夏伤于暑，秋必痎疟；秋伤于湿，冬生咳嗽。

【译文】黄帝说：阴阳是自然界发展运动的规律，是一切事物的纲领，是万物变化的基础，是生长、衰亡的根本，有很大的道理存在于其中。凡医治疾病，必须求得病情变化的根本，而道理也不外乎阴阳二字。拿自然界变化来比喻，清阳之气积聚于上成为天，浊阴之气聚积于下成为地。阴的性质是比较安静的，阳的性质是比较躁动的；阳气主生发，阴气主成长；阳气主肃杀，阴气主收藏。阳能化生功能，阴能构成形体。寒到极点会生热，热到极点会生寒；寒气能产生浊阴，热气能产生清阳；清阳之气居下而不升，就会发生飧泄之病，浊阴之气居上而不降，就会发生胀满之病。这就是阴阳的正常和反常变化，因此疾病也就有逆证和顺证的分别。

清阳之气上升变为天，浊阴之气下降变作地。地气蒸发上升成为云，天气凝聚下降变成雨；雨为地气上升之云转变而成，云为天气蒸发水汽而成。人体的变化也是这样，清阳之气上出于窍，浊阴之气下走于前后二阴；清阳的汗气从腠理发泄，浊阴的营血内注于五脏；清阳的精气充实于四肢，浊阴的水谷入归于六腑。

水属于阴，火属于阳。阳是无形的气，阴则是有形的味。饮食五味滋养了形体，而形体的生成又依赖气化活动，脏腑功能由精产生，就是精可以化生功能。精是依赖真气而产生的，形体的滋养全靠饮食五味，化生的一切来源于精；生精之气得之于形。味能损伤形体；气又能摧残精，精转化为气，气又伤于味。

味属于阴，所以从下窍排出；气属于阳，所以从上窍发泄。味厚的属纯阴，味薄的属于阴中之阳；气厚的属纯阳，气薄的属于阳中之阴。味厚的有泻下作用，味薄的有疏通作用；气薄的能向外发泄，气厚的能助阳生热。阳气太过，能使元气衰弱，阳气正常，能使元气旺盛，因为过度亢奋的阳气，会损害元气，而元气却依赖正常的阳气，所以过度亢盛的阳气，能耗散元气，正常的阳气，能增强元气。凡气味辛甘而有发散功用的，属于阳，气味酸苦而有泻泄功用的，属于阴。

阴阳在人体内是相对平衡的。如果阴气偏胜，则阳气受损而为病；阳气偏胜，则阴气耗损而为病。阳偏胜则表现为发热，阴偏胜则表现为寒冷。寒到极点，会出现热象；热到极点，也会出现寒象。寒能伤形体，热能伤气分；气分受伤，可以产生疼痛，形体受伤，可以发生肿胀。所以先痛而后肿的，是气分先伤而后及于体的；先肿而后痛的，是形体先病而后及于气分的。

风邪太过，形体就会发生痉挛抖动；热邪太过，肌肉就会发生红肿；燥气太过，津液就会干枯；寒气太过，就会发生水肿；湿气太过，就会发生泄泻。

天有春、夏、秋、冬四时的交替，有木、火、土、金、水五行的变化，因此，产生了寒、暑、燥、湿、风的气候，它影响了万物，形成了生、长、化、收、藏的规律。人有肝、心、脾、肺、肾五脏，五脏之气化生五志，产生了喜、怒、悲、忧、恐五种不同的情志活动。喜怒等情志变化，可以伤气，寒暑外侵，可以伤形。突然大怒，会损伤阴气，突然大喜，会损伤阳气。气逆上行，充满经脉，则神气浮越，离开形体了。所以喜怒不加以节制，寒暑不善于调适，生命就不能牢固。阴极可以转化为阳，阳极可以转化为阴。所以冬季受了寒气的伤害，春天就容易发生温病；春天受了风气的伤害，夏季就容易发生飧泄；夏季受了暑气的伤害，秋天就容易发生疟疾；秋季受了湿气的伤害，冬天就容易发生咳嗽。

【原文】帝曰：余闻上古圣人，论理人形，列别脏腑，端络经脉，会通六合，各从其经；气穴所发，各有处名；谿谷属骨，皆有所起；分部逆从，各有条理；四时阴阳，尽有经纪。外内之应，皆有表里，其信然乎？

岐伯对曰：东方生风，风生木，木生酸，酸生肝，肝生筋，筋生心，肝主目。其在天为玄，在人为道，在地为化。化生五味，道生智，玄生神。神在天为风，在地为木，在体为筋，在脏为肝，在色为苍，在音为角，在声为呼，在变动为握，在窍为目，在味为酸，在志为怒。怒伤肝，悲胜怒；风伤筋，燥胜风；酸伤筋，辛胜酸。

南方生热，热生火，火生苦，苦生心，心生血，血生脾，心主舌。其在天为热，在地为火，在体为脉，在脏为心，在色为赤，在音为徵，在声为笑，在变动为忧，在窍为舌，在味为苦，在志为喜。喜伤心，恐胜喜，热伤气，寒胜热，苦伤气，咸胜苦。

中央生湿，湿生土，土生甘，甘生脾，脾生肉，肉生肺，脾主口。其在天为湿，在地为土，在体为肉，在脏为脾，在色为黄，在音为宫，在声为歌，在变动为哕，在窍为口，在味为甘，在志为思。思伤脾，怒胜思；湿伤肉，风伤湿；甘伤肉，酸胜甘。

西方生燥，燥生金，金生辛，辛生肺，肺生皮毛，皮毛生肾，肺主鼻。其在天为燥，在地为金，在体为皮毛，在脏为肺，在色为白，在音为商，在声为哭，在变动为咳，在窍为鼻，在味为辛，在志为忧。忧伤肺，喜胜忧；热伤皮毛，寒胜热；辛伤皮毛，苦胜辛。

北方生寒，寒生水，水生咸，咸生肾，肾生骨髓，髓生肝，肾主耳。其在天为寒，在地为水，在体为骨，在脏为肾，在色为黑，在音为羽，在声为呻，在变动为栗，在窍为耳，在味为咸，在志为恐。恐伤肾，思胜恐；寒伤血，燥胜寒；咸胜血，甘胜咸。

故曰：天地者，万物之上下也；阴阳者，血气之男女也；左右者，阴阳之道路也；水火者，阴阳之征兆也；阴阳者，万物之能始也。故曰：阴在内，阳之守也；阳在外，阴之使也。

【译文】黄帝问：我听说上古时代的圣人，讲论人体的形态，分辨脏腑的阴阳，了解经脉的分布，交会、贯通有六合，各依其经之循行路线；气穴之处，各有名称；肌肉空隙以及关节，各有其起点；分属部位的或逆或顺，各有条理；与天之四时阴阳，都有经纬纪纲；外面的环境与人体内部的互相关联，都有表有里。是否真的这样呢？

岐伯回答说：东方应春，阳升而日暖风和，草木生发，木气能生酸味，酸味能滋养肝气，肝气又能滋养于筋，筋膜柔和则又能生养于心，肝气关联于目。它在自然界是深远微妙而无穷的，在人能够顺应自然界变化，在地为生化万物。大地有生化，所以能产生一切生物；人能知道自然界变化的道理，就能产生一切智慧；宇宙间的深远微妙，是变化莫测的。变化在天空中为风气，在地面上为木气，在人体为筋，在五脏为肝，在五色为苍，在五音为角，在五声为呼，在病变的表现为握，在七窍为目，在五味为酸，在情志的变动为怒。怒气能伤肝，悲能够抑制怒；风气能伤筋，燥能够抑制风；过食酸味能伤筋，辛味能抑制酸味。

南方应夏，阳气盛而生热，热甚则生火，火气能产生苦味，苦味能滋长心气，心气能化生血气，血气充足，则又能生脾，心气关联于舌。它的变化在天为热气，在地为火气，在人体为血脉，在五脏为心，在五色为赤，在五音为徵，在五声为笑，在病变的表现为忧，在窍为舌，在五味为苦，在情志的变动为喜。喜能伤心，以恐惧抑制喜；热能伤气，以寒气抑制热；苦能伤气，咸味能抑制苦味。

中央应长夏，长夏生湿，湿与土气相应，土气能产生甘味，甘味能滋养脾气，脾气能滋养肌肉，肌肉丰满，则又能养肺，脾气关联于口。它的变化在天为湿气，在地为土气，在人体为肌肉，在五脏为脾，在五色为黄，在五音为宫，在五声为歌，在病变的表现为哕，在窍为口，在五味为甘，在情志的变动为思。思虑伤脾，以怒气抑制思虑；湿气能伤肌肉，以风气抑制湿气；甘味能伤肌肉，酸味能抑制甘味。

西方应秋，秋天气急而生燥，燥与金气相应，金能产生辛味，辛味能滋养肺气，肺气能滋养皮毛，皮毛润泽则又能养肾，肺气关联于鼻。它的变化在天为燥气，在地为金气，在人体为皮毛，在五脏为肺，在五色为白，在五音为商，在五声为哭，在病变的表现为咳，在窍为鼻，在五味为辛，在情志的变动为忧。忧能伤肺，以喜抑制忧；热能伤皮毛，寒能抑制热；辛味能伤皮毛，苦味能抑制辛味。

北方应冬，冬天生寒，寒气与水气相应，水气能产生咸味，咸味能滋养肾气，肾气能滋长骨髓，骨髓充实，则又能养肝，肾气关联于耳。它的变化在天为寒气，在地为水气，在人体为骨髓，在五脏为肾，在五色为黑，在五音为羽，在五声为呻，在病变的表现为战栗，在窍为耳，在五味为咸，在情志的变动为恐。恐能伤肾，思能够抑制恐；寒能伤血，燥（湿）能够抑制寒；咸能伤血，甘味能抑制咸味。

所以说：天地是万物的覆载；阴阳如血气与男女之相对应；左右为阴阳运行不息的道路；水性寒，火性热，是阴阳的象征；阴阳的变化，是万物生成的原始能力。所以说：阴阳是互相为用的，阴在内，为阳之镇守；阳在外，为阴之役使。

【原文】帝曰：法阴阳奈何？

岐伯曰：阳胜则身热，腠理闭，喘粗为之俯仰，汗不出而热，齿干以烦冤，腹满死，能冬不能夏。阴胜则身寒汗出，身常清，数慄而寒，寒则厥，厥则腹满死，能夏不能冬。此阴阳更胜之变，病之形能也。

帝曰：调此二者奈何？

岐伯曰：能知七损八益，则二者可调。不知用此，则早衰之节也。年四十，而阴气自半也，起居衰矣。年五十，体重，耳目不聪明矣。年六十，阴痿，气大衰，九窍不利，下虚上实，涕泣俱出矣。故曰：知之则强，不知则老，故同出而名异耳。智者察同，愚者察异，愚者不足，智者有余，有余则耳目聪明，身体轻强，老者复壮，壮者益治，是以圣人为无为之事，乐恬憺之能，从欲快志于虚无之守，故寿命无穷，与天地终，此圣人之治身也。

天不足西北，故西北方阴也，而人右耳目不如左明也。地不满东南，故东南方阳也，而人左手足不如右强也。

帝曰：何以然？

岐伯曰：东方阳也，阳者其精并于上，并于上则上明而下虚，故使耳目聪明

17

而手足不便也。西方阴也，阴者其精并于下，并于下则下盛而上虚，故其耳目不聪明而手足便也。故俱感于邪，其在上则右甚，在下则左甚，此天地阴阳所不能全也，故邪居之。

故天有精，地有形；天有八纪，地有五理，故能为万物之父母。清阳上天，浊阴归地，是故天地之动静，神明为之纲纪，故能以生长收藏，终而复始。惟贤人上配天以养头，下像地以养足，中傍人事以养五脏。天气通于肺，地气通于嗌，风气通于肝，雷气通于心，谷气通于脾，雨气通于肾。六经为川，肠胃为海，九窍为水注之气。以天地为之阴阳，阳之汗，以天地之雨名之；阳之气，以天地之疾风名之。暴气像雷，逆气象阳。故治不法天之纪，不用地之理，则灾害至矣。

故邪风之至，疾如风雨，故善治者治皮毛，其次治肌肤，其次治筋脉，其次治六腑，其次治五脏。治五脏者，半死半生也。故天之邪气，感则害人五脏；水谷之寒热，感则害于六腑；地之湿气，感则害皮肉筋脉。

故善用针者，从阴引阳，从阳引阴，以右治左，以左治右，以我知彼，以表知里，以观过与不及之理，见微得过，用之不殆。

善诊者，察色按脉，先别阴阳；审清浊而知部分，视喘息，听音声而知所苦，观权衡规矩，而知病所主；按尺寸，观浮沉滑涩，而知病所生。以治无过，以诊则不失矣。

【译文】黄帝说：阴阳的法则怎样运用于医学上呢？

岐伯回答说：如阳气太过，则身体发热，腠理紧闭，气粗喘促，呼吸困难，身体亦为之俯仰摆动，无汗发热，牙齿干燥，烦闷，如见腹部胀满，是死症，这是属于阳性之病，所以冬天尚能支持，夏天就不耐受了。

阴气胜则身发寒而汗多，或身体常觉冷而不时战栗发寒，甚至手足厥逆，如见手足厥逆而腹部胀满的，是死症，这是属于阴盛的病，所以夏天尚能支持，冬天就不能耐受了。这就是阴阳互相胜负变化所表现的病态。

黄帝问：怎样能够使阴阳得以调和呢？

岐伯说：如果懂得了七损八益的养生之道，就可以做到阴阳的调和，如果不懂得这些道理，就会发生早衰现象。就一般人说，年到四十，阴气已经衰减了一半，其起居动作，亦渐渐衰退；到了五十岁，身体觉得沉重，耳不聪、目也不明了；到了六十岁，阴气萎弱，肾气大衰，九窍不能通利，出现下虚上实的现象，会常常流着眼泪鼻涕。所以说：知道调和的人身体就强健，不知道调和的人身体就容易衰老；本来是同样的身体，结果却出现了强弱不同的两种情况。懂得养生之道的人，能够注意共有的健康；不懂得养生之道的人，只知道强弱的异形。不善于调和的人，常感不足，而重视调和的人，就常能有余；有余则耳聪目明，身轻体强，即使已经年老，亦可以身体强壮，当然本来强壮的就更好了。所以圣人不做勉强的事情，不胡思乱想，有乐观愉快的旨趣，常心旷神怡，保持着宁静的生活，所以能够寿命无穷，尽享天年。这就是圣人保养身体的方法。

天气在西北方是不足的，所以西北方属阴，而人右边的耳目也不及左边的聪明；地气在东南方是不满的，所以东南方属阳，而人左边的手足也不及右边的灵活。

黄帝问道，这是什么道理？

岐伯说：东方属阳，阳性向上，所以人体的精气集合于上部，集合于上部则上部聪明而下部虚弱，所以使耳目聪明，而手足不便利；西方属阴，阴性向下，所以人体的精气集合于下部，集合于下部则下部强盛而上部虚弱，所以耳目不聪明而手足便利。如虽左右同样感受了外邪，但在上部则身体的右侧较重，在下部则身体的左侧较重，这是天地阴阳之所不能全，而人身亦有阴阳左右之不同，身体哪里虚了，邪气就会乘虚滞留在哪里。

天有精气，地有形体；天有八节之纲纪，地有五方之道理，因此天地能成为万物生长的根本。无形的清阳上升于天，有形的浊阴下降于地，所以天地的运动与静止，是由阴阳的神妙变化来把握的，因而能使万物春生、夏长、秋收、冬藏，循环往复永不休止。懂得这些道理的人，对上，顺应天气来养护头颅；对下，顺应地气来养护双脚；居中，则依傍人事，来养护五脏。天的轻清之气通于肺，地的水谷之气通于咽，风木之气通于肝，雷火之气通于心，五谷之气通于脾，雨水之气通于肾。六经犹如大河，肠胃好像大海，上下九窍以水津之气贯注。如以天地来比类人体的阴阳，则阳气发泄的汗，像天空的雨水；人身的阳气，像天地的疾风。人的暴怒之气，像天有雷霆；逆上之气，像阳热的火。所以调养身体而不取法于自然的道理，那就要发生疾病了。

因此外感致病因素伤害人体，急如暴风骤雨。善于治病的医生，在病邪刚侵皮毛时，就给予治疗；医术较差的，病邪侵肌肤才治疗；更差的，病邪侵入到筋脉才治疗；再差的，病邪侵入到六腑才治疗；最差的，病邪侵入到五脏才治疗。假如病邪已经侵入到五脏，就非常严重。这时治疗的效果，只有半死半生了。

所以天的邪气，侵袭了人体就能伤害五脏；饮食之或寒或热，就会损害人的六腑；地之湿气，感受了就能损害皮肉筋脉。

所以善于运用针法的人，观察经脉虚实，病在阳，从阴以诱导之，病在阴，从阳以诱导之；取右边以治疗左边的病，取左边以治疗右边的病；以自己的正常状态来比较患者的异常状态；以在表的症状，了解在里的病变；并且判断太过或不及，就能在疾病初起的时候，便知道病邪之所在，此时进行治疗，不致使病情发展到了危险的地步。

善于诊治的医生，通过诊察患者的气色和脉搏，首先要辨别病症属阴还是属阳；审察五色的浮泽或重浊，而知道病的部位；观察呼吸，听患者发出的声音，可以得知所患的病苦；诊察四时色脉的正常是否，来分析为何脏何腑的病，诊察寸口的脉，从它的浮、沉、滑、涩，来了解疾病所产生之原因。这样在诊断上就不会有差错，治疗也就没有过失了。

【原文】 故曰：病之始起也，可刺而已；其盛，可待衰而已。故因其轻而扬之，因其重而减之，因其衰而彰之。形不足者，温之以气；精不足者，补之以味。其高者，因而越之；其下者，引而竭之；中满者，泻之于内。其有邪者，渍形以为汗；其在皮者，汗而发之；其慓悍者，按而收之；其实者，散而泻之。审其阴阳，以别柔刚，阳病治阴，阴病治阳，定其血气，各守其乡。血实宜决之，气虚宜掣引之。

【译文】 所以说：病在初起的时候，用刺法就可治愈；若在病势正盛时，必须待邪气稍退，再去治疗。病轻的，使用发散轻扬之法治之；病重的，使用削减之法治之；其气血衰弱的，应用补益之法治之；形体虚弱的，当以温补其气；精气不足的，当补之以厚味。如病在膈上的，可用吐法；病在下焦的，可用疏导之法；病在胸腹胀满的，可用泻下之法；如邪在外表的，可用辛凉发汗法；邪在皮肤的，可用辛温发汗法；病势急暴的，可用抑收法；病实证，可用散法或泻法。观察病的阴阳，来决定用剂的刚柔，阳病可治其阴，阴病也可治其阳；判定病邪的气、血，防其血病再伤及气，气病再伤及血。血实的宜用泻血法，气虚的宜用升补法。

阴阳离合论篇第六

【原文】 黄帝问曰：余闻天为阳，地为阴，日为阳，月为阴，大小月三百六十日成一岁，人亦应之。今三阴三阳，不应阴阳，其故何也？

岐伯对曰：阴阳者，数之可十，推之可百，数之可千，推之可万，万之大不可胜数，然其要一也。

天覆地载，万物方生，未出地者，命曰阴处，名曰阴中之阴；则出地者，命曰阴中之阳。阳予之正，阴为之主。故生因春，长因夏，收因秋，藏因冬，失常则天地四塞。阴阳之变，其在人者，亦数之可数。

【译文】黄帝问道：我听说天属阳，地属阴，日属阳，月属阴，大月和小月合起来三百六十天而成为一年。人体与此相对应。如今听说人体三阴三阳之数，和天地不尽相合，这是什么原因呢？

岐伯回答说：阴阳是有名无形的，它的变化无穷无尽，可由十到百，由百到千，由千到万，再演绎下去，甚至是数不尽的。但是其总的原则仍不外乎对立统一的阴阳道理。天地间，万物初生，未长出地面时，叫做阴处，也称阴中之阴；若已长出地面时，就叫做阴中之阳。有阳气，万物才能生长，有阴气，万物才能成形。所以万物的发生，因于春气的温暖，万物的盛长，因于夏气的炎热，万物的收成，因于秋气的清凉，万物的闭藏，因于冬气的寒冷。如果四时阴阳失序，气候无常，天地间的生长收藏的变化就要失去正常。这种阴阳变化的道理，对于人体也是一样的，也可依次推演，直到无穷无尽。

【原文】帝曰：愿闻三阴三阳之离合也。

岐伯曰：圣人南面而立，前曰广明，后曰太冲，太冲之地，名曰少阴，少阴之上，名曰太阳。太阳根起于至阴，结于命门，名曰阴中之阳；中身而上，名曰广明，广明之下，名曰太阴，太阴之前，名曰阳明；阳明根起于厉兑，名曰阴中之阳；厥阴之表，名曰少阳；少阳根起于窍阴，名曰阴中之少阳。是故三阳之离合也，太阳为开，阳明为阖，少阳为枢。三经者，不得相失也，搏而勿浮，命曰一阳。

【译文】黄帝说：我愿听你讲讲三阴三阳的离合情况。

岐伯说：圣人面向南方站立，前方名叫广明，后方名叫太冲，行于太冲部位的经脉，叫做少阴。在少阴经上面的经脉，名叫太阳，太阳经的下端起于足小指外侧的至阴穴，其上端结于睛明穴，因太阳为少阴之表，故称为阴中之阳。再以人身上下而言，上半身属阳，称为广明，广明之下称

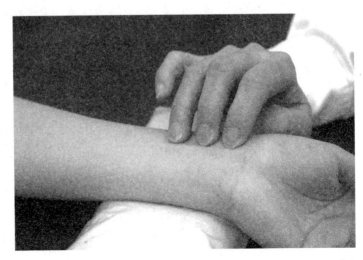

为太阴，太阴前面的经脉，名叫阳明，阳明经的下端起于足拇指侧足食指端的厉兑穴，因阳明是太阴之表，故称为阴中之阳。厥阴为里，少阳为表，故厥阴经之表为少阳经，少阳经下端起于窍阴穴，因少阳居厥阴之表，故称为阴中之少阳。因此，三阳经的离合，分开来说，太阳主表为开，阳明主里为阖，少阳介于表里之间为枢。但三者之间，不是各自为政，而是相互紧密联系着的，所以合起来称为一阳。

【原文】帝曰：愿闻三阴。

岐伯曰：外者为阳，内者为阴，然则中为阴，其冲在下，名曰太阴，太阴根起于隐白，名曰阴中之阴。太阴之后，名曰少阴，少阴根起于涌泉，名曰阴中之少阴。少阴之前，名曰厥阴，厥阴根起于大敦，阴之绝阳，名曰阴之绝阴。是故三阴之离合也，太阴为开，厥阴为阖，少阴为枢。三经者，不得相失也，搏而勿沉，名曰一阴。

阴阳𩒺𩒺，积传为一周，气里形表而为相成也。

【译文】黄帝说：愿意再听你讲讲三阴的离合情况。

岐伯说：在外的为阳，在内的为阴，所以在里的经脉称为阴经，行于少阴经前面的称为太阴，太阴经的根起于足拇指端的隐白穴，称为阴中之阴。太阴的后面，称为少阴，少阴经的根起于足心的涌泉穴，称为阴中之少阴。少阴的前面，称为厥阴，厥阴经的根起于足拇指端的大敦穴，由于两阴相合而无阳，厥阴又位于最里，所以称之为阴之绝阴。因此，三阴经之离合，分开来说，太阴为三阴之表为开，厥阴为三阴之里为阖，少阴位于表里之间为枢。但三者之间，不能各自为政，而是相互协调紧密联系着的，所以合起来称为一阴。

阴阳之气，一昼夜循行人身一周，周而复始，正是五脏六腑的气里形表之间相互为用的结果。

阴阳别论篇第七

【原文】黄帝问曰：人有四经十二从，何谓？

岐伯对曰：四经应四时，十二从应十二月，十二月应十二脉。

脉有阴阳，知阳者知阴，知阴者知阳。凡阳有五，五五二十五阳。所谓阴者，真脏也，见则必败，败者必死也。所谓阳者，胃脘之阳也。别于阳者，知病处也；别于阴者，知死生之期。三阳在头，三阴在手，所谓一也。别于阳者，知病忌时；别于阴者，知死生之期。谨熟阴阳，无与众谋。

所谓阴阳者，去者为阴，至者为阳；静者为阴，动者为阳；迟者为阴，数者为阳。凡持真脉之脏脉者，肝至悬绝急，十八日死。心至悬绝，九日死。肺至悬绝，十二日死。肾至悬绝，七日死。脾至悬绝，四日死。

曰：二阳之病发心脾，有不得隐曲，女子不月，其传为风消，其传为息贲者，死不治。

曰：三阳为病发寒热，下为痈肿，及为痿厥腨痠；其传为索泽，其传为颓疝。

曰：一阳发病，少气善咳善泄，其传为心掣，其传为隔。

二阳一阴发病，主惊骇背痛，善噫善欠，名曰风厥。

二阴一阳发病，善胀心满善气。

三阳三阴发病，为偏枯痿易，四肢不举。

鼓一阳曰钩，鼓一阴曰毛，鼓阳胜急曰弦，鼓阳至而绝曰石，阴阳相过曰溜。

阴争于内，阳扰于外，魄汗未藏，四逆而起，起则熏肺，使人喘鸣。阴之所生，和本曰和。是故刚与刚，阳气破散，阴气乃消亡，淖则刚柔不和，经气乃绝。

【译文】黄帝问道：人有四经十二从，这是什么意思？

岐伯回答说：四经，就是四藏，它们和春夏秋冬四时相应，十二从就是十二辰，它们和十二月相应，而十二月又和十二经脉相应。

脉有阴阳之别，能了解什么是阳脉，就能知道什么是阴脉，能了解什么是阴脉，也就能知道什么是阳脉。阳脉有五种，就是春微弦，夏微钩，长夏微缓，秋微毛，冬微石。五时各有五脏的阳脉，所以五时配合五脏，则为二十五种阳脉。所谓阴脉，就是脉没有胃气，称为真脏脉象。真脏脉是胃气已经败坏的象征，败象已见，就可以断其必死。所谓阳脉，就是指有胃气之脉。辨别阳脉的情况，就可以知道病变的所在；辨别真脏脉的情况，就可以知道死亡的时期。三阳经脉的诊察部位，在结喉两旁的人迎穴，三阴经脉的诊察部位，在手鱼际之后的寸口。一般在健康状态之下，人迎与寸口的脉象是一致的。辨别属阳的胃脉，能知道时令气候和疾病的宜忌；辨别属阴的真脏脉，能知道患者的死生时期。只要谨慎而熟练地辨别阴脉与阳脉，临症时就不致疑而不决了。

凡诊得无胃气的真脏脉，例如：肝脉来的形象，如一线孤悬，似断似绝，或者来得弦急而硬，十八日当死；心脉来时，孤悬断绝，九日当死；肺脉来时，孤悬断绝，十二日当死；肾脉来时，孤悬断绝，七日当死；脾脉来时，孤悬断绝，四日当死。

一般地说：胃肠有病，则可影响心脾，患者往往有难以告人的隐情，如果是女子就会月经不调，甚至经闭。若病久传变，或者形体逐渐消瘦，成为"风消"，或者呼吸短促，气息上逆，成为"息贲"，就不可治疗了。

一般地说：太阳经发病，多有寒热的症状，或者下部发生痛肿，或者两足痿弱无力而逆冷，腿肚酸痛。若病久传化，或为皮肤干燥而不润泽，或变为颓疝。

一般地说：少阳经发病，生发之气即减少，或易患咳嗽，或易患泄泻。若病久传变，或为心虚掣痛，或为饮食不下，隔塞不通。

阳明与厥阴发病，主病惊骇，背痛，常常嗳气、呵欠，名曰风厥。少阴和少阳发病，腹部作胀，心下满闷，时欲叹气。太阳和太阴发病，则为半身不遂的偏枯症，或者变易常用而萎弱无力，或者四肢不能举动。

脉搏鼓动于指下，来时有力，去时力衰，叫做钩脉；稍无力，来时轻虚而浮，叫做毛脉；有力而紧张，如按琴瑟的弦，叫做弦脉；有力而必须重按，轻按不足，叫做石脉；既非无力，又不过于有力，一来一去，脉象和缓，流通平顺，叫做滑脉。

阴阳失去平衡，以致阴气争盛于内，阳气扰乱于外，汗出不止，四肢厥冷，下厥上逆，浮阳熏肺，发生喘鸣。

阴之所以能生化，由于阴阳的平衡，是谓正常。如果以刚与刚，则阳气破散，阴气亦必随之消亡；倘若阴气独盛，则寒湿偏胜，亦为刚柔不和，经脉气血亦致败绝。

【原文】死阴之属，不过三日而死，生阳之属，不过四日而已。所谓生阳、死阴者，肝之心谓之生阳，心之肺谓之死阴，肺之肾谓之重阴，肾之脾谓之辟阴，死不治。

结阳者，肿四肢；结阴者，使血一升，再结二升，三结三升。阴阳结斜，多阴少阳曰石水，少腹肿；二阳结谓之消；三阳结谓之隔，三阴结谓之水，一阴一阳结谓之喉痹。阴搏阳别谓之有子。阴阳虚，肠澼死。阳加于阴谓之汗。阴虚阳搏谓之崩。

三阴俱搏，二十日夜半死。二阴俱搏，十三日夕时死。一阴俱搏，十日死。三阳俱搏且鼓，三日死。三阴三阳俱搏，心腹满，发尽不得隐曲，五日死。二阳俱搏，其病温，死不治，不过十日死。

【译文】属于死阴的病，不过三日就要死；属于生阳的病，不过四天就会死亡。所谓生阳、死阴：例如肝病传心，为木生火，得其生气，叫做生阳；心病传肺，为火克金，金被火消亡，叫做死阴；肺病传肾，以阴传阴，无阳之候，叫做重阴；肾病传脾，水反侮土，叫做辟阴，是不治的死症。

邪气郁结于阳经，则四肢水肿，以四肢为诸阳之本；邪气郁结于阴经，则大便下血，以阴络伤则血下溢，初结一升，再结二升，三结三升；阴经阳经都有邪气郁结，而偏重于阴经方面的，就会发生"石水"之病，少腹肿胀；邪气郁结于二阳（足阳明胃经、乎阳明大肠经），则肠胃俱热，多为消渴之症；邪气郁结于三阳（足太阳膀胱经、手太阳小肠经），则多为上下不通的隔症；邪气郁结于三阴（足太阴脾经、手太阴肺经），多为水肿膨胀的病；邪气郁结于一阴一阳（指厥阴经和少阳经），多为喉痹之病。

阴脉搏动有力，与阳脉有明显的区别，这是怀孕的现象；阴阳脉（尺脉、寸脉）俱虚而患痢疾的，是为死征；阳脉加倍于阴脉，当有汗出，阴脉虚而阳脉搏击，火迫血行，在妇人为血崩。

三阴（指手太阴肺、足太阴脾）之脉，俱搏击于指下，大约到二十天半夜时死亡；二阴（指手少阴心、足少阴肾）之脉俱搏击于指下，大约到十三天傍晚时死亡；一阴（指手厥阴心包络、足厥阴肝经）之脉俱搏击于指下，大约十天就要死亡；三阳（指足太阳膀胱经、手太阳小肠经）之脉俱搏击下指下，而鼓动过甚的，三天就要死亡；三阴三阳之脉俱搏，心腹胀满，阴阳之气发泄已尽，大小便不通，则五日死；二阳（指足阳明胃经、手阳明大肠经）之脉俱搏击于指下，患有温病的，这已无法可治，不过十日就会死亡。

素问译注卷三

灵兰秘典论篇第八

【原文】黄帝问曰：愿闻十二脏之相使，贵贱何如？

岐伯对曰：悉乎哉问也，请遂言之。心者，君主之官也，神明出焉。肺者，相傅之官，治节出焉。肝者，将军之官，谋虑出焉。胆者，中正之官，决断出焉。膻中者，臣使之官，喜乐出焉。脾胃者，仓廪之官，五味出焉。大肠者，传道之官，变化出焉。小肠者，受盛之官，化物出焉。肾者，作强之官，技巧出焉。三焦者，决渎之官，水道出焉。膀胱者，州都之官，津液藏焉，气化则能出矣。凡此十二官者，不得相失也。故主明则下安，以此养生则寿，殁世不殆，以为天下则大昌。主不明则十二官危，使道闭塞而不通，形乃大伤，以此养生则殃，以为天下者，其宗大危，戒之戒之！

【译文】黄帝问道：我想听你讲一下人体十二个脏器之间的相互作用，有无主从的区别？

岐伯回答说：你问得真详细呀！我尽量说一下吧。心，主宰全身，是君主之官，人的精神意识思维活动都由此而出。肺，是相傅之官，犹如相傅辅佐着君主，因主一身之气而调节全身的活动。肝，主怒，像将军一样的勇武，称为将军之官，谋略由此而出。膻中，围护着心而接受其命令，是臣使之官，心志的喜乐，靠它传布出来。脾和胃司饮食的受纳和布化，是仓廪之官，五味的营养靠它们的作用而得以消化、吸收和运输。大肠是传导之官，它能传送食物的糟粕，使其变化为粪便排出体外。小肠是受盛之官，它承受胃中下行的食物而进一步分化清浊。肾，是作强之官，它能够使人发挥强力而产生各种技巧。三焦，是决渎之官，它能够通行水道。膀胱是州都之官，蓄藏津液，通过气化作用，方能排出尿液。以上这十二官，虽有分工，但其作用应该协调而不能相互脱节。所以君主如果明智顺达，则下属也会安定正常，用这样的道理来养生，就可以使人长寿，终生不会发生危殆。用来治理天下，就会使国家昌盛繁荣。君主如果不能明智顺达，那么，包括其本身在内的十二官就都要发生危险，各器官发挥正常作用的途径闭塞不通，形体就要受到严重伤害。在这种情况下，谈养生续命是不可能的，只会招致灾殃，缩短寿命。同样，以君主之昏聩不明来治理天下，那政权就危险难保了，实在值得警惕呀！

【原文】至道在微，变化无穷，孰知其原！窘乎哉！肖者瞿瞿，孰知其要！闵闵之当，孰者为良！恍惚之数，生于毫釐，毫釐之数，起于度量，千之万之，可以益大，推之大之，其形乃制。

黄帝曰：善哉，余闻精光之道，大圣之业，而宣明大道，非斋戒择吉日，不敢受也。

黄帝乃择吉日良兆，而藏灵兰之室，以传保焉。

【译文】至深的道理是微妙难测的，其变化也没有穷尽，谁能清楚地知道它的本源！实在是困难得很呀！有学问的人勤勤恳恳地探讨研究，可是谁能知道它的要妙之处！那些道理暗昧难明，就像被遮蔽着，怎能了解到它的精华是什么！那似有若无的数量，是产生于毫厘的微小数目，而毫厘也是起于更小的度量，只不过把它们千万倍地积累扩大，推衍增益，才演变成了形形色色的世界。

黄帝说：好得很！我听到了精纯明彻的道理，这真是大圣人建立事业的基础，对于这宣畅明白的宏大理论，如果不专心修省而选择吉祥的日子，实在不敢接受它。

于是，黄帝就选择了良辰吉日，一一登录这些道理，保存在灵台兰室，如同宝物一样，使它流传下去。

六节脏象论篇第九

【原文】黄帝问曰：余闻天以六六之节，以成一岁，人以九九制会，计人亦有三百六十五节，以为天地，久矣。不知其所谓也？

岐伯对曰：昭乎哉问也！请遂言之。夫六六之节，九九制会者，所以正天之度，气之数也。天度者，所以制日月之行也。气数者，所以纪化生之用也。天为阳，地为阴，日为阳，月为阴，行有分纪，周有道理。日行一度，月行十三度而有奇焉。故大小月三百六十五日而成岁，积气余而盈闰矣。立端于始，表正于中，推余于终，而天度毕矣。

帝曰：余已闻天度矣，愿闻气数何以合之？

岐伯曰：天以六六为节，地以九九制会；天有十日，日六竟而周甲，甲六复而终岁，三百六十日法也。夫自古通天者，生之本，本于阴阳，其气九州九窍，皆通乎天气。故其生五，其气三。三而成天，三而成地，三而成人，三而三之，合则为九，九分为九野，九野为九脏，故形脏四，神脏五，合为九脏以应之也。

【译文】黄帝问道：我听说天体的运行是以六个甲子合成为一年，人则以九九极数的变化来配合天道的准度，而人又有三百六十五穴，与天地相应，这些说法，已听到很久了，但不知是什么道理？

岐伯答道：你提的问题很高明啊！我就试着讲讲吧。六六之节和九九制会，是用来确定天度和气数的。天度，是计算日月行程的。气数，是标志万物化生之用的。天属阳，地属阴，日属阳，月属阴。它们的运行有一定的部位和秩序，其环周也有一定的道路。每一昼夜，日行一度，月行十三度有余，所以大月、小月合起来三百六十五天成为一年，由于月份的不足，节气有盈余，于是产生了闰月。确定了岁首冬至节并以此为开始，用圭表的日影以推正中气的时间，随着日月的运行而推算节气的盈余，直到岁尾，整个天度的变化就可以完全计算出来了。

黄帝说：天度的道理我明白了，希望再听听气数是怎样与天度相配合的？

岐伯说：天以六六为节制，地以九九之数，配合天道的准度，天有十干，代表十日，十干循环六次而成一个周甲，周甲重复六次而一年终了，这是三百六十日的计算方法。自古以来，都以通于天气而为生命的根本，而这个根本不外天之阴阳。地的九州，人的九窍，都与天气相通，天衍生五行，而阴阳又依盛衰消长而各分为三。三气合而成天，三气合而成地，三气合而成人，三三而合成九气，在地分为九野，在人体分为九脏，形脏四，神脏五，合成九脏，以应天气。

【原文】帝曰：余已闻六六九九之会也，夫子言积气盈闰，愿闻何谓气？请夫子发蒙解惑焉。

岐伯曰：此上帝所秘，先师传之也。

帝曰：请遂闻之。

岐伯曰：五日谓之候，三候谓之气，六气谓之时，四时谓之岁，而各从其主治焉。五运相袭，而皆治之，终朞之日，周而复始；时立气布，如环无端，候亦同法。

故曰：不知年之所加，气之盛衰，虚实之所起，不可以为工矣。

帝曰：五运之始，如环无端，其太过不及何如？

岐伯曰：五气更立，各有所胜，盛虚之变，此其常也。

帝曰：平气何如？

岐伯曰：无过者也。

帝曰：太过不及奈何？

岐伯曰：在经有也。

帝曰：何谓所胜？

岐伯曰：春胜长夏，长夏胜冬，冬胜夏，夏胜秋，秋胜春，所谓得五行时之胜，各以气命其脏。

帝曰：何以知其胜？

岐伯曰：求其至也，皆归始春，未至而至，此谓太过，则薄所不胜，而乘所胜也，命曰气淫。不分邪僻内生，工不能禁。至而不至，此谓不及，则所胜妄行，而所生受病，所不胜薄之也，命曰气迫。所谓求其至者，气至之时也。谨候其时，气可与期。失时反候，五治不分，邪僻内生，工不能禁也。

帝曰：有不袭乎？

岐伯曰：苍天之气，不得无常也。气之不袭，是谓非常，非常则变矣。

帝曰：非常而变奈何？

岐伯曰：变至则病，所胜则微，所不胜则甚，因而重感于邪，则死矣。故非其时则微，当其时则甚也。

帝曰：善。余闻气合而有形，因变以正名。天地之运，阴阳之化，其于万物，孰少孰多，可得闻乎？

岐伯曰：悉哉问也！天至广不可度，地至大不可量，大神灵问，请陈其方。草生五色，五色之变，不可胜视；草生五味，五味之美，不可胜极；嗜欲不同，各有所通。天食人以五气，地食人以五味。五气入鼻，藏于心肺，上使五色修明，音声能彰；五味入口，藏于肠胃，味有所藏，以养五气，气和而生，津液相成，神乃自生。

帝曰：藏象何如？

岐伯曰：心者，生之本，神之变也；其华在面，其充在血脉，为阳中之太阳，通于夏气。肺者，气之本，魄之处也；其华在毛，其充在皮，为阳中之太阴，通于秋气。肾者，主蛰，封藏之本，精之处也；其华在发，其充在骨，为阴中之少阴，通于冬气。肝者，罢极之本，魂之居也；其华在爪，其充在筋，以生血气，其味酸，其色苍，此为阳中之少阳，通于春气。脾、胃、大肠、小肠、三焦、膀胱者，仓廪之本，营之居也，名曰器，能化糟粕，转味而入出者也；其华在唇四白，其充在肌，其味甘，其色黄，此至阴之类，通于土气。凡十一脏，取决于胆也。

故人迎一盛病在少阳，二盛病在太阳，三盛病在阳明，四盛以上为格阳。寸口一盛病在厥阴，二盛病在少阴，三盛病在太阴，四盛以上为关阴。人迎与寸口俱盛四倍以上为关格，关格之脉赢，不能极于天地之精气，则死矣。

【译文】黄帝说：我已经明白了六六九九配合的道理，先生说气的盈余积累成为闰月，我想听您讲一下什么是气？请启发我的蒙昧，解除我的疑惑！

岐伯说：这是上帝秘而不宣的理论，是先师传授给我的。

黄帝说：就请全部讲给我听听。

岐伯说：五日称为候，三候称为气，六气称为时，四时称为岁，一年四时，各随其五行的配合而分别当旺。木、火、土、金、水五行随时间的变化而递相承袭，各有当旺之时，到一年终结时，再从头开始循环。一年分立四时，四时分布节气，逐步推移，如环无端，节气中再分

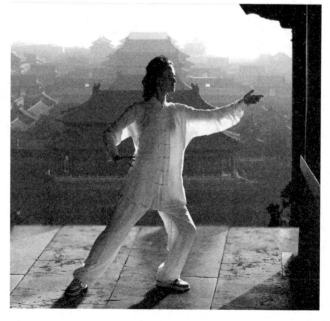

候，也是这样的推移下去。所以说，不知当年客气加临、气的盛衰、虚实的起因等情况，就不能做个好医生。

黄帝说：五行的推移，周而复始，如环无端，它的太过与不及是怎样的呢？

岐伯说：五行之气更迭主时，互有胜克，从而有盛衰的变化，这是正常的现象。

黄帝说：平气是怎样的呢？

岐伯说：这是没有太过和不及。

黄帝说：太过和不及的情况怎样呢？

岐伯说：经书中是有所记载啊。

黄帝说：什么叫做所胜？

岐伯说：春胜长夏，长夏胜冬，冬胜夏，夏胜秋，秋胜春，这就是时令根据五行规律而互相胜负的情况。同时，时令又依其五行之气的属性来分别影响各脏。黄帝说：怎样知道它们之间的相胜情况呢？岐伯说：首先要推求气候到来的时间，一般从立春开始向下推算。如果时令未到而气候先期来过，称为太过，某气太过就会侵侮其所不胜之气，欺凌其所胜之气，这就叫做气淫；时令已到而气候未到，称为不及，某气不及，则其所胜之气因缺乏制约而妄行，其所生之气因缺乏资助而困弱，其所不胜则更会加以侵迫，这就叫做气迫。所谓求其至，就是要根据时令推求气候到来的早晚，要谨慎地等候时令的变化，气候的到来是可以预期的。如果搞错了时令或违反了时令与气候相合的关系，以至于分不出五行之气当旺的时间，那么，当邪气内扰，病及于人的时候，即便是好的医生也不能控制了。

黄帝说：五行之气有不相承袭的情况吗？

岐伯说：天的五行之气，在四时中的分布不能没有常规。如果五行之气不按规律依次相承，就是反常的现象，反常就会使人发生病变，如在某一时令出现的反常气候，为当旺之气之所胜者，则其病轻微，若为当旺之气之所不胜者，则其病深重，而若同时感受其他邪气，就会造成死亡。所以反常气候的出现，不在其所克制的某气当旺之时令，病就轻微，若恰在其所克制的某气当旺之时令发病，则病深重。

黄帝说：讲得好！我听说由于天地之气的和合而有万物的形体，又由于其变化多端以致万物形态差异而定有不同的名称。天地的气运，阴阳的变化，它们对于万物的生成，就其作用而言，哪个多，哪个少，可以听你讲一讲吗？

岐伯说：问得实在详细呀！天极其广阔，不可测度，地极其博大，也很难计量，像您这样伟大神灵的圣主既然发问，就请让我陈述一下其中的道理吧。草木显现五色，而五色的变化，是看也看不尽的；草木产生五味，而五味的醇美，是尝也尝不完的。人们对色味的嗜欲不同，而各色味是分别与五脏相通的。天供给人们以五气，地供给人们以五味。五气由鼻吸入，贮藏于心肺，其气上升，使面部五色明润，声音洪亮。五味入于口中，贮藏于肠胃，经消化吸收，五味精微内注五脏，以养五脏之气，脏气和谐而保有生化机能，津液随之生成，神气也就在此基础上自然产生了。

黄帝说：脏象是怎样的呢？

岐伯说：心，是生命的根本，力神所居之处，其荣华表现于面部，其充养的组织在血脉，为阳中的太阳，与夏气相通。肺，是气的根本，为魄所居之处，其荣华表现在毫毛，其充养的组织在皮肤，是阳中的太阴，与秋气相通。肾主蛰伏，是封藏精气的根本，为精所居之处，其荣华表现在头发，其充养的组织在骨，为阴中之少阴，与冬气相通。肝，是罢极之本，为魂所居之处，其荣华表现在爪甲，其充养的组织在筋，可以生养血气，其味酸，其色苍青，为阳中之少阳，与春气相通。脾、胃、大肠、小肠、三焦、膀胱，是仓廪之本，为营气所居之处，因其功能像是盛贮食物的器皿，故称为器，它们能吸收水谷精微，化生为糟粕，管理饮食五味的转化；吸收和排泄，其荣华在口唇四旁的白肉，其充养的组织在肌肉，其味甘，其色黄，属于至阴之类，与土气相通。以上十一脏功能的发挥，都取决于胆气的升发。

人迎脉大于平时一倍，病在少阳；大两倍，病在太阳；大三倍，病在阳明；大四倍以上，为阳气太过，阴无以通，是为格阳。寸口脉大于平时一倍，病在厥阴；大两倍，病在少阴；大三倍，病在太阴；大四倍以上，为阴气太过，阳无以交，是为关阴。若人迎脉与寸口脉都大于常时四倍以上，称为关格。关格之脉衰竭到不能通达于天地阴阳精气平调的地步，就会很快死去。

五脏生成篇第十

【原文】心之合，脉也，其荣色也，其主肾也。肺之合皮也，其荣毛也，其主心也。肝之合，筋也，其荣爪也，其主肺也。脾之合，肉也，其荣唇也，其主肝也。肾之合，骨也，其荣发也，其主脾也。

是故多食咸，则脉凝泣而变色；多食苦，则皮槁而毛拔；多食辛，则筋急而爪枯；多食酸，则肉胝䐜而唇揭；多食甘，则骨痛而发落，此五味之所伤也。故心欲苦，肺欲辛，肝欲酸，脾欲甘，肾欲咸，此五味之所合也。

五脏之气，故色见青如草兹者死，黄如枳实者死，黑如炲者死，赤如衃血者死，白如枯骨者死，此五色之见死也。

青如翠羽者生，赤如鸡冠者生，黄如蟹腹者生，白如豕膏者生，黑如乌羽者生，此五色之见生也。生于心，如以缟裹朱；生于肺，如以缟裹红；生于肝，如以缟裹绀；生于脾，如以缟裹栝楼实，生于肾，如以缟裹紫，此五脏所生之外荣也。

色味当五脏；白当肺，辛，赤当心，苦，青当肝，酸，黄当脾，甘，黑当肾，咸。故白当皮，赤当脉，青当筋，黄当肉，黑当骨。

诸脉者皆属于目，诸髓者皆属于脑，诸筋者皆属于节，诸血者皆属于心，诸气者皆属于肺，此四肢八谿之朝夕也。

故人卧血归于肝，肝受血而能视，足受血而能步，掌受血而能握，指受血而能摄。卧出而风吹之，血凝于肤者为痹，凝于脉者为泣，凝于足者为厥。此三者，血行而不得反其空，故为痹厥也。人有大谷十二分，小谿三百五十四名，少十二俞，此皆卫气之所留止，邪气之所客也，针石缘而去之。

【译文】 心脏的配合者是脉，荣华表现于面部色泽，它的制约者是肾。肺脏的配合者是皮，荣华表现于毛，它的制约者是心。肝脏的配合者是筋，荣华表现于爪甲，它的制约者是肺。脾脏的配合者是肉，荣华表现于唇，它的制约者是肝。肾脏的配合者是骨，荣华表现于发，它的制约者是脾。

所以过食咸味，则使血脉凝涩不畅，而颜面色泽发生变化。过食苦味，则使皮肤枯槁而毫毛脱落。过食辛味，则使筋脉劲急而爪甲枯干。过食酸味，则使肌肉粗厚皱缩而口唇掀揭。过食甘味，则使骨骼疼痛而头发脱落。这是偏食五味所造成的损害。所以心欲得苦味，肺欲得辛味，肝欲得酸味，脾欲得甘味，肾欲得咸味，这是五味分别与五脏之气相合的对应关系。

面色出现青如死草，枯暗无华的，为死症。出现黄如枳实的，为死症；出现黑如烟灰的，为死症；出现红如凝血的，为死症；

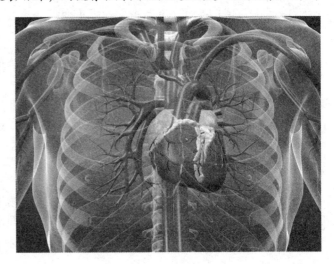

出现白如枯骨的，为死症。这是五色中表现为死症的情况。面色青如翠鸟的羽毛，主生；红如鸡冠的，主生；黄如蟹腹的，主生；白如猪脂的，主生；黑如乌鸦毛的，主生。这是五色中表现有生机而预后良好的情况。心有生机，其面色就像细白的薄绢裹着朱砂；肺有生机，面色就像细白的薄绢裹着粉红色的丝绸；肝有生机，面色就像细白的薄绢裹着天青色的丝绸；脾有生机，面色就像细白的薄绢裹着栝楼的果实；肾有生机，面色就像细白的薄绢裹着紫色的丝绸。这些都是五脏的生机显露于外的荣华。

色、味与五脏相应：白色和辛味应于肺，赤色和苦味应于心，青色和酸味应于肝，黄色和甘味应于脾，黑色和咸味应于肾。因五脏外合五体，所以白色应于皮，赤色应于脉，青色应于筋，黄色应于肉，黑色应于骨。

各条脉络都属于目，而诸髓都属于脑，诸筋都属于骨节，诸血都属于心，诸气都属于肺。同时，气血的运行则朝夕来往，不离于四肢八溪的部位。

所以当人睡眠时，血归藏于肝，肝得血而濡养于目，则能视物；足得血之濡养，就能行走；手掌得血之濡养，就能握物；手指得血之濡养，就能拿取。如果刚刚睡醒就外出受风，血液的循行就要凝滞，凝于肌肤的，发生痹证；凝于经脉的，发生气血运行的滞涩；凝于足部的，该部发生厥冷。这三种情况，都是由于气血的运行不能返回组织间隙的孔穴之处，所以造成痹厥等症。全身有大谷十二处，小溪三百五十四处，这里面减除了十二脏腑各自的俞穴数目。这些都是卫气留止的地方，也是邪气客居之所。治病时，可循着这些部位施以针石，以祛除邪气。

【原文】诊病之始，五决为纪。欲知其始，先建其母。所谓五决者，五脉也。是以头痛癫疾，下虚上实，过在足少阴、巨阳，甚则入肾。徇蒙招尤，目冥耳聋，下实上虚，过在足少阳、厥阴，甚则入肝。腹满䐜胀，支膈胠胁，下厥上冒，过在足太阴、阳明。咳嗽上气，厥在胸中，过在手阳明、太阴。心烦头痛，病在膈中，过在手巨阳、少阴。

夫脉之小大滑涩浮沉，可以指别；五脏之象，可以类推。五脏相音，可以意识。五色微诊，可以目察。能合脉色，可以万全。赤脉之至也，喘而坚，诊曰：有积气在中，时害于食，名曰心痹；得之外疾，思虑而心虚，故邪从之。白脉之至也，喘而浮，上虚下实，惊，有积气在胸中，喘而虚，名曰肺痹，寒热；得之醉而使内也。青脉之至也，长而左右弹，有积气在心下支胠，名曰肝痹，得之寒湿，与疝同法，腰痛足清头痛。黄脉之至也，大而虚，有积气在腹中，有厥气，名曰厥疝，女子同法，得之疾使四肢汗出当风。黑脉之至也，上坚而大，有积气在小腹与阴，名曰肾痹；得之沐浴清水而卧。

凡相五色之奇脉，面黄目青，面黄目赤，面黄目白，面黄目黑者，皆不死也。面青目赤，面赤目白，面青目黑，面黑目白，面赤目青，皆死也。

【译文】诊病的根本，要以五决为纲纪。想要了解疾病的关键，必先确定病变的原因。所谓五决，就是五脏之脉，以此诊病，即可决断病本的所在。比如头痛等巅顶部位的疾患，属于下虚上实的，病变在足少阴和巨阳，病甚的，可内传于肾。头晕眼花，身体摇动，目暗耳聋，属下实上虚的，病变在足少阳和足厥阴经，病甚的，可内传于肝。腹满胀，支撑胸膈胁肋，属于下部逆气上犯的，病变在足太阴和足阳明经。咳嗽气喘，气机逆乱于胸中，病变在于阳明和手太阴经。心烦头痛，胸膈不适的，病变在手巨阳和手少阴经。

脉象的小、大、滑、涩、浮、沉等，可以通过医生的手指加以鉴别；五脏功能表现于外，可以通过相类事物的比象，加以推测；五脏各自的声音，可以凭意会而识别，五色的微小变化，可以用眼睛来观察。诊病时，如能将色、脉两者合在一起进行分析，就可以万无一失了。外现赤色，脉来急疾而坚实的，可诊为邪气积聚于中脘，常表现为妨害饮食，病名叫做心痹。这种病得之于外邪的侵袭，是由于思虑过度以致心气虚弱，邪气才随之而入的。外现白色，脉来急疾而浮，这是上虚下实，故常出现惊骇，病邪积聚于胸中，迫肺而作喘，但肺气本身是虚弱的，这种病的病名叫做肺痹，它有时发寒热，常因醉后行房而诱发。青色外现，脉来长而左右搏击手指，这是病邪积聚于心下，支撑胁肋，这种病的病名叫做肝痹，多因受寒湿而得，与疝的病理相同，它的症状有腰痛、足冷、头痛等。外现黄色，而脉来虚大的，这是病邪积聚在腹中，有逆气产生，病名叫做厥疝，女子也有这种情况，多由四肢剧烈的活动，汗出当风所诱发。外现黑色，脉象尺上坚实而大，这是病邪积聚在小腹与前阴，病名叫做肾痹，多因冷水沐浴后睡卧受凉所引起。

举凡观察五色：面黄目青、面黄目赤、面黄目白、面黄目黑的，都不是死的征象；如见面青目赤、面赤目白、面青目黑、面黑目白、面赤目青的，都是死亡的征象。

五脏别论篇第十一

【原文】黄帝问曰：余闻方士，或以脑髓为脏，或以肠胃为脏，或以为腑。敢问更相反，皆自谓是。不知其道，愿闻其说。

岐伯对曰：脑、髓、骨、脉、胆、女子胞，此六者，地气之所生也，皆藏于阴而象于地，故藏而不泻，名曰奇恒之府。夫胃、大肠、小肠、三焦、膀胱，此五者，天气之所生也，其气象天，故泻而不藏。此受五脏浊气，名曰传化之府。此不能久留，输泻者也。魄门亦为五脏，使水谷不得久藏。所谓五脏者，藏精气而不泻也，故满而不能实。六腑者，传化物而不藏，故实而不能满也。所以然者，水谷入口，则胃实而肠虚；食下，则肠实而胃虚，故曰实而不满，满而不实也。

【译文】 黄帝问：我从方士那里所听到的对脏和腑的说法，是有分歧的。有人以脑髓为脏，有人以肠胃为脏，也有的把这些都称为腑，如果向他们提出相反的意见，却又都坚持自己的看法，不知哪种理论是对的，希望听你讲一下。

岐伯回答说：脑、髓、骨、脉、胆、女子胞，这六者是秉承地气而生的，都能贮藏阴质，就像大地包藏万物一样，所以它们的作用是藏而不泻，叫做奇恒之腑。胃、大肠、小肠、三焦、膀胱，这五者是禀承天气所生的，它们的作用，像天一样的健运周转，所以是泻而不藏的，它们受纳五脏的浊气，所以称为传化之府。这是因为浊气不能久停其间，而必须及时转输和排泄的缘故。此外，肛门也为五脏行使输泻浊气，这样，水谷的槽粕就不会久留于体内了。所谓五脏，它的功能是贮藏精气而不向外发泄的，所以它是经常地保持精气饱满的，而不是一时地得到充实的。六腑，它的功能是将水谷加以转化，而不是加以贮藏，所以它有时显得充实，但却不能永远保持盛满。出现这种情况，是因为水谷入口下行，胃充实了，但肠中还是空虚的，食物再下行，肠充实了，而胃中就空虚了，这样依次传递。所以说六腑是一时的充实，而不是持续的盛满，五脏则是持续盛满而不是一时的充实。

【原文】 帝曰：气口何以独为五脏主？

岐伯曰：胃者，水谷之海，六腑之大源也。五味入口，藏于胃，以养五脏气。气口亦太阴也，是以五脏六腑之气味，皆出于胃，变见于气口。故五气入鼻，藏于心肺。心肺有病，而鼻为之不利也。凡治病必察其下，适其脉，观其志意，与其病也。拘于鬼神者，不可与言至德。恶于针石者，不可与言至巧。病不许治者，病必不治，治之无功矣。

【译文】 黄帝问：气口脉怎么就是五脏的主宰呢？

岐伯说：胃是水谷之海，为六腑的泉源，饮食五味入口，留在胃中，经足太阴脾的运化输转，而能充养五脏之气。脾为太阴经，主输布津液，气口为手太阴肺经所过之处，也属太阴经脉，主朝百脉，所以五脏六腑的水谷精微，都出自胃，反映于气口的。而五气入鼻，藏留于心肺，所以心肺有了病变，则鼻为之不利。凡治病必观察其上下的变化，审视其脉候的虚实，察看其情志精神的状态以及病情的表现。对那些拘守鬼神迷信观念的人，是不能与其谈论至深的医学理论的，对那些讨厌针石治疗的人，也不可能和他们讲什么医疗技巧。有病不愿配合的人，他的病是治不好的，勉强治疗也很难奏效。

素问译注卷四

异法方宜论篇第十二

【原文】黄帝问曰：医之治病也，一病而治各不同，皆愈何也？

岐伯对曰：地势使然也。故东方之域，天地之所始生也，鱼盐之地，海滨傍水，其民食鱼而嗜咸。皆安其处，美其食。鱼者使人热中，盐者胜血，故其民皆黑色疏理，其病皆为痈疡，其治宜砭石。故砭石者，亦从东方来。

西方者，金玉之域，沙石之处，天地之所收引也。其民陵居而多风，水土刚强，其民不衣而褐荐，其民华食而脂肥，故邪不能伤其形体，其病生于内，其治宜毒药。故毒药者，亦从西方来。

【译文】黄帝问：医生治疗疾病，同病而治法不同，但结果都痊愈了，这是什么道理？

岐伯回答说：这是因为地理条件形成的。例如东方得天地始生之气，气候温和，是出产鱼和盐的地方。由于地处海滨而接近于水，所以该地的人们多吃鱼类而喜欢咸味，他们安居在这个地方，以鱼盐为美食。但由于多吃鱼类，鱼性属火，会使人热积于中，过多地吃盐，因为咸能走血，又会耗伤血液，所以该地的人们，大都皮肤色黑，肌理松疏，该地多发痈疡之类的疾病。对其治疗，大都宜用砭石刺法。因此，砭石的治病方法，也是从东方传来的。

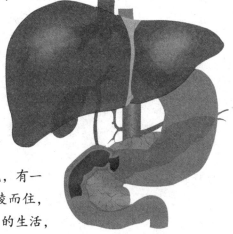

西方地区，是多山旷野，盛产金玉，遍地沙石，这里的自然环境，像秋令之气，有一种收敛引急的现象。该地的人们，依山陵而住，其地多风，水土的性质又属刚强，而他们的生活，

不甚考究衣服，穿毛巾，睡草席，但饮食却都是鲜美酥酪骨肉之类，因此体肥，外邪不容易侵犯他们的形体，他们发病，大都属于内伤类疾病。对其治疗，宜用药物。所以药物疗法，是从西方传来的。

【原文】北方者，天地所闭藏之域也。其地高陵居，风寒冰冽。其民乐野处而乳食，脏寒生满病，其治宜灸焫。故灸焫者，亦从北方来。

南方者，天地所长养，阳之所盛处也。其地下，水土弱，雾露之所聚也。其民嗜酸而食胕，故其民皆致理而赤色，其病挛痹，其治宜微针。故九针者，亦从南方来。

中央者，其地平以湿，天地所以生万物也众。其民食杂而不劳，故其病多痿厥寒热，其治宜导引按蹻，故导引按蹻者，亦从中央出也。

故圣人杂合以治，各得其所宜。故治所以异而病皆愈者，得病之情，知治之大体也。

【译文】北方地区，自然气候如同冬天的闭藏气象，地形较高。人们依山陵而居住，经常处在风寒冰冽的环境中。该地的人们，喜好游牧生活，四野临时住宿，吃的是牛羊乳汁，因此内脏受寒，易生胀满的疾病。对其治疗，宜用艾火灸灼。所以艾火灸灼的治疗方法，是从北方传来的。

南方地区，像自然界万物长养的气候，阳气最盛的地方，地势低下，水土薄弱，因此雾露经常聚集。该地的人们，喜欢吃酸类和腐熟的食品，其皮肤腠理致密而带红色，易发生筋脉拘急、麻木不仁等疾病。对其治疗，宜用微针针刺。所以九针的治病方法，是从南方传来的。

中央之地，地形平坦而多潮湿，物产丰富，所以人们的食物种类很多，生活比较安逸，这里发生的疾病，多是痿弱、厥逆、寒热等病，这些病的治疗，宜用导引按蹻的方法。所以导引按蹻的治法，是从中央地区推广出去的。

从以上情况来看，一个高明的医生，能够综合各种疗法，针对病情，给予恰当的治疗。所以治法尽管不同，疾病都能痊愈，这是由于医生能够了解病情，并掌握了治病大法的缘故。

移精变气论篇第十三

【原文】黄帝问曰：余闻古之治病，惟其移精变气，可祝由而已。今世治病，毒药治其内，针石治其外，或愈或不愈，何也？

岐伯对曰：往古人居禽兽之间，动作以避寒，阴居以避暑，内无眷慕之累，外无伸宦之形，此恬憺之世，邪不能深入也。故毒药不能治其内，针石不能治其外，故可移精祝由而已。当今之世不然，忧患缘其内，苦形伤其外，又失四时之从，逆寒暑之宜，贼风数至，虚邪朝夕，内至五脏骨髓，外伤空窍肌肤，所以小病必甚，大病必死，故祝由不能已也。

【译文】黄帝问：我听说古时候的人治病，只要对患者进行移易精神和改变气的运行，用一种"祝由"的方法，病就好了。现在医病，要用药物治其内，针石治其外，疾病还是有好有不好的，这是什么缘故呢？

岐伯回答说：古时候的人们，生活简单，巢穴居处，在禽兽之间追逐生存，寒冷到了，利用活动以除寒冷，暑热来了，就到阴凉的地方避免暑气，在内没有眷恋羡慕的情志牵挂，在外没有奔走求官的劳累形役，这是处在一个安静淡薄、不谋势利、精神内守的意境里，邪气是不可能深入侵犯的。所以既不需要药物治其内，也不需要针石治其外。即使有疾病的发生，亦只要对患者移易精神和改变气的运行，用一种"祝由"的方法，病就可以好了。现在的人就不同了，内则为忧患所牵累，外则为劳苦所形役，又不能顺从四时气候的变化，常常遭受到"虚邪贼风"的侵袭，正气先馁，外邪乘虚而客袭之，内犯五脏骨髓，外伤孔窍肌肤，这样轻病必重，重病必死，所以用"祝由"的方法就不能医好疾病了。

【原文】帝曰：善。余欲临患者，观死生，决嫌疑，欲知其要，如日月光，可得闻乎？

岐伯曰：色脉者，上帝之所贵也，先师之所传也。上古使僦贷季，理色脉而通神明，合之金木水火土、四时八风六合，不离其常，变化相移，以观其妙，以知其要。欲知其要，则色脉是矣。色以应日，脉以应月。常求其要，则其要也。夫色之变化，以应四时之脉，此上帝之所贵，以合于神明也。所以远死而近生。生道以长，命曰圣王。中古之治病，至而治之，汤液十日，以去八风五痹之病，十日不已，治以草苏草荄之枝，本末为助，标本已得，邪气乃服。暮世之治病也则不然，治不本四时，不知日月，不审逆从。病形已成，乃欲微针治其外，汤液治其内，粗工凶凶，以为可攻，故病未已，新病复起。

帝曰：愿闻要道。

岐伯曰：治之要极，无失色脉，用之不惑，治之大则。逆从倒行，标本不得，亡神失国。去故就新，乃得真人。

帝曰：余闻其要于夫子矣，夫子言不离色脉，此余之所知也。

岐伯曰：治之极于一。

帝曰：何谓一？

岐伯曰：一者因得之。

帝曰：奈何？

岐伯曰：闭户塞牖，系之病者，数问其情，以从其意。得神者昌，失神者亡。

帝曰：善。

【译文】黄帝说：很好！我希望临诊患者，能够察其死生，决断疑惑，掌握要领，如同日月之光一样的心中明了，这种诊法可以讲给我听吗？

岐伯曰：在诊法上，色和脉的诊察方法，是上帝所珍重，先师所传授的。上古有位名医叫僦贷季，他研究色和脉的道理，通达神明，能够联系到金、木、水、火、土，以及四时、八风、六合，从正常的规律和异常的变化，来综合分析，观察它的变化奥妙，从而知道其中的要领。我们如果要能懂得这些要领，就只有研究色脉。气色是像太阳而有阴晴的，脉息是像月亮而有盈亏的，从色脉中得其要领，正是诊病的关键。而气色的变化，与四时的脉象是相应的，这是上古帝王所十分珍重的，若能明白原理，心领神会，便可运用无穷。所以他能从这些观察中间，掌握情况，知道去回避死亡而达到生命的安全。要能够做到这样就可以长寿，而人们亦将称奉你为"圣王"了。

中古时候的医生治病，多在疾病一发生就能及时治疗，先用汤液十天，以祛除"八风""五痹"的病邪。如果十天不愈，再用草药治疗。医生还能掌握病情，处理得当，所以邪气就被征服，疾病也就痊愈了。至于后世的医生治病，就不是这样了，治病不能根据四时的变化，不知道阴阳色脉的关系，也不能够辨别病情的顺逆，等到疾病已经形成了，才想用微针治其外，汤液治其内。医术浅薄、工作粗枝大叶的医生，还认为可以用攻法，不知病已形成，非攻可愈，以致原来的疾病没有痊愈，又因为治疗的错误，产生了新的疾病。

黄帝说：我愿听听有关临证方面的重要道理。

岐伯说：诊治疾病的关键在于不要搞错色脉，能够运用色脉而没有丝毫疑惑，这是临证诊治的最大原则。假使色脉的诊法不能掌握，则对病情的顺逆无从理解，而处理亦将有倒行逆施的危险。医生的认识与病情不能取得一致，这样去治病，会损害患者的精神，若用以治国，是要使国家灭亡的！因此百世的医生，赶快去掉旧习的简陋知识，对崭新的色脉学问要钻研，努力进取，是可以达到上古真人的地步的。

黄帝说：我已听到你讲的这些重要的道理，你说的主要精神是不离色脉，这是我已知道的。

岐伯说：诊治疾病的关键，还有一个。

黄帝说：这个关键是什么？

岐伯说：这个关键就是从与患者的接触中问得病情。

黄帝说：怎样问法？

岐伯说：选择一个安静的环境，关好门窗，与患者取得密切联系，耐心细致的询问病情，务使患者毫无顾虑，尽情倾诉，从而得知其中的真情，并观察患者的神色。有神气的，预后良好；没有神气的，预后不良。

黄帝说：你讲得很好。

汤液醪醴论篇第十四

【原文】黄帝问曰：为五谷汤液及醪醴奈何？

岐伯对曰：必以稻米，炊之稻薪。稻米者完，稻薪者坚。

帝曰：何以然？

岐伯曰：此得天地之和，高下之宜，故能至完。伐取得时，故能至坚也。

帝曰：上古圣人作汤液醪醴，为而不用何也？

岐伯曰：自古圣人之作汤液醪醴者，以为备耳，夫上古作汤液，故为而弗服也。中古之世，道德稍衰，邪气时至，服之万全。

帝曰：今之世不必已何也？

岐伯曰：当今之世，必齐毒药攻其中，镵石、针艾治其外也。

帝曰：形弊血尽，而功不立者何？

岐伯曰：神不使也。

帝曰：何谓神不使？

岐伯曰：针石，道也。精神不进，志意不治，故病不可愈。今精坏神去，荣卫不可复收，何者？嗜欲无穷，而忧患不止，精神弛坏，荣泣卫除，故神去之而病不愈也。

【译文】黄帝问道：怎样用五谷来做成汤液和醪醴呢？岐伯回答说：必须要用稻米做原料，以稻秆做燃料，因为稻米之气完备，稻秆又很坚劲。

黄帝问道：何以见得？

岐伯说：稻禀天地之和气，生长于高下适宜的地方，所以得气最完；收割在秋时，故其秆坚实。

黄帝说：上古时代有学问的医生，制成汤液和醪醴，但虽然制好，却备在那里不用，这是什么道理？

岐伯说：古代有学问的医生，他做好的汤液和醪醴，是以备万一的，因为上古太和之世人们身心康泰，很少患病，所以虽制成了汤液，还是放在那里不用的。到了中古时代，养生之道稍衰，人们的身心比较虚弱，因此外界邪气时常能够乘虚伤人，但只要服些汤液醪醴，病就可以好了。

黄帝说：现在的人，虽然服了汤液醪醴，而病不一定好，这是什么缘故呢？

岐伯说：现在的人和中古时代的人又不同了，一有疾病，必定要用药物内服，砭石、针灸外治，其病才能痊愈。

黄帝说：病情发展到了形体弊坏、气血竭尽的地步，治疗就没有办法见效了，这里有什么道理？

岐伯说：这是因为患者的神气，已经不能发挥它的应有作用的关系。

黄帝说：什么叫做神气不能发生它的应有作用？

岐伯说：针石治病，这不过是一种方法而已。现在患者的神气已经散越，志意已经散乱，纵然有好的方法，神气不起应有作用，而病不能好。况且患者的严重情况，是已经达到精神败坏，神气离去，荣卫不可以再恢复的地步了。为什么病情会发展到这样的地步呢？由于不懂得养生之道，嗜好欲望没有穷尽，忧愁患难又没有止境，以至于一个人的精气败坏，荣血枯涩，卫气作用消失，所以神气失去应有的作用，对治疗上的方法已失去反应，当然它的病就不会好。

【原文】 帝曰：夫病之始生也，极微极精，必先入结于皮肤。今良工皆称曰：病成名曰逆，则针石不能治，良药不能及也。今良工皆得其法，守其数，亲戚兄弟远近音声日闻于耳，五色日见于目，而病不愈者，亦何暇不早乎？

岐伯曰：病为本，工为标，标本不得，邪气不服，此之谓也。

帝曰：其有不从毫毛而生，五脏阳以竭也。津液充郭，其魄独居，精孤于内，气耗于外，形不可与衣相保，此四极急而动中，是气拒于内，而形施于外，治之奈何？

岐何曰：平治于权衡，去宛陈莝，微动四极，温衣，缪刺其处，以复其形。开鬼门，洁净府，精以时服，五阳已布，疎涤五脏。故精自生，形自盛，骨肉相保，巨气乃平。

帝曰：善。

【译文】 黄帝说：凡病初起，固然是精微难测的，但大致情况，是必先侵袭于皮肤的，所谓表证。现在经过医生一看，都说是病已经成，而且发展和预后很不好，用针石不能治愈，吃汤药亦不能达到病所了。现在医生都能懂得法度，操守术数，与患者像亲戚兄弟一样亲近，声音的变化每日都能听到，五色的变化每日都能看到，然而病却医不好，这是不是治疗得不早呢？

岐伯说：这是因为患者为本，医生为标，患者与医生不能很好合作，病邪就不能被制服，道理就在这里。

黄帝说：有的病不是从外表毫毛而生的，是由于五脏的阳气衰竭，以致水气充满于皮肤的，而阴气独盛，阴气独居于内，则阳气更耗于外，形体水肿，不能穿着原来的衣服，四肢肿急而影响到内脏，这是阴气格拒于内，而水气弛张于外，对这种病的治疗方法怎样呢？

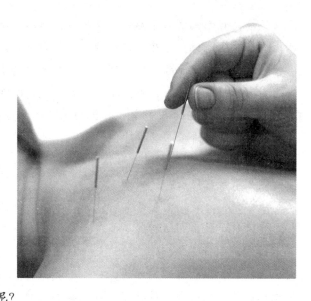

岐伯说：要平复水气，当根据病情，衡量轻重，驱除体内的积水，并叫患者四肢做些轻微运动，令阳气渐次宣行，穿衣服带温暖一些，助其肌表之阳，而阴凝易散。用缪刺方法，针刺肿处，去水以恢复原来的形态。

用发汗和利排尿的方法，开汗孔，泻膀胱，使阴精归于平复，五脏阳气输布，以疏通五脏的郁积。这样，精气自会生成，形体也强盛，骨骼与肌肉保持着常态，正气也就恢复正常了。

黄帝说：讲得很好。

玉版论要篇第十五

【原文】黄帝问曰：余闻《揆度》《奇恒》所指不同，用之奈何？

岐伯对曰：《揆度》者，度病之浅深也。《奇恒》者，言奇病也。请言道之至数，《五色》《脉变》《揆度》《奇恒》，道在于一。神转不回，回则不转，乃失其机，至数之要，迫近以微。著之玉版，命曰合玉机。

【译文】黄帝问道：我听说揆度、奇恒的诊法各有所指，究竟怎样加以运用呢？

岐伯回答说：《揆度》是用以衡量疾病的深浅，而《奇恒》则是辨别异于正常的疾病。请允许我从诊病的主要理数说起，《五色》《脉变》《揆度》《奇恒》等，虽然所指不同，但道理只有一个，就是色脉之间有无神气。人体的气血随着四时的递迁，永远向前运转而不回折。如若回折了，就不能运转，就失却生机了！这个道理很重要，诊色脉是浅近的事，而微妙之处却在于察神机。把它记录在玉版上，可以与《玉机真藏论》合参的。

【原文】容色见上下左右，各在其要。其色见浅者，汤液主治，十日已。其见深者，心齐主治，二十一日已。其见大深者，醪酒主治，百日已。色夭面脱，不治，百日尽已。脉短气绝死。病温虚甚死。

色见上下左右，各在其要。上为逆，下为从。女子右为逆，左为从。男子左为逆，右为从。易，重阳死，重阴死。阴阳反他，治在权衡相夺，《奇恒》事也，《揆度》事也。

搏脉痹躄，寒热之交。脉孤为消气，虚泄为夺血。孤为逆，虚为从。行奇恒之法，以太阴始。行所不胜曰逆，逆则死；行所胜曰从，从则活。八风四时之胜，终而复始，逆行一过，不复可数，论要毕矣。

【译文】面容的变化，呈现在上下左右不同的部位，应分别察看它的深浅度。如色见浅的，其病轻，可用五谷汤液去调理，约十天就可以好了；其色见深的，病重，就必须服用药剂治疗，约二十一天才可恢复；如果其色过深，则其病更为严重，必定要用药酒治疗，须经过一百天左右才能痊愈；假如神色枯槁，面容瘦削，就不能治愈，到一百天就要死了。除此以外，如脉气短促而阳气虚脱的，必死；温热病而正气虚极的，也必死。

面色见于上下左右，必须辨别观察其要领。病色向上移的为逆，向下移的为顺；女子病色在右侧的为逆，在左侧的为顺；男子病色在左侧的为逆，在右侧的为顺。如果病色变更，倒顺为逆，那就是重阳、重阴了，重阳、重阴的预后不好。假如到了阴阳相反之际，应尽快衡量其病情，果断的采用适当的治法，使阴阳趋于平衡，这就在于揆度、奇恒的运用了。

脉象搏击于指下，是邪盛正衰之象，或为痹证，或为躄证，或为寒热之气交合为病。如脉见孤绝，是阳气损耗；如脉见虚弱，而又兼下泄，为阴血损伤。凡脉见孤绝，预后都不良；脉见虚弱，预后当好。在诊脉时运用奇恒之法，从手太阴经之寸口脉来研究。就所见之脉在四时、五行来说，不胜现象（如春见秋脉，夏见冬脉），为逆，预后不良；如所见之脉是所胜现象（如春见夏脉，夏见秋脉），为顺，预后良好。至于八风、四时之间的相互胜复，是循环无端，终而复始的，假如四时气候失常，就不能用常理来推断了。这就是揆度奇恒诊法的全部要点。

诊要经终论篇第十六

【原文】黄帝问曰：诊要何如？

岐伯对曰：正月二月，天气始方，地气始发，人气在肝。三月四月，天气正方，地气定发，人气在脾。五月六月，天气盛，地气高。人气在头。七月八月，阴气始杀，人气在肺。九月十月，阴气始冰，地气始闭，人气在心。十一月十二月，冰复，地气合，人气在肾。

故春刺散俞，及与分理，血出而止，甚者传气，间者环也。夏刺络俞，见血而止，尽气闭环，痛病必下。秋刺皮肤，循理，上下同法，神变而止。冬刺俞窍于分理，甚者直下，间者散下。春夏秋冬，各有所刺，法其所在。

【译文】黄帝问：诊病的要领是什么？岐伯回答说：重点在于天、地、人相互之间的关系。如正月、二月，天气开始有一种升发的气象，地气也开始萌动，这时候的人气在肝；三月、四月，天气正当明盛，地气也正是华茂而欲结实，这时候的人气在脾；五月、六月，天气盛极，地气上升，这时候的人气在头部；七月、八月，阴气开始发生肃杀的现象，这时候的人气在肺；九月、十月，阴气渐盛，开始冰冻，地气也随着闭藏，这时候的人气在心；十一月、十二月，冰冻更甚而阳气伏藏，地气闭密，这时候的人气在肾。由于人气与天地之气皆随顺阴阳之升沉，所以春天的刺法，应刺经脉俞穴，及于分肉腠理，使之出血而止，如病比较重的应久留其针，其气传布以后才出针，较轻的可暂留其针，候经气循环一周，就可以出针了。夏天的刺法，应刺孙络的俞穴，使其出血而止，使邪气尽去，就以手指扪闭其针孔伺其气行一周之顷，凡有痛病，必退下而愈。秋天的刺法应刺皮肤，顺着肌肉之分理而刺，不论上部或下部，同样用这个方法，观察其神色转变而止。冬天的刺法应深取俞窍于分理之间，病重的可直刺深入，较轻的，可左右上下散布其针，而稍宜缓下。春夏秋冬，各有所宜的刺法，须根据气之所在，而确定刺的部位。

【原文】春刺夏分，脉乱气微，入淫骨髓，病不能愈，令人不嗜食，又且少气。春刺秋分，筋挛，逆气环为咳嗽，病不愈，令人时惊，又且哭。春刺冬分，邪气著脏，令人胀，病不愈，又且欲言语。

夏刺春分，病不愈，令人解㑊。夏刺秋分，病不愈，令人心中欲无言，惕惕如人将捕之。夏刺冬分，病不愈，令人少气，时欲怒。

秋刺春分，病不已，令人惕然欲有所为，起而忘之。秋刺夏分，病不已，令人益嗜卧，又且善梦。秋刺冬分，病不已，令人洒洒时寒。

冬刺春分，病不已，令人欲卧不能眠，眠而有见。冬刺夏分，病不愈，气上，发为诸痹。冬刺秋分，病不已，令人善渴。

凡刺胸腹者，必避五脏。中心者环死。中脾者五日死。中肾者七日死。中肺者五日死。中膈者皆为伤中，其病虽愈，不过一岁必死。刺避五脏者，知逆从也。所谓从者，膈与脾肾之处，不知者反之。刺胸腹者，必以布憿著之，乃从单布上刺，刺之不愈复刺。刺针必肃，刺肿摇针，经刺勿摇，此刺之道也。

帝曰：愿闻十二经脉之终奈何？

岐伯曰：太阳之脉，其终也，戴眼反折瘛疭，其色白，绝汗乃出，出则死矣。少阳终者，耳聋，百节皆纵，目圜绝系，绝系一日半死。其死也色先青白，乃死矣。阳明终者，口目动作，善惊妄言，色黄，其上下经盛，不仁，则终矣。少阴终者，面黑齿长而垢，腹胀闭，上下不通而终矣。太阴终者，腹胀闭不得息，善噫善呕，呕则逆，逆则面赤，不逆则上下不通，不通则面黑皮毛焦而终矣。厥阴终者，中热嗌干，善溺心烦，甚则舌卷卵上缩而终矣。此十二经之所败也。

【译文】如果春天刺了夏天的部位，伤了心气，可使脉乱而气微弱，邪气反而深入，浸淫于骨髓之间，病就很难治愈，心火微弱，火不生土，又使人不思饮食，而且少气了；春天刺了秋天的部位，伤了肺气，春病在肝，发为筋挛，邪气因误刺而环周于肺，则又发为咳嗽，病不能愈，肝气伤，将使人时惊，肺气伤，且又使人欲哭；春天刺了冬天的部位，伤了肾气，以致邪气深着于内脏，使人胀满，其病不但不愈，肝气日伤，而且使人多欲言语。

夏天刺了春天的部位，伤了肝气，病不能愈，反而使人精力倦怠；夏天刺了秋天的部位，伤了肺气，病不能愈，反而使人肺气伤而声不出，心中不欲言，肺金受伤，肾失其母，故虚而自恐，惕惕然好像被人逮捕的样子；夏天刺了冬天的部位，伤了肾气，病不能愈，反而使精不化气而少气，水不涵木而时常要发怒。

秋天刺了春天的部位，伤了肝气，病不能愈，反而使人血气上逆，惕然不宁，且又善忘；秋天刺了夏天的部位，伤了心气，病不能愈，心气伤，火不生土，反而使人嗜卧，心不藏神，又且多梦；秋天刺了冬天的部位，伤了肾气，病不能愈，反使人肾不闭藏，血气内散，时时发冷。

冬天刺了春天的部位，伤了肝气，病不能愈，肝气少，魂不藏，使人困倦而又不得安眠，即便得眠，睡中如见怪异等物；冬天刺了夏天的部位，伤了心气，病不能愈，反使人脉气发泄，而邪气痹闭于脉，发为诸痹；冬天刺了秋天的部位，伤了肺气，病不能愈，化源受伤，反使人常常作渴。

凡于胸腹之间用针刺，必须注意避免刺伤了五脏。假如中伤了心脏，经气环身一周便死；假如中伤了脾脏，五日便死；假如中伤了肾脏，七日便死；假如中伤了肺脏，五日便死；假如中伤膈膜的，皆为伤中，当时病虽然似乎好些，但不过一年其人必死。刺胸腹注意避免中伤五脏，主要是要知道下针的逆从。所谓从，就是要明白膈和脾肾等处，应该避开；如不知其部位不能避开，就会刺伤五脏，那就是逆了。凡刺胸腹部位，应先用布巾覆盖其处，然后从单布上进刺。如果刺之不愈，可以再刺，这样就不会把五脏刺伤了。在用针刺治病的时候，必须注意安静严肃，以候其气；如刺脓肿的病，可以用摇针手法以出脓血；如刺经脉的病，就不要摇针。这是刺法的一般规矩。

黄帝问：我希望听你讲一下十二经脉气绝的情况是怎样的？

岐伯回答说：太阳经脉气绝的时候，患者两目上视，身背反张，手足抽掣，面色发白，出绝汗，绝汗一出，便要死亡了。少阳经脉气绝的时候，患者耳聋，遍体骨节松懈，两目直视如惊，到了目珠不转，一日半便要死了；临死的时候，面色先见青色，再由青色变为白色，就死亡了。阳明经脉气绝的时候，患者口眼牵引歪斜而瞤动，时发惊惕，言语胡乱失常，面色发黄，其经脉上下所过的部分，都表现出盛躁的症状，由盛躁而渐至肌肉麻木不仁，便死亡了。少阴经脉气绝的时候，患者面色发黑，牙龈收削而牙齿似乎变长，并积满污垢，腹部胀闭，上下不相通，便死亡了。太阴经脉气绝的时候，腹胀闭塞，呼吸不利，常欲嗳气，并且呕吐，呕则气上逆，气上逆则面赤，假如气不上逆，又变为上下不通，不通则面色发黑，皮毛枯憔而死了。厥阴经脉气绝的时候，患者胸中发热，咽喉干燥，时时排尿，心胸烦躁，渐至舌卷，睾丸上缩，那就要死亡了。以上就是十二经脉气绝败坏的症状。

素问译注卷五

脉要精微论篇第十七

【原文】黄帝问曰：诊法何如？

岐伯对曰：诊法常以平旦，阴气未动，阳气未散，饮食未进，经脉未盛，络脉调匀，气血未乱，故乃可诊有过之脉。

切脉动静而视精明，察五色，观五脏有余不足，六腑强弱，形之盛衰，以此参伍，决死生之分。

夫脉者，血之府也。长则气治，短则气病，数则烦心，大则病进，上盛则气高，下盛则气胀，代则气衰，细则气少，涩则心痛，浑浑革至如涌泉。病进而色弊，绵绵其去如弦绝，死。

夫精明五色者，气之华也。赤欲如白裹朱，不欲如赭；白欲如鹅羽，不欲如盐；青欲如苍璧之泽，不欲如蓝；黄欲如罗裹雄黄，不欲如黄土；黑欲如重漆色，不欲如地苍。五色精微象见矣，其寿不久也。夫精明者，所以视万物，别白黑，审短长。以长为短，以白为黑，如是则精衰矣。

五脏者，中之守也。中盛脏满，气胜伤恐者，声如从室中言，是中气之湿也。言而微，终日乃复言者，此夺气也。衣被不敛，言语善恶不避亲疏者，此神明之乱也。仓廪不藏者，是门户不要也。水泉不止者，是膀胱不藏也。得守者生，失守者死。

夫五脏者，身之强也。头者精明之府，头倾视深，精神将夺矣。背者胸中之府，背曲肩随，府将坏矣。腰者肾之府，转摇不能，肾将惫矣。膝者筋之府，屈伸不能，行则偻附，筋将惫矣。骨者髓之府，不能久立，行则振掉，骨将惫矣。得强则生，失强则死。

岐伯曰：反四时者，有余为精，不足为消。应太过，不足为精；应不足，有余为消。阴阳不相应，病名曰关格。

帝曰：脉其四时动奈何？知病之所在奈何？知病之所变奈何？知病乍在内奈何？知病乍在外奈何？请问此五者，可得闻乎？

岐伯曰：请言其与天运转大也。万物之外，六合之内，天地之变，阴阳之应，彼春之暖，为夏之暑，彼秋之忿，为冬之怒。四变之动，脉与之上下，以春应中规，夏应中矩，秋应中衡，冬应中权。是故冬至四十五日，阳气微上，阴气微下；夏至四十五日，阴气微上，阳气微下。阴阳有时，与脉为期，期而相失，知脉所分，分之有期，故知死时。微妙在脉，不可不察，察之有纪，从阴阳始，始之有经，从五行生，生之有度，四时为宜。补泻勿失，与天地如一，得一之情，以知死生。是故声合五音，色合五行，脉合阴阳。

是知阴盛则梦涉大水恐惧；阳盛则梦大火燔灼；阴阳俱盛则梦相杀毁伤；上盛则梦飞，下盛则梦堕；甚饱则梦予；甚饥则梦取；肝气盛则梦怒；肺气盛则梦哭；短虫多则梦聚众；长虫多则梦相击毁伤。

是故持脉有道，虚静为保。春日浮，如鱼之游在波；夏日在肤，泛泛乎万物有余；秋日下肤，蛰虫将去；冬日在骨，蛰虫周密，君子居室。故曰：知内者按而纪之，知外者终而始之。此六者，持脉之大法。

心脉搏坚而长，当病舌卷不能言；其耎而散者，当消环自己。肺脉搏坚而长，当病唾血；其耎而散者，当病灌汗，至令不复散发也。肝脉搏坚而长，色不青，当病坠若博，因血在胁下，令人喘逆；其耎而散色泽者，当病溢饮。溢饮者渴暴多饮，而易入肌皮肠胃之外也。胃脉搏坚而长，其色赤，当病折髀；其耎而散者，当病食痹。脾脉搏坚而长，其色黄，当病少气；其耎而散色不泽者，当病足胻肿，若水状也。肾脉搏坚而长，其色黄而赤者，当病折腰；其耎而散者，当病少血，至令不复也。

【译文】黄帝问：诊脉的方法是怎样的呢？

岐伯回答说：诊脉当以清晨的时间为最好，此时人还没有劳于事，阴气尚未扰动，阳气尚未散尽，饮食也未曾用过，经脉之气尚未充盛，络脉之气也很调和，气血又未扰乱，这样，才可以诊察出有病的脉象。

在诊察脉搏动静变化的同时，还应观察目之精明，以候神气，诊察五色的变化，以审脏腑之强弱虚实及形体的盛衰，相互参合比较，以判断疾病的吉凶转归。

脉是血液会聚的所在。长脉为气血流畅和平，故为气治；短脉为气不足，故为气病；数脉为热，热则心烦；大脉为邪气方张，病势正在向前发展；上部脉盛，为邪壅于上，可见呼吸急促，喘满之症；下部脉盛，是邪滞于下，可见胀满之病；代脉为元气衰弱；细脉，为正气衰少；涩脉为血少气滞，主心痛之症。脉来大而急速如泉水上涌者，为病势正在进展，且有危险；脉来隐约不现，微细无力，或如弓弦猝然断绝而去，为气血已绝，生机已断，故主死。

精明表现在眼睛，五色表现于面，这都是内脏的精气所表现出来的光华。赤色应该像帛裹朱砂一样，红润而不显露，不应该像赭石那样，色赤带紫，没有光泽；白色应该像鹅的羽毛，白而光泽，不应该像盐那样白而带灰暗色；青色应该青而明润如碧玉，不应该像蓝色那样青而带沉暗色；黄色应该像丝包着雄黄一样，黄而明润，不应该像黄土那样，枯暗无华；黑色应该像重漆之色，光彩而润，不应该像地苍那样，枯暗如尘。假如五脏真色暴露于外，这是真气外脱的现象，人的寿命也就不长了。眼睛之精明在于观察万物，分别黑白，审察长短，若长短不明，黑白不清，这是精气衰竭的现象。

五脏主藏精神在内，在体内各有其职守。如果邪盛于腹中，脏气壅满，气胜而喘，善伤于恐，讲话声音重浊不清，如在室中说话一样，这是中气失权而有湿邪所致的。语声低微而气不接续，语言不能相继者，这是正气被劫夺所致的。衣服不知敛盖，言语不知善恶，不辨亲疏远近的，这是神明错乱的现象。脾胃不能藏纳水谷精气而泄利不禁的，是中气失守、肛门不能约束的缘故。排尿不禁的，是膀胱不能闭藏的缘故。若五脏功能正常，得其职守者则生；若五脏精气不能固藏，失其职守则死。五脏精气充足，为身体强健之本。头为精明之府，若见到头部低垂，目陷无光的，是精神将要衰败。背悬五脏，为胸中之府，若见到背弯曲而肩下垂的，是胸中脏气将要败坏。肾位居于腰，故腰为肾之府，若见到不能转侧摇动，是肾气将要衰惫。膝是筋会聚的地方，所以膝为筋之府，若屈伸不能，行路要曲身附物，这是筋的功能将要衰惫。骨为髓之府，不能久立，行则震颤摇摆，这是髓虚，骨的功能将要衰惫。若脏气能够恢复强健，则虽病可以复生；若脏气不能复强，则病情不能挽回，人也就死了。

岐伯说：脉气与四时阴阳之气是相反的，如相反的形象为有余，皆为邪气盛于正气，相反的形象为不足，为血气先已消损。根据时令变化，脏气当旺，脉气应有余，却反见不足的，这是邪气胜于正气；脉气应不足，却反见有余的，这是正不胜邪，邪气盛，而血气消损。这种阴阳不相顺从，气血不相营运，邪正不相适应而发生的疾病名叫关格。

黄帝问：脉象是怎样应四时的变化而变动的呢？从脉诊上怎样才能知道病变的所在呢？怎样从脉诊上知道疾病的变化呢？怎样从脉诊上知道病忽然发生在内部呢？怎样从脉诊上知道病忽然发生在外部呢？请问这五个问题，可以讲给我听吗？

岐伯说：让我讲一讲人体的阴阳升降与天运之环转相适应的情况，万物之外，六合之内，天地间的变化，阴阳四时与之相应。如春天的气候温暖，发展为夏天的气候暑热，秋天的劲急之气，发展为冬天的寒杀之气，这种四时气候的变化，人体的脉象也随着变化而升降浮沉。春脉如规之象；夏脉如矩之象；秋脉如秤衡之象，冬脉如秤权之象。四时阴阳的情况也是这样，冬至到立春的四十五天，阳气微升，阴气微降；夏至到立秋的四十五天，阴气微升，阳气微降。四时阴阳的升降是有一定的时间和规律的，人体脉象的变化，亦与之相应，脉象变化与四时阴阳不相适应，即是病态，根据脉象的异常变化就可以知道病属何脏，再根据脏气的盛衰和四时衰旺的时期，就可以判断出疾病和死亡的时间。四时阴阳变化之微妙，都在脉上有所反应，因此，不可不察。诊察脉象，有一定的纲领，就是从辨别阴阳开始的，结合人体十二经脉进行分析研究，而十二经脉应五行而有生生之机；观测生生之机的尺度，则是以四时阴阳为准则；遵循四时阴阳的变化规律，不使有失，则人体就能保持相对平衡，并与天地之阴阳相互统一；知道了天人统一的道理，就可以预决死生。所以五声是和五音相应合的；五色是和五行相应合的；脉象是和阴阳相应合的。

阴气盛则梦见渡大水而恐惧；阳气盛则梦见大火烧灼；阴阳俱盛则梦见相互残杀毁伤；上部盛则梦飞腾；下部盛则梦下坠；吃得过饱的时候，就会梦见送食物给人；饥饿时就会梦见去取食物；肝气盛，则做梦好发怒气，肺气盛则做梦悲哀啼哭；腹内短虫多，则梦众人集聚；腹内长虫多，则梦打架损伤。

所以诊脉是有一定方法和要求的，必须虚心静气，才能保证诊断的正确。春天的脉应该浮而在外，好像鱼浮游于水波之中；夏天的脉在肤，洪大而浮，泛泛然充满于指下，就像夏天万物生长的茂盛状态；秋天的脉处于皮肤之下，就像蛰虫将要伏藏；冬天的脉沉在骨，就像冬眠之虫闭藏不出，人们也都深居简出一样。因此说：要知道内脏的情况，可以从脉象上区别出来；要知道外部经气的情况，可从经脉循行的经络上诊察而知其终始。

春、夏、秋、冬、内、外这六个方面，乃是诊脉的大法。

心脉坚而长，搏击指下，为心经邪盛，火盛气浮，当病舌卷而不能言语；其脉软而散的，当病消渴，待其胃气来复，病自痊愈。肺脉坚而长，搏击指下，为火邪犯肺，当病痰中带血；其脉软而散的，为肺脉不足，当病汗出不止，在这种情况下，不可再用发散的方法治疗。肝脉坚而长，搏击指下，其面色当青，今反不青，知其病非由内生，当为跌坠或搏击所伤，因瘀血积于胁下，阻碍肺气升降，所以使人喘逆；如其脉软而散，加之面目颜色鲜泽的，当发溢饮病，溢饮病口渴暴饮，因水不化气，而水气容易流入肌肉皮肤之间、肠胃之外所引起。胃脉坚而长，搏击指下，面色赤，当病髀痛如折；如其脉软而散的，则胃气不足，当病食痹。脾脉坚而长，搏击指下，面部色黄，乃脾气不运，当病少气；如其脉软而散，面色不泽，为脾虚，不能运化水湿，当病足胫水肿如水状。肾脉坚长，搏击指下，面部黄而带赤，是心脾之邪盛侵犯于肾，肾受邪伤，当病腰痛如折；如其脉软而散者，当病精血虚少，使身体不能恢复健康。

【原文】帝曰：诊得心脉而急，此为何病？病形何如？

岐伯曰：病名心疝，少腹当有形也。

帝曰：何以言之？

岐伯曰：心为牡脏，小肠为之使；故曰少腹当有形也。

帝曰：诊得胃脉，病形何如？

岐伯曰：胃脉实则胀，虚则泄。

帝曰：病成而变何谓？

岐伯曰：风成为寒热，瘅成为消中，厥成为癫疾，久风为飧泄，脉风成为疠，病之变化，不可胜数。

帝曰：诸痈肿筋挛骨痛，此皆安生？

岐伯曰：此寒气之肿，八风之变也。

帝曰：治之奈何？

岐伯曰：此四时之病，以其胜治之愈也。

帝曰：有故病，五脏发动，因伤脉色，各何以知其久暴至之病乎？

岐伯曰：悉乎哉问也！征其脉小色不夺者，新病也；征其脉不夺其色夺者，此久病也；征其脉与五色俱夺者，此久病也；征其脉与五色俱不夺者，新病也。肝与肾脉并至，其色苍赤，当病毁伤不见血，已见血，湿若中水也。

尺内两傍，则季胁也，尺外以候肾，尺里以候腹。中附上，左外以候肝，内以候鬲；右外以候胃，内以候脾。上附上，右外以候肺，内以候胸中；左外以候心，内以候膻中。前以候前，后以候后。上竟上者，胸喉中事也；下竟下者，少腹腰股膝胫足中事也。

粗大者，阴不足阳有余，为热中也。来疾去徐，上实下虚，为厥巅疾。来徐去疾，上虚下实，为恶风也。故中恶风者，阳气受也。有脉俱沉细数者，少阴厥也。沉细数散者，寒热也。浮而散者为眴仆。诸浮不躁者皆在阳，则为热；其有躁者在手。诸细而沉者皆在阴，则为骨痛；其有静者在足。数动一代者，病在阳之脉也，泄及便脓血。诸过者切之，涩者阳气有余也，滑者阴气有余也。阳气有余为身热无汗，阴气有余为多汗身寒。阴阳有余则无汗而寒。推而外之，内而不外，有心腹积也；推而内之，外而不内，身有热也；推而上之，上而不下，腰足清。推而下之，下而不上，头项痛也。按之至骨，脉气少者，腰脊痛而身有痹也。

【译文】黄帝问：诊脉时，其心脉劲急，这是什么病？病的症状又怎样？

岐伯说：这种病名叫心疝，少腹部位一定有块状出现。

黄帝说：这是什么道理？

岐伯说：心为阳脏，心与小肠为表里，今与病传于腑，小肠受之，为疝而痛，小肠居于少腹，所以少腹当有块状出现。

黄帝问：诊察到胃脉有病，它的症状怎样？

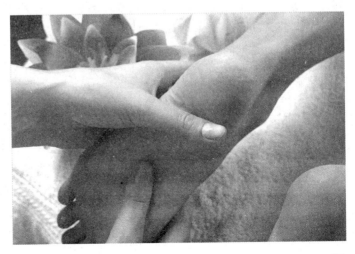

岐伯说：胃脉实则邪气有余，将出现腹胀满病；胃脉虚则胃气不足，将出现泄泻病。

黄帝问：疾病的成因和它的发展变化又是怎样的呢？

岐伯说：因于风邪，可变为寒热病；瘅热既久，可成为消中病；气逆上而不已，可成为癫痫病；风气通于肝，风邪经久不愈，木邪侮土，可成为飧泄病；风邪客于脉，留而不去则成为疠风病；疾病的发展变化是不能够数清的。

黄帝问：各种痈肿、筋挛、骨痛，这又都是怎样产生的呢？

岐伯说：这都是因为寒气聚集和八风邪气侵犯人体后而发生的变化。

黄帝问：怎样治疗？

岐伯说：由于四时偏胜之邪气所引起的病变，根据五行相生的规律，确定治则去治疗就会痊愈。

黄帝问：有旧病从五脏发动，都会影响到脉色而发生变化，怎样区别它是久病还是新病呢？

岐伯说：你问得很详细啊！只要验看它脉色就可以区别开来：如脉虽小而气色不失于正常的，是为新病；如脉不失于正常而色已失于正常的，乃是久病；如脉象与气色均失于正常状态的，也是久病；如脉象与面色都不失于正常的，乃是新病。脉见沉弦，是肝脉与肾脉并至，若面现苍赤色的，是因为有毁伤瘀血所致，而外部没有见血，或外部已见血，其经脉必滞，血气必凝，血凝经滞，形体必肿，有因湿邪或水汽中伤的现象，成为一种瘀血肿胀。

尺脉两旁的内侧候于季胁部，外侧候于肾脏，中间候于腹部。尺部的中段、左臂的外侧候于肝脏，内侧候于膈部；右臂的外侧候于胃腑，内侧候于脾脏。尺部的上段，右臂外侧候于肺脏，内侧候于胸中；左臂外侧候于心脏，内侧候于膻中。尺部的前面，候身前即胸腹部；后面，候身后即背部。从尺上段直达鱼际处，主胸部与喉中的疾病；从尺部的下段直达肘横纹处，主少腹、腰、股、膝、胫、足等处的疾病。

脉象洪大的是由于阴精不足而阳有余，故发为热中之病。脉象来时急疾而去时徐缓，这是由于上部实而下部虚，气逆于上，多好发为癫仆一类的疾病。脉象来时徐缓而去时急疾，这是由于上部虚而下部实，多好发为疠风之病。患这种病的原因，是因为阳气虚而失去捍卫的功能，所以才感受邪气而发病。有两手脉均见沉细数的，沉细为肾之脉体，数为热，故发为少阴之阳厥；如见脉沉细数散，为阴血亏损，多发为阴虚阳亢之虚劳寒热病。脉浮而散，好发为眩晕仆倒之病。凡见浮脉而不躁急，其病在阳分，则出现发热的症状，病在足三阳经；如浮而躁急的，则病在手三阳经。凡见细脉而沉，其病在阴分，发为骨节疼痛，病在手三阴经；如果脉细沉而静，其病在足三阴经。发现数动，而见一次歇止的脉象，是病在阳分，为阳热瘀滞的脉象，可出现泻痢或大便带脓血的疾病。诊察到各种有病的脉象而切按时，如见涩脉是阳气有余；滑脉，为阴气有余。阳热有余则身热而无汗；阴寒有余则多汗而身寒，阴气阳气均有余，则无汗而身寒。按脉浮取不见，沉取则脉沉迟不浮，是病在内而非在外，故知其心腹有积聚病。按脉沉取不显，浮取则脉浮数不沉，是病在外而不在内，当有身发热之症。凡诊脉推求于上部，只见于上部，下部脉弱的，这是上实下虚，故出现腰足清冷之症。凡诊脉推求于下部，只见于下部，而上部脉弱的，这是上虚下实，故出现头项疼痛之症。若重按至骨，而脉气少的，是腰脊疼痛而有寒痹的病。

平人气象论篇第十八

【原文】黄帝问曰：平人何如？

岐伯对曰：人一呼脉再动，一吸脉亦再动，呼吸定息脉五动，闰以太息，命曰平人。平人者，不病也。常以不病调患者，医不病，故为患者平息以调之为法。

人一呼脉一动，一吸脉一动，曰少气。人一呼脉三动，一吸脉三动而躁，尺热曰病温，尺不热脉滑曰病风，脉涩曰痹。人一呼脉四动以上曰死，脉绝不至曰死，乍疏乍数曰死。

平人之常气禀于胃，胃者平人之常气也。人无胃气曰逆，逆者死。

春胃微弦曰平，弦多胃少曰肝病，但弦无胃曰死，胃而有毛曰秋病，毛甚曰今病。脏真散于肝，肝藏筋膜之气也。夏胃微钩曰平，钩多胃少曰心病，但钩无胃曰死；胃而有石曰冬病，石甚曰今病。脏真通于心，心藏血脉之气也。长夏胃微软弱曰平，弱多胃少曰脾病，但代无胃曰死；软弱有石曰冬病，弱甚曰今病；脏真濡于脾，脾藏肌肉之气也。秋胃微毛曰平。毛多胃少曰肺病，但毛无胃曰死；毛而有弦曰春病，弦甚曰今病。脏真高于肺，以行荣卫阴阳也。冬胃微石曰平，石多胃少曰肾病，但石无胃曰死；石而有钩曰夏病，钩甚曰今病。脏真下于肾，肾藏骨髓之气也。

【译文】黄帝问道：无病之人的脉象是怎样的呢？

岐伯回答说：无病之人一呼脉跳动两次，一吸脉也跳动两次，呼吸之余，是为定息，若一息脉跳动五次，是因为有时呼吸较长以尽脉跳余数的缘故，这是平人的脉象。平人就是无病之人，通常以无病之人的呼吸为标准，来测候患者的呼吸至数及脉跳次数，医生无病，就可以用自己的呼吸来计算患者脉搏的至数，这是诊脉的法则。如果一呼与一吸，脉各跳动一次，是正气衰少，叫做少气。如果一呼一吸脉各跳动三次而且急疾，尺之皮肤发热，乃是温病的表现；如尺肤不热，脉象滑，乃为感受风邪而发生的病变；如脉象涩，是为痹证。人一呼一吸脉跳动八次以上是精气衰夺的死脉；脉气断绝不至，亦是死脉；脉来忽迟忽数，为气血已乱，亦是死脉。

人的正常脉气来源于胃，胃为水谷之海，乃人体气血生化之源，所以胃气为健康人之常气，人若没有胃气，就是危险的现象，严重的可造成死亡。

春天有胃气的脉应该是弦而柔和的微弦脉，乃是无病之平脉；如果弦象很明显而缺少柔和之胃气，为肝脏有病；脉见纯弦而无柔和之象的真脏脉，主死；若虽有胃气而兼见轻虚以浮的毛脉，是春见秋脉，故预测其到了秋天就要生病，如毛脉太甚，则木被金伤，现时就会发病。肝旺于春，春天脏真之气散于肝，以养筋膜，故肝藏筋膜之气。夏天有胃气的脉应该是钩而柔和的微钩脉，乃是无病之平脉；如果钩象很明显而缺少柔和之胃气，为心脏有病；脉见纯钩而无柔和之象的真脏脉，主死；若虽有胃气而兼见沉象的石脉，是夏见冬脉，故预测其到了冬天就要生病；如石脉太甚，则火被水伤，现时就会发病。心旺于夏，故夏天脏真之气通于心，心主血脉，而心之所藏则是血脉之气。长夏有胃气的脉应该是微弱的脉，乃是无病之平脉，如果弱甚无力而缺少柔和之胃气，为脾脏有病；如果见无胃气的代脉，主死；若软弱脉中兼见沉石，是长夏见冬脉，这是火土气衰而水反侮的现象，故预测其到了冬天就要生病；如弱火甚，现时就会发病。脾旺于长夏，故长夏脏真之气濡养于脾，脾主肌肉，故脾藏肌肉之气。秋天有胃气的脉应该是轻虚以浮而柔和的微毛脉，乃是无病之平脉；如果是脉见轻虚以浮而缺少柔和之胃气，为肺脏有病；如见纯毛脉而无胃气的真脏脉，就要死亡；若毛脉中兼见弦象，这是金气衰而木反侮的现象，故预测其到了春天就要生病；如弦脉太甚，现时就会发病。肺旺于秋而居上焦，故秋季脏真之气上藏于肺，肺主气而朝百脉，营行脉中，卫行脉外，皆自肺宣布，故肺主运行营卫阴阳之气。冬天有胃气的脉应该是沉石而柔和的微石脉，乃是无病之平脉；如果脉见沉石而缺少柔和的胃气，为肾脏有病；如脉见纯石而不柔和的真脏脉，主死；若沉石脉中兼见钩脉，是水气衰而火反侮的现象，故预测其到了夏天就要生病；如钩脉太甚，现时就会发病。肾旺于冬而居人体的下焦，冬天脏真之气下藏于肾，肾主骨，故肾藏骨髓之气。

【原文】胃之大络，名曰虚里。贯鬲络肺，出于左乳下，其动应衣，脉宗气也。盛喘数绝者，则病在中；结而横，有积矣；绝不至曰死。乳之下其动应衣，宗气泄也。

欲知寸口太过与不及，寸口之脉中手短者，曰头痛。寸口脉中手长者，曰足胫痛。寸口脉中手促上击者，曰肩背痛。寸口脉沉而坚者，曰病在中。寸口脉浮而盛者，曰病在外。寸口脉沉而弱，曰寒热及疝瘕少腹痛。寸口脉沉而横，曰胁下有积，腹中有横积痛。寸口脉沉而喘，曰寒热。脉盛滑坚者，曰病在外。脉小实而坚者，病在内。脉小弱以涩，谓之久病。脉滑浮而疾者，谓之新病。脉急者，曰疝瘕少腹痛。脉滑曰风，脉涩曰痹，缓而滑曰热中，盛而紧曰胀。脉从阴阳，病易已；脉逆阴阳，病难已。脉得四时之顺，曰病无他；脉反四时及不间脏，曰难已。

臂多青脉，曰脱血。尺脉缓涩，谓之解㑊，安卧。脉盛，谓之脱血。尺涩脉滑，谓之多汗。尺寒脉细，谓之后泄。脉尺粗常热者，谓之热中。

肝见庚辛死，心见壬癸死，脾见甲乙死，肺见丙丁死，肾见戊己死，是谓真脏见皆死。

颈脉动喘疾咳，曰水。目裹微肿，如卧蚕起之状，曰水。溺黄赤安卧者，黄疸。已食如饥者，胃疸。面肿曰风，足胫肿曰水，目黄者曰黄疸。妇人手少阴脉动甚者，妊子也。

脉有逆从四时，未有脏形，春夏而脉瘦，秋冬而脉浮大，命曰逆四时也。风热而脉静，泄而脱血脉实，病在中脉虚，病在外脉涩坚者，皆难治，命曰反四时也。

人以水谷为本，故人绝水谷则死，脉无胃气亦死。所谓无胃气者，但得真脏脉不得胃气也。所谓脉不得胃气者，肝不弦肾不石也。

太阳脉至，洪大以长；少阳脉至，乍数乍疏，乍短乍长；阳明脉至，浮大而短。

夫平心脉来，累累如连珠，如循琅玕，曰心平，夏以胃气为本。病心脉来，喘喘连属，其中微曲，曰心病。死心脉来，前曲后居，如操带钩，曰心死。

平肺脉来，厌厌聂聂，如落榆荚，曰肺平，秋以胃气为本。病肺脉来，不上不下，如循鸡羽，曰肺病。死肺脉来，如物之浮，如风吹毛，曰肺死。

平肝脉来，耎弱招招，如揭长竿末梢，曰肝平，春以胃气为本。病肝脉来，盈实而滑，如循长竿，曰肝病。死肝脉来，急益劲，如新张弓弦，曰肝死。

平脾脉来，和柔相离，如鸡践地，曰脾平，长夏以胃气为本。病脾脉来，实而盈数，如鸡举足，曰脾病。死脾脉来，锐坚如乌之喙，如鸟之距，如屋之漏，如水之流，曰脾死。

平肾脉来，喘喘累累如钩，按之而坚，曰肾平，冬以胃气为本。病肾脉来，如引葛，按之益坚，曰肾病。死肾脉来，发如夺索，譬如弹石，曰肾死。

【译文】胃经的大络，叫做虚里。其络从胃贯膈而上络于肺，其脉出现于左乳下，搏动时手可以感觉得到，这是积于胸中的宗气鼓舞其脉跳动的结果。如果虚里脉搏动急数而兼有短时中断之象，这是中气不守的现象，是病在膻中的征候；如脉来迟而有歇止兼见长而坚位置横移的主有积滞，如脉断绝而不至，主死。如果虚里跳动甚剧而外见于衣，这是宗气失藏而外泄的现象。

如何诊寸口脉的太过和不及呢？寸口脉象应指而短，主头痛。寸口脉应指而长，主足胫痛。寸口脉应指急促而有力，上搏指下，主肩背痛。寸口脉沉而坚硬，主病在内。寸口脉浮而盛大，主病在外。寸口脉沉而弱，主寒热、疝瘕少腹疼痛。寸口脉沉而横居，主胁下有积病，或腹中有横积而疼痛。寸口脉沉而急促，主病寒热。脉盛大滑而坚，主病在外。脉小实而坚，主病在内。脉小弱而涩，是为久病。脉来滑利浮而疾数，是为新病。脉来紧急，主疝瘕小腹疼痛。脉来滑利，主风病。脉来涩滞，主痹证。脉来缓而滑利，为脾胃有热，主病热中。脉来盛紧，为寒气痞满，主胀病。脉与病之阴阳相一致，如阳病见阳脉，阴病见阴脉，病易愈；脉与病之阴阳相反，如阳病见阴脉，阴病见阳脉，病难愈。脉与四时相应为顺，如春弦、夏钩、秋毛、冬石，即使患病，亦无什么危险；如脉与四时相反，及不间脏而转变的，病难愈。

臂多青脉，乃血少脉空，乃由于失血。尺肤缓而脉来涩，主气血不足，多为倦怠懈惰，但欲安卧。尺肤发热而脉象盛大，是火盛于内，主脱血。尺肤涩而脉象滑，阳气有余于内，故为多汗。尺肤寒而脉象细，阴寒之气盛于内，故为泄泻。脉见粗大而尺肤常热的，阳盛于内，为热中。

肝的真脏脉出现，至庚辛日死；心的真脏脉出现，至壬癸日死；脾的真脏脉出现，至甲乙日死；肺的真脏脉出现，至丙丁日死；肾的真脏脉出现，至戊己日死。这是说的真脏脉见，均主死亡。

颈部之脉搏动甚，且气喘咳嗽，主水病。眼睑水肿如卧蚕之状，也是水病。排尿颜色黄赤，而且嗜卧，是黄疸病。饮食后很快又觉得饥饿，是胃疸病。风为阳邪，上先受之，面部水肿，为风邪引起的风水病。水湿为阴邪，下先受之，足胫肿，是水湿引起的水肿病。眼白睛发黄，是黄疸病。妇人手少阴心脉搏动明显，是怀孕的征象。

脉与四时有相适应，也有不相适应的，如果脉搏不见本脏脉的正常脉象，春夏而不见弦、洪，而反见沉、涩；秋冬而不见毛、石，而反见浮大，这都是与四时相反的脉象。风热为阳邪，脉应浮大，今反沉静；泻痢脱血，津血受伤，脉应虚细，今反实大；病在内，脉应有力，乃正气尚盛足以抗邪，今反脉虚；病在外，脉应浮滑，乃邪气仍在于表，今反见脉涩坚，脉证相反，都是难治之病，这就叫做"反四时"。

人依靠水谷的营养而生存，所以人断绝水谷后，就要死亡；胃气化生于水谷，如脉无胃气也要死亡。所谓无胃气的脉，就是单见真脏脉，而不见柔和的胃气脉。所谓不得胃气的脉，就是肝脉见不到微弦脉，肾脉见不到微石脉等。

太阳经主时，脉来洪大而长；少阳经时，脉来不定，忽快忽慢，忽长忽短；阳明经主时，脉来浮大而短。

正常的心脉来时，圆润像珠子一样，相贯而至，又像按抚琅玕美玉一样的柔滑，这是心脏的平脉。夏天以胃气为本，脉当柔和而微钩。如果脉来时，喘急促，连串急数之中，带有微曲之象，这是心的病脉。将死的心脉来时，脉前曲回，后则端直，如摸到革带之钩一样的坚硬，全无和缓之意，这是心的死脉。

正常的肺脉来时，轻虚而浮，像榆荚下落一样的轻浮和缓，这是肺的平脉。秋天以胃气为本，脉当柔和而微毛。有病的肺脉来时，不上不下，如抚摩鸡毛一样，这是肺的病脉。将死的肺脉来时，轻浮而无根，如物之飘浮，如风吹毛一样，飘忽不定，散动无根，这是肺的死脉。

正常的肝脉来时，柔软而弦长，如长竿之末梢一样的柔软摆动，这是肝的平脉。春天以胃气为本，脉当柔和而微弦。有病的肝脉来时，弦长硬满而滑利，如以手摸长竿一样的长而不软，这是肝的病脉。将死的肝脉来时，弦急而坚劲，如新张弓弦一样紧绷而强劲，这是肝的死脉。

正常的脾脉来时，从容和缓，至数匀净分明，好像鸡足缓缓落地一样的轻缓而从容不迫，这是脾的平脉。长夏以胃气为本，脉当和缓。有病的脾脉来时，充实硬满而急数，如鸡举足一样急疾，这是脾的病脉。将死的脾脉来时，或锐坚而无柔和之气，如乌之嘴，鸟之爪那样坚硬而锐，或时动复止而无规律，或脉去而不至，如屋之漏水点滴无伦，或如水之流逝，去而不返，这是脾的死脉。

正常的肾脉来时，沉石滑利连续不断而又有曲回之象，按之坚实，有如心之钩脉，这是肾的平脉。冬天以胃气为本，脉当柔软而微石。有病的肾脉来时，坚搏牵连如牵引葛藤一样，愈按愈坚硬，这是肾的病脉。如果脉来像夺索一般，数而散乱，又像弹石一般，促而坚实，这是肾的死脉。

素问译注卷六

玉机真脏论篇第十九

【原文】黄帝问曰：春脉如弦，何如而弦？

岐伯对曰：春脉者肝也，东方木也，万物之所以始生也。故其气来，弱轻虚而滑，端直以长，故曰弦。反此者病。

帝曰：何如而反？

岐伯曰：其气来实而强，此谓太过，病在外；其气来不实而微，此谓不及，病在中。

帝曰：春脉太过与不及，其病皆何如？

岐伯曰：太过则令人善忘，忽忽眩冒而癫疾；其不及则令人胸痛引背，下则两胁胠满。

帝曰：善。夏脉如钩，何如而钩？

岐伯曰：夏脉者心也，南方火也，万物之所以盛长也，故其气来盛去衰，故曰钩。反此者病。

帝曰：何如而反？

岐伯曰：其气来盛去亦盛，此谓太过，病在外；其气来不盛去反盛，此谓不及，病在中。

帝曰：夏脉太过与不及，其病皆何如？

岐伯曰：太过则令人身热而肤痛，为浸淫；其不及则令人烦心，上见咳唾，下为气泄。

帝曰：善。秋脉如浮，何如而浮？

岐伯曰：秋脉者肺也，西方金也，万物之所以收成也，故其气来，轻虚以浮，来急去散，故曰浮。反此者病。

帝曰：何如而反？

岐伯曰：其气来，毛而中央坚，两傍虚，此谓太过，病在外；其气来，毛而散，此谓不及，病在中。

帝曰：秋脉太过与不及，其病皆何如？

岐伯曰：太过则令人逆气而背痛，愠愠然；其不及则令人喘，呼吸少气而咳，上气见血，下闻病音。

帝曰：善。冬脉如营，何如而营？

岐伯曰：冬脉者肾也，北方水也，万物之所以合藏也，故其气来沉以搏，故曰营。反此者病。

帝曰：何如而反？

岐伯曰：其气来如弹石者，此谓太过，病在外；其去如数者，此谓不及，病在中。

帝曰：冬脉太过与不及，其病皆何如？

岐伯曰：太过则令人解㑊，脊脉痛而少气不欲言；其不及则令人心悬如病饥，中清，脊中痛，少腹满，排尿变。

帝曰：善。

帝曰：四时之序，逆从之变异也，然脾脉独何主？

岐伯曰：脾脉者土也，孤脏以灌四傍者也。

帝曰：然则脾善恶可得见之乎？

岐伯曰：善者不可得见，恶者可见。

帝曰：恶者何如可见？

岐伯曰：其来如水之流者，此谓太过，病在外；如鸟之喙者，此谓不及，病在中。

帝曰：夫子言脾为孤脏，中央土以灌四傍，其太过与不及，其病皆何如？

岐伯曰：太过则令人四肢不举；其不及，则令人九窍不通，名曰重强。

帝瞿然而起，再拜而稽首曰：善。吾得脉之大要，天下至数，《五色》《脉变》，《揆度》《奇恒》，道在于一，神转不回，回则不转，乃失其机，至数之要，迫近以微，著之玉版，藏之藏府，每旦读之，名曰《玉机》。

五脏受气于其所生，传之于其所胜，气舍于其所生，死于其所不胜。病之且死，必先传行，至其所不胜，病乃死，此言气之逆行也，故死。肝受气于心，传之于脾，气舍于肾，至肺而死。心受气于脾，传之于肺，气舍于肝，至肾而死。脾受气于肺，传之于肾，气舍于心，至肝而死。肺受气于肾，传之于肝，气舍于脾，至心而死。肾受气于肝，传之于心，气舍于肺，至脾而死。此皆逆死也。一日一夜五分之，此所以占死生之早暮也。

黄帝曰：五脏相通，移皆有次。五脏有病，则各传其所胜。不治，法三月若六月，若三日若六日，传五脏而当死，是顺传所胜之次。故曰：别于阳者，知病从来；别于阴者，知死生之期，言知至其所困而死。

是故风者百病之长也。今风寒客于人，使人毫毛毕直，皮肤闭而为热，当是之时，可汗而发也。或痹不仁肿痛，当是之时，可汤熨及火灸刺而去之。弗治，病入舍于肺，名曰肺痹，发咳上气。弗治，肺即传而行之肝，病名曰肝痹，一名曰厥，胁痛出食，当是之时，可按若刺耳。弗治，肝传之脾，病名曰脾风，发瘅，腹中热，烦心出黄，当此之时，可按可药可浴。弗治，脾传之肾，病名曰疝瘕，少腹冤热而痛，出白，一名曰蛊，当此之时，可按可药。弗治，肾传之心，病筋脉相引而急，病名曰瘈，当此之时，可灸可药。弗治，满十日，法当死。肾因传之心，心即复反传而行之肺，发寒热，法当三岁死，此病之次也。

然其卒发者，不必治于传，或其传化有不以次。不以次入者，忧恐悲喜怒，令不得以其次，故令人有大病矣。因而喜大虚则肾气乘矣，怒则肝气乘矣，悲则肺气乘矣，恐则脾气乘矣，忧则心气乘矣，此其道也。故病有五，五五二十五变，及其传化。传，乘之名也。

【译文】黄帝问道：春时的脉象如弦，那么怎样才算弦呢？

岐伯回答说：春脉主应肝脏，属东方之木。在这个季节里，万物开始生长，因此脉气来时，濡润柔弱轻虚而滑，端直而长，所以叫做弦，假如违反了这种现象，就是病脉。

黄帝问：怎样才称反呢？

岐伯说：其脉气来，应指实而有力，这叫做太过，主病在外；如脉来不实而微弱，这叫做不及，主病在里。

黄帝问：春脉太过与不及，都能发生怎样的病变？

岐伯说：太过会使人记忆力衰退，精神恍惚，头昏而两目视物旋转，而发生头部疾病；其不及会使人胸部作痛，牵连背部，往下则两侧胁肋部位胀满。

黄帝说：讲得对！

夏时的脉象如钩，怎样才算钩？

岐伯说：夏脉主应心脏，属南方之火，在这个季节里，万物生长茂盛，因此脉气来时充盛，去时轻微，犹如钩之形象，所以叫做钩脉，假如违反了这种现象，就是病脉。

黄帝说：怎样才称反呢？

岐伯说：其脉气来盛去亦盛，这叫做太过，主病在外；如脉气来时不盛，去时反充盛有余，这叫做不及，主病在里。

黄帝说：夏脉太过与不及，都会发生怎样的病变？

岐伯说：太过会使人身体发热，皮肤痛，热邪浸淫成疮；不及会使人心虚作烦，上部出现咳唾涎沫，下部出现矢气下泄。

黄帝说：讲得好！秋天的脉象如浮，怎样才算浮？

岐伯说：秋脉主应肺脏，属西方之金，在这个季节里，万物收成，因此脉气来时轻虚以浮，来急去散，所以叫做浮。假如违反了这种现象，就是病脉。

黄帝说：怎样才称反呢？

岐伯说：其脉气来浮软而中央坚，两旁虚，这叫做太过，主病在外；其脉气来浮软而微，这叫做不及，主病在里。

黄帝说：秋脉太过与不及，发生的病变怎样？

岐伯说：太过会使人气逆，背部作痛，愠愠然郁闷而不舒畅；其不及会使人呼吸短气，咳嗽气喘，气上逆而出血，喉间有喘息声音。

黄帝说：讲得对！冬时的脉象如营，怎样才算营？

岐伯说：冬脉主应肾脏，属北方之水，在这个季节里，万物闭藏，因此脉气来时沉而搏手，所以叫做营。假如违反了这种现象，就是病脉。

黄帝说：怎样才称反呢？

岐伯说：其脉来如弹石一般坚硬，这叫做太过，主病在外；如脉去虚数，这叫做不及，主病在里。

黄帝说：冬脉太过与不及，发生的病变怎样？

岐伯说：太过会使人精神不振，身体懈怠，脊骨疼痛，气短，懒于说话；不及则使人心如悬，如同腹中饥饿之状；季胁下空软部位清冷，脊骨作痛，少腹胀满，排尿变常。

黄帝说：讲得对！

黄帝说：春夏秋冬四时的脉象，有逆有从，其变化各异，但独未论及脾脉，究竟脾脉主何时令？

岐伯说：脾脉属土，位居中央为孤脏，以灌溉四旁。

黄帝说：脾脉的正常与异常可以得见吗？

岐伯说：正常的脾脉不可能见到，有病的脾脉是可以见到的。

黄帝说：有病的脾脉怎样？

岐伯说：其来如水之流散，这叫做太过，主病在外；其来坚锐如鸟之喙，这叫做不及，主病在中。

黄帝说：先生说脾为孤脏，位居中央属土，以灌溉四旁，它的太过和不及各发生些什么病变？

岐伯说：太过会使人四肢不能举动，不及则使人九窍不通，名叫重强。

黄帝惊异地站立起来，敬个礼说：很好！我懂得诊脉的要领了，这是天下极其重要的道理。《五色》《脉变》《揆度》《奇恒》等书，阐述的道理都是一致的，总的精神在于一个"神"字。神的功用运转不息，向前而不能回却，倘若回而不转，就失掉它的生机了。极其重要的道理，往往迹象不显而近于微妙，把它著录在玉版上面，藏于枢要内府，每早诵读，就把它叫做《玉机》吧。

五脏疾病的传变，是受病气于其所生之脏，传于其所胜之脏，病气留舍于生我之脏，死于我所不胜之脏。当病到将要死的时候，必先传行于相克之脏，病者乃死。这是病气的逆传，所以会死亡。例如，肝受病气于心脏，而又传行于脾脏，其病气留舍于肾脏，传到肺脏而死。心受病气于脾脏，传行于肺脏，病气留舍于肝脏，传到肾脏而死。脾受病气于肺脏，传行于肾脏，病气留舍于心脏，传到肝脏而死。肺受病气于肾脏，传行于肝脏，病气留舍于脾脏，传到心脏而死。肾受病气于肝脏，传行于内脏，病气留舍于肺脏，传到脾脏而死。凡此都是病气之逆传，所以死。以一日一夜划分为五个阶段，分属五脏，就可以推测死的早晚时间。

黄帝说：五脏相通，病气转移有序。假如五脏有病，则各传其所胜；若不能掌握治病的时机，那么三个月或六个月，或三天，或六天，传遍五脏就当死了，这是相克的顺传次序。所以说：能辨别三阳的，可以知道病从何经而来；能辨别三阴的，可以知道病的死生日期，这就是说，知道它至其所不胜而死。

风为六淫之首，所以说它是百病之长。风寒所侵之人，使人毫毛直竖，皮肤闭而发热，在这个时候，可用发汗的方法治疗；至风寒入于经络，发生麻痹不仁或肿痛等症状，此时可用汤熨（热敷）及火罐、艾灸、针刺等方法来祛散。如果不及时治疗，病气内传于肺，叫做肺痹，发生咳嗽上气的症状；不及时治疗，就会传行于肝，叫做肝痹，又叫做肝厥，发生胁痛、吐食的症状，在这个时候，可用按摩或者针刺等方法；如不及时治疗，就会传行于脾，叫做脾风，发生黄疸、腹中热、烦心、排尿黄色等症状，在这个时候，可用按摩、药物或热汤沐浴等方法；如再不治，就会传行于肾，叫做疝瘕，少腹烦热疼痛，排尿色白而混浊，又叫做蛊病，在这个时候，可用按摩，或用药物；如再不治，病即由肾传心，发生筋脉牵引拘挛，叫做瘛病，在这个时候，可用灸法，或用药物；如再不治，十日之后，当要死亡。倘若病邪由肾传心，心又复反传于肺脏，发为寒热，法当三日即死，这是疾病传行的一般次序。假如骤然暴发的病，就不必根据这个相传的次序而治。有些病不依这个次序传变的，如忧、恐、悲、喜、怒情志之病，病邪就不能依照这个次序相传，因而使人生大病了。如因喜极伤心，心虚则肾气相乘；

或因大怒，则肝气乘脾；或因悲伤，则肺气乘肝；或因惊恐，则肾气内虚，脾气乘肾；或因大忧，则肺气内虚，心气乘肺。这是五志激动，使病邪不依次序转变的道理。所以病虽有五，及其传化，就有五五二十五变。所谓传化，就是相乘的名称。

【原文】大骨枯槁，大肉陷下，胸中气满，喘息不便，其气动形，期六月死；真脏脉见，乃予之期日。大骨枯槁，大肉陷下，胸中气满，喘息不便，内痛引肩项，期一月死；真脏见，乃予之期日。大骨枯槁，大肉陷下，胸中气满，喘息不便，内痛引肩项，身热脱肉破䐃；真脏见，十月之内死。大骨枯槁、大肉陷下，肩髓内消，动作益衰；真脏来见，期一岁死；见其真脏，乃予之期日。大骨枯槁，大肉陷下，胸中气满，腹内痛，心中不便，肩项身热，破䐃脱肉，目眶陷；真脏见，目不见人，立死；其见人者，至其所不胜之时则死。

急虚身中卒至，五脏绝闭，脉道不通，气不往来，譬于堕溺，不可为期。其脉绝不来，若人一息五六至，其形肉不脱，真脏虽不见，犹死也。

真肝脉至，中外急，如循刀刃责责然，如按琴瑟弦，色青白不泽，毛折，乃死。真心脉至，坚而搏，如循薏苡子累累然，色赤黑不泽，毛折，乃死。真肺脉至，大而虚，如以毛羽中人肤，色白赤不泽，毛折，乃死。真肾脉至，搏而绝，如指弹石辟辟然，色黑黄不泽，毛折，乃死。真脾脉至，弱而乍数乍疏，色黄青不泽，毛折，乃死。诸真脏脉见者，皆死不治也。

黄帝曰：见真脏曰死，何也？

岐伯曰：五脏者皆禀气于胃，胃者五脏之本也；脏气者，不能自致于手太阴，必因于胃气，乃至于手太阴也。故五脏各以其时，自为而至于手太阴也。故邪气胜者，精气衰也。故病甚者，胃气不能与之俱至于手太阴，故真脏之气独见。独见者病胜脏也，故曰死。

帝曰：善。

黄帝曰：凡治病，察其形气色泽，脉之盛衰，病之新故，乃治之无后其时。形气相得，谓之可治；色泽以浮，谓之易已；脉从四时，谓之可治；脉弱以滑，是有胃气，命曰易治，取之以时。形气相失，谓之难治；色夭不泽，谓之难已；脉实以坚，谓之益甚；脉逆四时，为不可治。必察四难，而明告之。

所谓逆四时者，春得肺脉，夏得肾脉，秋得心脉，冬得脾脉，其至皆悬绝沉涩者，命曰逆四时。未有脏形，于春夏而脉沉涩，秋冬而脉浮大，名曰逆四时也。

病热脉静，泄而脉大，脱血而脉实，病在中脉实坚，病在外脉不实坚者，皆难治。

黄帝曰：余闻虚实以决死生，愿闻其情。

岐伯曰：五实死，五虚死。

帝曰：愿闻五实五虚。

岐伯曰：脉盛、皮热、腹胀、前后不通、闷瞀，此谓五实。脉细、皮寒、气少、泄利前后，饮食不入，此谓五虚。

帝曰：其时有生者何也？

岐伯曰：浆粥入胃，泄注止，则虚者活；身汗得后利，则实者活。此其候也。

【译文】 大骨枯萎了，大肉消陷了，胸中气满，呼吸困难，憋得肩膺动摇，像这样，大约六个月就会死亡。见了真脏脉，就可以预知死日，大骨枯萎了，大肉消陷了，胸中气满，呼吸困难，胸中疼痛，牵动肩项，像这样，大约一个月就要死亡；见了真脏脉，就可以预知死日。大骨枯萎了，大肉消陷了，胸中气满，呼吸困难，胸中疼痛，牵引肩项，全身发热，脱胭肉破，真脏脉现，大约十个月之内就会死亡。大骨枯萎了，大肉消陷了，两肩下垂，骨髓内消，动作衰颓，真脏脉未出现，大约一年就会死亡；若见到真脏脉，就可以预知死日。大骨枯萎了，大肉消陷了，胸中气满，腹中痛，心中气郁不舒，肩项身上俱热，破胭脱肉，目眶下陷，真脏脉出现，精脱目不见人，就会很快死亡；如尚能见人，是精未全脱，到了它丧失抵抗力的日子，也要死亡的。如果正气暴虚，外邪陡然侵入，仓促获病，五脏气机闭塞，周身脉道不通，气不往来，譬如从高堕下，或落水淹溺一样，猝然的病变，就无法预测死期了。其脉息绝而不至，或跳动异常疾数，一呼脉来五六次，虽然形肉不脱，真脏不见，仍然要死亡的。

肝脏之真脏脉至，中外劲急，如按在刀口上一样的锋利，或如按在琴弦上一样硬直，面部显青白颜色而不润泽，毫毛枯焦，就要死亡。心脏的真脏脉至，坚硬而搏手，如薏苡子那样短而圆实，面部显赤黑颜色而不润泽，毫毛枯焦乃死。肺脏的真脏脉至，大而空虚，好像毛羽着人皮肤一般地轻虚，面部显白赤颜色而不润泽，毫毛枯焦，就要死亡。肾脏的真脏脉至，搏手若转索欲断，或如以指弹石一样坚实，面部显黑黄颜色而不润泽，毫毛枯焦，就要死亡。脾脏的真脏脉至，软弱无力，快慢不匀，面部显黄青颜色而不润泽，毫毛枯焦，就要死亡。凡是见到五脏真脏脉，皆为不治的死征。

黄帝说：见到真脏脉象，就要死亡，这是什么道理？

岐伯说：五脏的营养，都赖于胃府水谷之精微，因此胃是五脏的根本。故五脏之脉气，不能自行到达于手太阴寸口，必须凭借胃气的输布，才能达于手太阴。所以五脏之气能够在其所主之时，出现于手太阴寸口，就是有了胃气。如果邪气胜，必定使精气衰。所以病气严重时，胃气就不能与五脏之气一齐到达手太阴，而为某一脏真脏脉象单独出现，真脏独见，是邪气胜而脏气伤，所以说是要死亡的。

黄帝说：讲得对！

黄帝说：大凡治病，必先诊察形体盛衰，气之强弱，色之润枯，脉之虚实，病之新久，然后及时治疗，不能错过时机。患者形气相称，是可治之症；面色光润鲜明，病亦易愈；脉搏与四时相适应，亦为可治；脉来弱而流利，是有胃气的现象，病亦易治，必须抓紧时间，进行治疗。形气不相称，此谓难治；面色枯槁，没有光泽，病亦难愈；脉实而坚，病必加重；脉与四时相逆，为不可治。必须审察这四种难治之症，清楚地告诉患者。

所谓脉与四时相逆，是春见到肺脉，夏见到肾脉，秋见到心脉，冬见到脾脉，其脉皆悬绝无根，或沉涩不起，这就叫做逆四时。如五脏脉气不能随着时令表现于外，在春夏的时令，反见沉涩的脉象，秋冬的时令，反见浮大的脉象，这也叫做逆四时。

热病脉宜洪大而反静；泄泻脉应小而反大；脱血脉应虚而反实；病在中而脉不实坚；病在外而脉反实坚。这些都是症脉相反，皆为难治。

黄帝说：我听说根据虚实的病情可以预决死生，希望告诉我其中道理！

岐伯说：五实死，五虚亦死。

黄帝说：请问什么叫做五实、五虚？

岐伯说：脉盛是心受邪盛，皮热是肺受邪盛，腹胀是脾受邪盛，二便不通是肾受邪盛，闷瞀是肝受邪盛，这叫做五实。脉细是心气不足，皮寒是肺气不足，气少是肝气不足，泻痢前后是肾气不足，饮食不入是脾气不足，这叫做五虚。

黄帝说：五实、五虚，有时亦有痊愈的，又是什么道理？

岐伯说：能够吃些粥浆，慢慢地胃气恢复，大便泄泻停止，则虚者也可以痊愈。如若原来身热无汗的，而现在得汗，原来二便不通的，而现在大小便通利了，则实者也可以痊愈。这就是根据虚实而决死生的道理。

三部九候论篇第二十

【原文】黄帝问曰：余闻九针于夫子，众多博大，不可胜数。余愿闻要道，以属子孙，传之后世，著之骨髓，藏之肝肺，歃血而受，不敢妄泄，令合天道，必有终始，上应天光星辰历纪，下副四时五行。贵贱更立，冬阴夏阳，以人应之奈何？愿闻其方。

岐伯对曰：妙乎哉问也！此天地之至数。

帝曰：愿闻天地之至数，合于人形血气，通决死生，为之奈何？

岐伯曰：天地之至数，始至一，终于九焉。一者天，二者地，三者人。因而三之，三三者九，以应九野。故人有三部，部有三候，以决死生，以处百病，以调虚实，而除邪疾。

帝曰：何谓三部？

岐伯曰：有下部，有中部，有上部。部各有三候，三候者，有天有地有人也。必指而导之，乃以为真。上部天，两额之动脉；上部地，两颊之动脉；上部人，耳前之动脉。中部天，手太阴也；中部地，手阳明也；中部人，手少阴也。下部天，足厥阴也；下部地，足少阴也；下部人，足太阴也。故下部之天以候肝，地以候肾，人以候脾胃之气。

帝曰：中部之候奈何？

岐伯曰：亦有天，亦有地，亦有人。天以候肺，地以候胸中之气，人以候心。

帝曰：上部以何候之？

岐伯曰：亦有天，亦有地，亦有人。天以候头角之气，地以候口齿之气，人以候耳目之气。三部者，各有天，各有地，各有人。三而成天，三而成地，三而成人。三而三之，合则为九。九分为九野，九野为九脏。故神脏五，形脏四，合为九脏。五脏已败，其色必夭，夭必死矣。

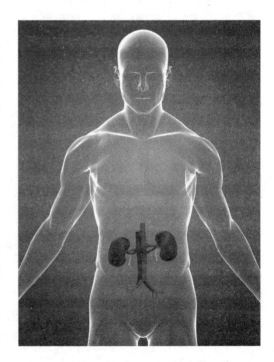

帝曰：以候奈何？

岐伯曰：必先度其形之肥瘦，以调其气之虚实，实则泻之，虚则补之。必先去其血脉而后调之，无问其病，以平为期。

帝曰：决死生奈何？岐伯曰：形盛脉细，少气不足以息者危。形瘦脉大，胸中多气者死。形气相得者生；参伍不调者病；三部九候皆相失者死；上下左右之脉相应如参舂者病甚；上下左右相失不可数者死；中部之候虽独调，与众脏相失者死；中部之候相减者死；目内陷者死。

【译文】 黄帝问道：我听先生讲了九针的道理后，觉得多而广博，难以尽述。我希望再听些其中的主要道理，以便嘱咐子孙，流传后世。我一定把那些话铭刻在心，藏于肺腑，并严守誓言，不敢妄泄。如何使这些道理符合于天体运行的规律，有始有终，上应于日月星辰周历天度之标志，下符合四时五行阴阳盛衰的变化，人怎样才能和这些自然规律相适应呢？希望你讲讲有什么办法。

岐伯回答说：你问得好极了！这是天地间的至理。

黄帝说：我愿听你说说这天地间的至理，怎样使它合于人的形体，以通利血气，并决断死生。

岐伯说：天地的至数，开始于一，终止于九。一奇数为阳，代表天，二偶数为阴，代表地，人生天地之间，故以三代表人；天地人合而为三，三三为九，以应九野之数。所以人有三部，每部各有三候，可以用它来决断死生，处理百病，从而调和虚实，祛除疾病。

黄帝说：什么叫做三部呢？

岐伯说：有下部，有中部，有上部。每部各有三候，所谓三候，是以天、地、人来代表的。必须有老师的当面指导，方能懂得部候准确之处。上部天，即两额太阳穴处动脉；上部地，即两颊大迎穴处动脉；上部人，即耳前耳门穴处动脉；中部天，即两手太阴气口、经渠穴处动脉；中部地，即两手阳明经合谷处动脉；中部人，即两手少阴经神门处动脉；下部天，即足厥阴经五里穴或太冲穴处动脉；下部地，即足少阴经太溪穴处动脉；下部人，即足太阴经箕门穴处动脉。故而下部之可以天候肝脏之病变，下部之地可以候肾脏之病变，下部之人可以候脾胃之病变。

黄帝说：中部之候是怎样的呢？

岐伯说：中部也有天、地、人三候。中部之天可以候肺脏之病变，中部之地可以候胸中之病变，中部之人可以候心脏之病变。

黄帝说：上部之候又怎样？

岐伯说：上部也有天、地、人三候。上部之天可以候头角之病变，上部之地可以候口齿之病变，上部之人可以候耳目之病变。三部之中，各有天，各有地，各有人。三候为天，三候为地，三候为人，三三相乘，合为九候。脉之九候，以应地之九野，地之九野，以应人之九脏。所以人有肝、肺、心、脾、肾五神脏和膀胱、胃、大肠、小肠四形脏，合为九脏。若五脏已败，必见神色枯槁，枯槁者是病情危重，乃至死亡的征象。

黄帝说：诊察的方法是怎样的呢？

岐伯说：必先度量患者的身形肥瘦，了解它的正气虚实，实证用泻法，虚证用补法。但必先去除血脉中的凝滞，而后调补气血的不足，不论治疗什么病，都是以达到气血平调为准则的。

黄帝说：怎样决断死生？

岐伯说：形体盛、脉反细、气短、呼吸困难、危险；如形体瘦弱、脉反大、胸中喘满而多气的是死亡之症。一般而论：形体与脉一致的主生；若脉来三五不调者主病；三部九候之脉与疾病完全不相适应的，主死；上下左右之脉，相应鼓指如春杵捣谷，参差不齐，病必严重；若见上下左右之脉相差甚大，而又息数错乱不可计数的，是死亡的征候；中部之脉虽然独自调匀，而与其他众脏不相协调的，也是死候；中部之脉衰减，与其他各部不相协调的，也是死候；目内陷的为正气衰竭现象，也是死候。

【原文】帝曰：何以知病之所在？

岐伯曰：察九候独小者病，独大者病，独疾者病，独迟者病，独热者病，独寒者病，独陷下者病。以左手足上，上去踝五寸按之，庶右手足当踝而弹之，其应过五寸以上，蠕蠕然者不病；其应疾，中手浑浑然者病；中手徐徐然者病；其应上不能至五寸，弹之不应者死。是以脱肉身不去者死。中部乍疏乍数者死。其脉代而钩者，病在络脉。九候之相应也，上下若一，不得相失。一候后则病，二候后则病甚，三候后则病危。所谓后者，应不俱也。察其腑脏，以知死生之期。必先知经脉，然后知病脉，真脏脉见者胜死。足太阳气绝者，其足不可屈伸，死必戴眼。

帝曰：冬阴夏阳奈何？

岐伯曰：九候之脉，皆沉细悬绝者为阴，主冬，故以夜半死。盛躁喘数者为阳，主夏，故以日中死。是故寒热病者，以平旦死。热中及热病者，以日中死。病风者，以日夕死。病水者，以夜半死。其脉乍疏乍数、乍迟乍疾者，日乘四季死。形肉已脱，九候虽调，犹死。七诊虽见，九候皆从者不死，所言不死者，风气之病及经月之病，似七诊之病而非也，故言不死。若有七诊之病，其脉候亦败者死矣，必发哕噫。必审问其所始病，与今之所方病，而后各切循其脉，视其经络浮沉，以上下逆从循之。其脉疾者不病；其脉迟者病；脉不往来者死，皮肤著者死。

帝曰：其可治者奈何？

岐伯曰：经病者治其经；孙络病者治其孙络血；血病身有痛者治其经络。其病者在奇邪，奇邪之脉则缪刺之。留瘦不移，节而刺之。上实下虚，切而从之，索其结络脉，刺出其血，以见通之。瞳子高者太阳不足。戴眼者太阳已绝。此决死生之要，不可不察也。手指及手外踝上五指留针。

【译文】黄帝说：怎样才能知道病的部位呢？

岐伯说：从诊察九候脉的异常变化，就能知病变部位。九候之中，有一部独小，或独大，或独疾，或独迟，或独热，或独寒，或独陷下（沉伏），均是有病的现象。

以左手加于患者的左足上，距离内踝五寸处按着，以右手指在患者足内踝上弹之，医者之左手即有振动的感觉，如其振动的范围超过五寸，蠕蠕而动，为正常现象；如其振动急剧而大，应手快速而混乱不清的，为病态；若振动微弱，应手迟缓，应为病态；如若振动不能上及五寸，用较大的力量弹之，仍没有反应，是为死候。身体极度消瘦，体弱不能行动，是死亡之征。中部之脉或快或慢，无规律，为气脉败乱之兆，亦为死征。如脉代而钩，为病在络脉。九候之脉，应相互适应，上下如一，不应该有参差。如九候之中有一候不一致，就是病态；二候不一致，则病重；三候不一致，则病必危险。所谓不一致，就是九候之间，脉动的不相适应。诊察病邪所在之脏腑，以知死生的时间。临症诊察，必先知道正常之脉，然后才能知道有病之脉，若见到真脉脉象，病脉脉相太凸显，便要死亡。足太阳经脉气绝，则两足不能屈伸，死亡之时，必目睛上视。

黄帝说：冬为阴，夏为阳，脉象与之怎样相应呢？

岐伯说：九候的脉象，都是沉细悬绝的，为阴，冬令死于阴气极盛之夜半；如脉盛大躁动喘而疾数的，为阳，主夏令，所以死于阳气旺盛之日中；寒热交作的病，死于阴阳交会的平旦之时；热中及热病，死于日中阳极之时；病风死于傍晚阳衰之时；病水死于夜半阴极之时。其脉象忽疏忽数，忽迟忽急，乃脾气内绝，死于辰戌丑未之时，也就是平旦、日中、日夕、夜半、日乘四季的时候；若形坏肉脱，虽九候协调，犹是死亡的征象；假使七诊之脉虽然出现，而九候都顺于四时的，就不一定是死候。所说不死的病，指新感风病，或月经之病，虽见类似七诊之病脉，而实不相同，所以说不是死候。若七诊出现，其脉候有败坏现象的，这是死征，死的时候，必发呃逆等症候。所以治病之时，必须详细询问起病的情形和现在的症状，然后按各部分，切其脉搏，以观察其经络的浮沉，以及上下逆顺。如其脉来流利的，不病；脉来迟缓的，是病；脉不往来的，是死候；久病肉脱，皮肤干枯着于筋骨的，亦是死候。

黄帝说：那些可治的病，应怎样治疗呢？

岐伯说：病在经的，刺其经；病在孙络的，刺其孙络使之出血；属血病而有身痛症状的，就刺其经与络。如果病邪留在大络，则用右病刺左、左病刺右的缪刺法治之。如果邪气久留不移，当于四肢八溪之间、骨节交会之处刺之。上实下虚，当切按其脉，而探索其脉络郁结的所在，刺出其血，以通其气。眼睛上视的，是太阳经气不足。目上视而不转睛的，是太阳经气已绝。这是判断死生的要诀，不可不仔细体察，可刺手指及外踝上小指侧，刺后留针。

素问译注卷七

经脉别论篇第二十一

【原文】黄帝问曰：人之居处动静勇怯，脉亦为之变乎？

岐白对曰：凡人之惊恐恚劳动静，皆为变也。是以夜行则喘出于肾，淫气病肺。有所堕恐，喘出于肝，淫气害脾。有所惊恐，喘出于肺，淫气伤心。度水跌仆，喘出于肾与骨。当是之时，勇者气行则已，怯者则着而为疾也。故曰：诊病之道，观人勇怯骨肉皮肤，能知其情，以为诊法也。

故饮食饱甚，汗出于胃；惊而夺精，汗出于心；持重远行，汗出于肾；疾走恐惧，汗出于肝；摇体劳苦，汗出于脾。故春秋冬夏，四时阴阳，生病起于过用，此为常也。

【译文】黄帝问道：人们的居住环境不同，劳累程度不同，情志也有所不同，其经脉血气也要随着发生变化吗？

岐伯回答说：人在惊恐、恼怒、劳累、活动或安静的情况下，经脉血气都要受到影响而发生变化。所以夜间远行劳累，就会扰动肾气，使肾气不能闭藏而外泄，则气喘出于肾脏，其偏胜之气，就会侵犯肺脏。若因坠堕而受到恐吓，就会扰动肝气，而喘出于肝，其偏胜之气就会侵犯脾脏。或有所惊恐，惊则神越气乱，扰动肺气，喘出于肺，其偏胜之气就会侵犯心脏。渡水而跌仆，跌仆伤骨，肾主骨，水湿之气通于肾，致肾气和骨气受到扰动，气喘出于肾和骨。在这种情况下，身体强盛的人，气血畅行，不会出现什么病变；怯弱的人，气血留滞，就会发生病变。所以说：诊察疾病，观察患者的勇怯及骨骼、肌肉、皮肤的变化，便能了解病情，并以此作为诊病的方法。

在饮食过饱的时候，则食气蒸发而汗出于胃。惊则神气浮越，则心气受伤而汗出于心。负重而远行的时候，则骨劳气越，肾气受伤而汗出于肾。疾走而恐惧的时候，由于疾走伤筋，恐惧伤魂，则肝气受伤而汗出于肝。劳力过度的时候，由于脾主肌肉四肢，则脾气受伤而汗出于脾。春、夏、秋、冬四季阴阳的变化都有其常度，人在这些变化中所以发生疾病，就是因为对身体的劳用过度所致的，这是通常的道理。

【原文】 食气入胃，散精于肝，淫气于筋。食气入胃，浊气归心，淫精于脉；脉气流经，经气归于肺；肺朝百脉，输精于皮毛；毛脉合精，行气于府；府精神明，留于四脏，气归于权衡；权衡以平，气口成寸，以决死生。

饮入于胃，游溢精气，上输于脾；脾气散精，上归于肺；通调水道，下输膀胱；水精四布，五经并行，合于四时五脏阴阳，揆度以为常也。太阳脏独至，厥喘虚气逆，是阴不足阳有余也，表里当俱泻，取之下俞。阳明脏独至，是阳气重并也，当泻阳补阴，取之下俞。少阳脏独至，是厥气也，蹻前卒大，取之下俞。少阳独至者，一阳之过也。太阴脏搏者，用心省真，五脉气少，胃气不平，三阴也，宜治其下俞，补阳泻阴。一阳独啸，少阳厥也，阳并于上，四脉争张，气归于肾，宜治其经络，泻阳补阴。一阴至，厥阴之治也，真虚痛心，厥气留薄，发为白汗，调食和药，治在下俞。

帝曰：太阳脏何象？

岐伯曰：象三阳而浮也。

帝曰：少阳脏何象？

岐伯曰：象一阳也，一阳脏者。滑而不实也。

帝曰：阳明脏何象？

岐伯曰：象大浮也。太阴脏搏，言伏鼓也。二阴搏至，肾沉不浮也。

【译文】 五谷入胃，其所化生的一部分精微之气输散到肝脏，再由肝将此精微之气滋养于筋。五谷入胃，其所化生的精微之气，注入于心，再由心将此精气滋养于血脉。血气流行在经脉之中，到达于肺，肺又将血气输送到全身百脉中去，最后把精气输送到皮毛。皮毛和经脉的精气汇合，又还流归入于脉，脉中精微之气，通过不断变化，周流于四脏。这些正常的生理活动，都要取决于气血阴阳的平衡。气血阴阳平衡，则表现在气口的脉搏变化上，气口的脉搏，可以判断疾病的死生。水液入胃以后，游溢布散其精气，上行输送于脾，经脾对精微的布散转输，上归于肺，肺主清肃而司治节，肺气运行，通调水道，下输于膀胱。如此则水精四布，外而布散于皮毛，内而灌输于五脏之经脉，并能合于四时寒暑的

71

变易和五脏阴阳的变化。作出适当的调节，这就是经脉的正常现象。

太阳经脉偏盛，则发生虚气上逆、喘息、厥逆等症状，这是阴不足而阳有余的缘故，表里两经都应当用泻法：取足太阳经的束骨穴和足少阴经的太溪穴。阳明经脉偏盛，是太阳、少阳之气重并于阳明，当用泻阳补阴的治疗方法，当泻足阳明经的陷谷穴，补太阴经的太白穴。少阳经脉偏盛，是厥气上逆，所以阳蹻脉前的少阳脉猝然盛大，当取足少阳经的临泣穴。少阳经脉偏盛而独至，就是少阳太过。太阴经脉鼓搏有力，应当细心的省察是否真脏脉至，若五脏之脉均气少，胃气又不平和，这是足太阴脾太过的缘故，应当用补阳泻阴的治疗方法，补足阳明之陷谷穴，泻足太阴之太白穴。二阴经脉独盛，是少阴厥气上逆，而阳气并越于上，心、肝、脾、肺四脏受其影响，四脏之脉争张于外，病的根源在于肾，应治其表里的经络，泻足太阳经的经穴昆仑、络穴飞扬，补足少阴的经穴复溜，络穴大钟。一阴经脉偏盛，是厥阴所主，出现真气虚弱，心中疼痛不适的症状，厥气留于经脉与正气相搏而发为白汗，应该注意饮食调养和药物的治疗，如用针刺，当取厥阴经下部的太冲穴，以泻其邪。

黄帝说：太阳经脉的脉象是怎样的呢？

岐伯说：其脉象似三阳之气浮盛于外，所以脉浮。

黄帝说：少阳经脉的脉象是怎样的呢？

岐伯说：其脉象似一阳之气初生，滑而不实。

黄帝说：阳明经脉的脉象又是怎样的？

岐伯说：脉象大而浮。太阴经脉搏动，其脉象沉伏而指下仍搏击有力；少阴经脉搏动，是肾脉沉而不浮的现象。

脏气法时论篇第二十二

【原文】黄帝问曰：合人形以法四时五行而治，何如而从？何如而逆？得失之意，愿闻其事。

岐伯对曰：五行者，金木水火土也，更贵更贱，以知死生，以决成败，而定五脏之气，间甚之时，死生之期也。

帝曰：愿卒闻之。

岐伯曰：肝主春，足厥阴少阳主治，其日甲乙，肝苦急，急食甘以缓之。心主夏，手少阴太阳主治，其日丙丁；心苦缓，急食酸以收之。脾主长夏，足太阴阳明主治，其日戊己；脾苦湿，急食苦以燥之。肺主秋，手太阴阳明主治，其日庚辛；肺苦气上逆，急食苦以泄之。肾主冬，足少阴太阳主治，其日壬癸，肾苦燥，急食辛以润之，开腠理，致津液，通气也。

病在肝，愈于夏；夏不愈，甚于秋；秋不死，持于冬，起于春，禁当风。肝病者，愈在丙丁；丙丁不愈，加于庚辛；庚辛不死，持于壬癸，起于甲乙。肝病者，平旦慧，下晡甚，夜半静。肝欲散，急食辛以散之，用辛补之，酸泻之。

病在心，愈在长夏；长夏不愈，甚于冬；冬不死，持于春，起于夏，禁温食热衣。心病者，愈在戊己；戊己不愈，加于壬癸；壬癸不死，持于甲乙，起于丙丁。心病者，日中慧，夜半甚，平旦静。心欲耎，急食咸以耎之，用咸补之，甘泻之。

病在脾，愈于秋；秋不愈，甚于春；春不死，持于夏，起于长夏，禁温食饱食湿地濡衣。脾病者，愈在庚辛；庚辛不愈，加于甲乙；甲乙不死，持于丙丁，起于戊己。脾病者，日昳慧，日出甚，下晡静。脾欲缓，急食甘以缓之，用苦泻之，甘补之。

病在肺，愈在冬；冬不愈，甚于夏；夏不死，持于长夏，起于秋，禁寒饮食寒衣。肺病者，愈在壬癸；壬癸不愈，加于丙丁；丙丁不死，持于戊己，起于庚辛。肺病者，下晡慧，日中甚，夜半静。肺欲收，急食酸以收之，用酸补之，辛泻之。

病在肾，愈在春；春不愈，甚于长夏；长夏不死，持于秋，起于冬，禁犯焠㶸热食温炙衣。肾病者，愈在甲乙；甲乙不愈，甚于戊己；戊己不死，持于庚辛，起于壬癸。肾病者，夜半慧，四季甚，下晡静。肾欲坚，急食苦以坚之，用苦补之，咸泻之。

【译文】黄帝问道：结合人体五脏之气的具体情况，仿效四时五行主治疾病怎样是顺的？怎样是逆的呢？我想知道治法中的从逆和得失的道理。

岐伯回答说：五行就是金、木、水、火、土，配合时令气候，有衰旺胜克的变化，从这些变化中可以测知疾病的死生，分析医疗的成败，并能确定五脏之气的盛衰、疾病轻重的时间，以及死生的日期。

黄帝说：我希望听你详尽地说一说。

岐伯说：肝属木，旺于春，肝与胆为表里，春天是足厥阴肝和足少阳胆主治的时间，甲乙属 木，

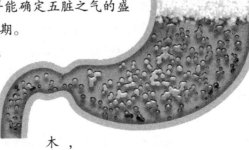

足少阳胆主甲木，足厥阴肝主乙木，所以肝胆旺日为甲乙；肝在志为怒，怒则气急，甘味能缓急，故宜急食甘以缓之。心属火，旺于夏，心与小肠为表里，夏天是手少阴心和手太阳小肠主治的时间；丙丁属火，手少阴心主丁火，手太阳小肠主丙火，所以心与小肠的旺日为丙丁；心在志为喜，喜则气缓，心气过缓则心气虚而散，酸味能收敛，故宜急食酸以收之。脾属土，旺于长夏（六月），脾与胃为表里，长夏是足太阴脾和足阳明胃主治的时间；戊己属土，足太阴脾主己土，足阳明胃主戊土，所以脾与胃的旺日为戊己；脾性恶湿，湿盛则伤脾，苦味能燥湿，故宜急食苦以燥之。肺属金，旺于秋，肺与大肠为表里，秋天是手太阴肺和手阳明大肠主治的时间；庚辛属金，手太阴肺主辛金，手阳明大肠主庚金，所以肺与大肠的旺日为庚辛；肺主气，其性清肃，若气上逆则肺病，苦味能泄，故宜急食苦以泄之。肾属水，旺于冬，肾与膀胱为表里，冬天是足少阴肾与足太阳膀胱主治的时间；壬癸属水，足少阴肾主癸水，足太阳膀胱主壬水，所以肾与膀胱的旺日为壬癸；肾为水脏，喜润而恶燥，故宜急食辛以润之。如此可以开发腠理，运行津液，而通气道。

肝脏有病，到夏天就能痊愈。若夏天不愈，到秋天病情就要加重；如秋天不死，至冬天病情就会维持稳定不变的状态，到来年春天，病即好转。因风气通于肝，故肝病最忌受风。有肝病的人，在丙丁日就会见好；如果丙丁日不愈，到庚辛日病就加重；如果庚辛日不死，到壬癸日病情就会维持稳定不变的状态，到了甲乙日病即好转。患肝病的人，在早晨的时候精神清爽，傍晚的时候病就加重，到半夜时便安静下来。肝木性喜条达而恶抑郁，故肝病急用辛味以散之，若需要补，以辛味补之；若需要泻，以酸味泻之。

心脏有病，到了长夏季节就能痊愈；若长夏不愈，到了冬天病情就会加重；如果在冬天不死，到了明年的春天病情就会维持稳定不变的状态，到了夏天病即好转。心有病的人应禁忌温热食物，衣服也不能穿得太暖。有心病的人，在戊己日就会见好；如果戊己日不愈，到壬癸日病就加重；如果在壬癸日不死，到甲乙日病情就会维持稳定不变的状态，到丙丁日病即好转。心脏有病的人，在中午的时候神情爽慧，半夜时病就加重，早晨时便安静了。心病欲柔软，宜急食咸味以软之，需要补则以咸味补之，以甘味泻之。

脾脏有病，到了秋天就能痊愈；若到秋天好不了，到春天病就会加重；如果在春天不死，到夏天病情就会维持稳定不变的状态，到长夏时病即好转。脾病应忌吃温热性食物及饮食过饱、居湿地、穿湿衣等。脾有病的人，在庚辛日就会见好；如果在庚辛日不愈，到甲乙日就要加重；如果在甲乙日不死，到丙丁日病情就会维持稳定不变的状态，到了戊己日病即好转。脾有病的人，在午后的时间精神清爽，日出时病就加重，傍晚时便安静了。脾脏病需要缓和，甘能缓中，故宜急食甘味以缓之，需要泻则用苦味药泻脾，以甘味补脾。

肺脏有病，到了冬天就会痊愈；假如冬天不愈，到夏天病就加重；如果在夏天不死，至长夏时病情就会维持稳定不变的状态，到了秋天病即好转。肺有病应禁忌寒冷饮食及穿得太单薄。肺有病的人，在壬癸日就会见好；如果在壬癸日不愈，到丙丁日病就会加重；如果在丙丁日不死，到戊己日病情就会维持稳定不变的状态，到了庚辛日，病即好转。肺有病的人，傍晚的时候精神爽慧，到中午时病就加重，到半夜时便安静了。肺气欲收敛，宜急食酸味以收敛，需要补的，用酸味补肺，需要泻的，用辛味泻肺。

肾脏有病，到了春天就会痊愈；若至春天不愈，到长夏时病就加重；如果在长夏不死，到秋天病情就会维持稳定不变的状态，到冬天病即好转。肾病禁食炙过热的食物和穿经火烘烤过的衣服。肾有病的人，在甲乙日会见好；如果在甲乙日不愈，到戊己日病就会加重；如果在戊己日不死，到庚辛日病情就会维持稳定不变的状态，到壬癸日病即好转。肾有病的人，在半夜的时候精神爽慧，在一日当中辰、戌、丑、未四个时辰病情加重，在傍晚时便安静了。肾主闭藏，其气欲坚，需要补的，宜急食苦味以坚之，用苦味补之，需要泻的，用咸味泻之。

【原文】夫邪气之客于身也，以胜相加，至其所生而愈，至其所不胜而甚，至于所生而持，自得其位而起。必先定五脏之脉，乃可言间甚之时，死生之期也。

肝病者，两胁下痛引少腹，令人善怒；虚则目䀮䀮无所见，耳无所闻，善恐，如人将捕之。取其经，厥阴与少阳。气逆，则头痛耳聋不聪颊肿，取血者。

心病者，胸中痛，胁支满，胁下痛，膺背肩胛间痛，两臂内痛；虚则胸腹大，胁下与腰相引而痛。取其经，少阴太阳，舌下血者。其变病，刺郄中血者。

脾病者，身重善肌，肉痿，足不收行，善瘈，脚下痛；虚则腹满肠鸣，飧泄食不化。取其经，太阴阳明少阴血者。

肺病者，喘咳逆气，肩背痛，汗出，尻阴股膝髀足皆痛；虚则少气不能报息，耳聋嗌干。取其经，太阴足太阳之外厥阴内血者。

肾病者，腹大胫肿，喘咳身重，寝汗出，憎风；虚则胸中痛，大腹小腹痛，清厥意不乐。取其经，少阴太阳血者。

肝色青，宜食甘，粳米牛肉枣葵皆甘。心色赤，宜食酸，小豆犬肉李韭皆酸。肺色白，宜食苦，麦羊肉杏薤皆苦。脾色黄，宜食咸，大豆豕肉栗藿皆咸。

肾色黑，宜食辛，黄黍鸡肉桃葱皆辛。辛散，酸收，甘缓，苦坚，咸软。

毒药攻邪，五谷为养，五果为助，五畜为益，五菜为充。气味合而服之，以补精益气。此五者，有辛酸甘苦咸，各有所利，或散或收，或缓或急，或坚或耎，四时五脏，病随五味所宜也。

【译文】凡是邪气侵袭人体，都是以胜相加，病至其所生之时而愈，至其所不胜之时而甚，至其所生之时而病情稳定不变，至其自旺之时病情好转。但必须先明确五脏之平脉，然后始能推测疾病的轻重时间及死生的日期。

肝脏有病，则两胁下疼痛牵引少腹，使人多怒，这是肝气实的症状；如果肝气虚，则两目昏花而视物不明，两耳也听不见声音，多恐惧，好像有人要追捕一样。治疗时，取用厥阴肝经和少阳胆经的经穴。如肝气上逆，则头痛、耳聋而听觉失灵、颊肿，应取厥阴、少阳经脉，刺出其血。

心脏有病，则出现胸中痛，胁部支撑胀满，胁下痛，胸膺部、背部及肩胛间疼痛，两臂内侧疼痛，这是心实的症状。心虚，则胸腹部胀大，胁下和腰部牵引作痛。治疗时，取少阴心经和太阳小肠经的经穴，并刺舌下之脉以出其血。如病情有变化，与初起不同，刺委中穴出血。

脾脏有病，则出现身体沉重，易饥，肌肉痿软无力，两足弛缓不收，行走时容易抽搐，脚下疼痛，这是脾实的症状；脾虚则腹部胀满，肠鸣，泄下而食物不化。治疗时，取太阴脾经、阳明胃经和少阴肾经的经穴，刺出其血。

肺脏有病，则喘咳气逆，肩背部疼痛，出汗，尻、阴、股、膝、髀骨、肠、足等部皆疼痛，这是肺实的症状；如果肺虚，则少气，呼吸困难而难于接续，耳聋，咽干。治疗时，取太阴肺经的经穴，更取足太阳经的外侧及足厥阴内侧，即足少阴肾经的经穴，刺出其血。

肾脏有病，则腹部胀大，胫部水肿，气喘，咳嗽，身体沉重，睡后出汗，恶风，这是肾实的症状；如果肾虚，就出现胸中疼痛，大腹和小腹疼痛，四肢厥冷，心中不乐。治疗时，取足少阴肾经和足太阳膀胱经的经穴，刺出其血。

肝合青色，宜食甘味，粳米、牛肉、枣、葵菜都是属于味甘的。心合赤色，宜食酸味，小豆、犬肉、李、韭都是属于酸味的。肺合白色，宜食苦味，小麦、羊肉、杏、薤都是属于苦味的。脾合黄色，宜食咸味，大豆、猪肉、栗、藿都是属于咸味的。肾合黑色，宜食辛味，黄黍、鸡肉、桃、葱都是属于辛味的。五味的功用：辛味能发散，酸味能收敛，甘味能缓急，苦味能坚燥，咸味能软坚。

凡毒药都是可用来攻逐病邪的，五谷用以充养五脏之气，五果帮助五谷以营养人体，五畜用以补益五脏，五菜用以充养脏腑，气味和合而服食，可以补益精气。这五类食物，各有辛、酸、甘、苦、咸的不同气味，各有利于某一脏气，或散，或收，或缓，或急，或坚，或软。治病时就要结合春夏秋冬四时和五脏之气的具体情况来恰当地利用五味。

宣明五气篇第二十三

【原文】五味所入：酸入肝，辛入肺，苦入心，咸入肾，甘入脾。是谓五入。

五气所病：心为噫，肺为咳，肝为语，脾为吞，肾为欠为嚏，胃为气逆为哕为恐，大肠小肠为泄，下焦溢为水，膀胱不利为癃，不约为遗溺，胆为怒，是谓五病。

五精所并：精气并于心则喜，并于肺则悲，并于肝则忧，并于脾则畏，并于肾则恐。是谓五并，虚而相并者也。

五脏所恶：心恶热，肺恶寒，肝恶风，脾恶湿，肾恶燥。是谓五恶。

五脏化液：心为汗，肺为涕，肝为泪，脾为涎，肾为唾。是谓五液。

五味所禁：辛走气，气病无多食辛；咸走血，血病无多食咸；苦走骨，骨病无多食苦；甘走肉，肉病无多食甘；酸走筋，筋病无多食酸。是谓五禁，无令多食。

五病所发：阴病发于骨，阳病发于血，阴病发于肉，阳病发于冬，阴病发于夏，是谓五发。

【译文】五味入胃，各为其所喜的脏腑吸收：酸味入肝，辛味入肺，苦味入心，咸味入肾，甘味入脾。这是饮食五味之所入。

五脏之气失调后所发生的病变：心气失调则嗳气；肺气失调则咳嗽；肝气失调则多言；脾气失调则吞酸；肾气失调则为呵欠、喷嚏；胃气失调则为气逆为哕，或有恐惧感；大肠、小肠病则不能泌别清浊，传送糟粕，而为泄泻；下焦不能通调水道，则水液泛溢于皮肤而为水肿；膀胱之气化不利，则为癃闭，不能约制，则为遗尿；胆气失调则易发怒。这是五脏之气失调而发生的病变。

五脏之精气相并所发生的疾病：精气并于心则喜，精气并于肺则悲，精气并于肝则忧，精气并于脾则畏，精气并于肾则恐。这就是所说的五并，都是由于五脏乘虚相并所致的。

五脏各有所厌恶：心厌恶热，肺厌恶寒，肝厌恶风，脾厌恶湿，肾厌恶燥。这是五脏各有其所恶。

五脏化生的液体：心之液化为汗，肺之液化为涕，肝之液化为泪，脾之液化为涎，肾之液化为唾。这是五脏化生的五液。

五味所禁：辛味走气，气病不可多食辛味；咸味走血，血病不可多食咸味；苦味走骨，骨病不可多食苦味；甜味走肉，肉病不可多食甜味；酸味走筋，筋病不可多食酸味。这就是五味的禁忌，不可使之多食。

五种病的发生：阴病发生于骨，阳病发生于血，阴病发生于肉，阳病发生于冬，阴病发生于夏。这是五病所发。

【原文】五邪所乱：邪入于阳则狂，邪入于阴则痹，搏阳则为巅疾，搏阴则为瘖，阳入之阴则静，阴出之阳则怒。是谓五乱。

五邪所见，春得秋脉，夏得冬脉，长夏得春脉，秋得夏脉，冬得长夏脉，名曰阴出之阳，病善怒不治。是谓五邪。皆同命，死不治。

五脏所藏：心藏神，肺藏魄，肝藏魂，脾藏意，肾藏志。是谓五脏所藏。

五脏所主：心主脉，肺主皮，肝主筋，脾主肉，肾主骨。是谓五主。

五劳所伤：久视伤血，久卧伤气，久坐伤肉，久立伤骨，久行伤筋。是谓五劳所伤。

五脉应象：肝脉弦，心脉钩，脾脉代，肺脉毛，肾脉石。是谓五脏之脉。

【译文】五邪所乱：邪入于阳分，则阳偏胜，而发为狂病；邪入于阴分，则阴偏胜，而发为痹病；邪搏于阳则阳气受伤，而发为癫疾；邪搏于阴则阴气受伤，而发为喑哑之疾；邪由阳而入于阴，则从阴而为静；邪由阴而出于阳，则从阳而为怒。这就是所谓的五乱。

五脏所表现的脉象：春天见到秋天的毛脉，是金克木；夏天见到冬天的石脉，是水克火；长夏见到春天的弦脉，是木克土；秋天见到夏天的洪脉，是火克金；冬天见到长夏的濡缓脉，是土克水。这就是所谓的五邪脉。其预后相同，都属于不治的死症。

五脏所藏：心脏藏神，肺脏藏魄，肝脏藏魂，脾脏藏意，肾脏藏志。这就是五脏所藏。

五脏各有其主宰的对象：心主血脉，肺主皮毛，肝主筋，脾主肉，肾主骨髓。这就是五主。

五种过度的疲劳可以伤耗五脏的精气：如久视则劳于精气而伤血，久卧则阳气不伸而伤气，久坐则血脉灌输不畅而伤肉，久立则劳于肾及腰、膝、胫等而伤骨，久行则劳于筋脉而伤筋。这就是五劳所伤。

五脏应四时的脉象：肝脉应春，端直而长，其脉象弦；心脉应夏，来盛去衰，其脉象钩；脾旺于长夏，其脉更弱，随长夏而更代；肺脉应秋，轻虚而浮，其脉象毛；肾脉应冬，其脉沉坚象石。这就是所谓的五脏脉象。

血气形志篇第二十四

【原文】 夫人之常数，太阳常多血少气，少阳常少血多气，阳明常多气多血，少阴常少血多气，厥阴常多血少气，太阴常多气少血，此天之常数。

足太阳与少阴为表里，少阳与厥阴为表里，阳明与太阴为表里，是为足阴阳也。手太阳与少阴为表里，少阳与心主为表里，阳明与太阴为表里，是为手之阴阳也。今知手足阴阳所苦。凡治病必先去其血，乃去其所苦，伺之所欲，然后泻有余，补小足。

【译文】 人身各经气血多少，是有一定常数的。太阳经常多血少气；少阳经常少血多气；阳明经常多气多血；少阴经常少血多气；厥阴经常多血少气；太阴经常多气少血。这是先天赋于人的一定常数。

足太阳膀胱经与足少阴肾经为表里，足少阳胆经与足厥阴肝经为表里，足阳明胃经与足太阴脾经为表里。这是足三阳经和足三阴经之间的表里配合关系。手太阳小肠经和手太阴心经为表里，手少阳三焦经与手厥阴心包经为表里，手阳明大肠经与手太阴肺经为表里，这是手三阳经和手三阴经之间的表里配合关系。现已知道，疾病发生在手足阴阳十二经脉的那一经，其治疗方法，血脉壅盛的，必须先刺出其血，以减轻其病苦；再诊察其所欲，根据病情的虚实，然后泻其有余，补其不足。

【原文】 欲知背俞，先度其两乳间，中折之，更以他草度去半已，即以两隅相拄也。乃举以度其背，令其一隅居上，齐脊大椎，两隅在下。当其下隅者，肺之俞也。复下一度，心之俞也。复下一度，左角肝之俞也，右角脾之俞也。复下一度，肾之俞也。是谓五脏之俞，灸刺之度也。

形乐志苦，病生于脉，治之以灸刺。形乐志乐，病生于肉，治之以针石。形苦志乐，病生于筋，治之以熨引。形苦志苦，病生于咽嗌，治之以百药。形数惊恐，经络不通，病生于不仁，治之以按摩醪药。是谓五形志也。

刺阳明出血气，刺太阳出血恶气，刺少阳出气恶血，刺太阴出气恶血，刺少阴出气恶血，刺厥阴出血恶气也。

【译文】要想知道背部五脏腧穴的位置，先用草一根，度量两乳之间的距离，再从正中对折，另以一草与前草同样长度，折掉一半之后，拿来支撑第一根草的两头，就成了一个三角形，然后用它量患者的背部，使其一个角朝上，和脊背部大椎穴相平，另外两个角在下，其下边左右两个角所指的部位，就是肺俞穴所在。再把上角移下一度，放在两肺俞连线的中点，则其下左右两角的位置是心俞的部位。再移下一度，左角是肝俞，右角是脾俞。再移下一度，左右两角是肾俞。这就是五脏腧穴的部位，也是刺灸取穴的法度。

形体安逸但精神苦闷的人，病多发生在经脉，治疗时宜用针灸。形体安逸而精神也愉快的人，病多发生在肌肉，治疗时宜用针刺或砭石。形体劳苦但精神很愉快的人，病多发生在筋，治疗时宜用热熨或导引法。形体劳苦，而精神又很苦恼的人，病多发生在咽喉部，治疗时宜用药物。屡受惊恐的人，经络因气机紊乱而不通畅，病多为麻木不仁，治疗时宜用按摩和药酒。以上是形体和精神方面发生的五种类型的疾病。

刺阳明经，可以出血出气；刺太阳经，可以出血，而不宜伤气；刺少阳经，只宜出气，不宜出血；刺太阳经，只宜出气，不宜出血；刺少阴经，只宜出气，不宜出血；刺厥阴经，只宜出血，不宜伤气。

素问译注卷八

宝命全形论篇第二十五

【原文】黄帝问曰：天覆地载，万物悉备，莫贵于人。人以天地之气生，四时之法成。君王众庶，尽欲全形，形之疾病，莫知其情，留淫日深，著于骨髓，心私虑之。余欲针除其疾病，为之奈何？

岐伯对曰：夫盐之味咸者，其气令器津泄；弦绝者，其音嘶败；木敷者，其叶发；病深者，其声哕。人有此三者，是谓坏府，毒药无治，短针无取，此皆绝皮伤肉，血气争黑。

帝曰：余念其痛，心为之乱惑反甚，其病不可更代，百姓闻之，以为残贼，为之奈何？

岐伯曰：夫人生于地，悬命于天，天地合气，命之曰人。人能应四时者，天地为之父母。知万物者，谓之天子。天有阴阳，人有十二节；天有寒暑，人有虚实。能经天地阴阳之化者，不失四时；知十二节之理者，圣智不能欺也。能存八动之变，五胜更立，能达虚实之数者，独出独人，呿吟至微，秋毫在目。

【译文】黄帝问：在地载天覆的世界上，万物具备，其中没有什么比人更为宝贵的了。人依靠天地之大气和水谷之精气生存，并随着四时生长收藏的规律而成长的，上自君主，下至平民，都愿意保持形体的健康。但是往往对形体方面的病并无多少了解，致使病邪浸淫日深，乃至深入骨髓，我为之甚感忧虑。我想用针刺来解除他们的痛苦，应该怎样做呢？

岐伯回答说：比如盐味是咸的，当贮藏在器具中的时候，看到渗出水来，这就是盐气外泄；比如琴弦将要断的时候，就会发出嘶败的声音；内部已溃的树木，其枝叶好像很繁茂，实际上外盛中空，极容易萎谢；人在疾病深重的时候，就会产生呃逆。人要是有了这样的现象，说明内脏已有严重破坏，药物和针灸都失去了治疗作用，因为皮肤肌肉受伤败坏，血气枯槁，就很难挽回了。

黄帝说：我很同情患者的痛苦，使我的心慌乱疑惑，反而比患者更痛苦，我又不能替代他们，百姓听了，将要认为我残忍粗暴，究竟怎么办才好呢？

岐伯说：一个人的生活，和自然界是密切相关联的。人能适应四时变迁，则自然界的一切，都成为他生命的泉源。能够知道万物生长收藏之道理的人，就有条件承受和运用万物。所以天有阴阳，人有十二经脉；天有寒暑，人有虚实盛衰。能够顺应天地阴阳的变化，不违背四时的规律，了解十二经脉的道理，就能明达事理，不会被疾病现象弄糊涂了。掌握八风的演变，五行的衰旺，通达患者虚实的变化，就一定能有独到的见解，哪怕是患者的呵欠呻吟等极微小的动态，也能够明察秋毫，洞明底细。

【原文】帝曰：人生有形，不离阴阳，天地合气，别为九野，分为四时，月有大小，日有短长，万物并至，不可胜量，虚实呿吟，敢问其方？

岐伯曰：木得金而伐，火得水而灭，土得木而达，金得火而缺，水得土而绝。万物尽然，不可胜竭。故针有悬布天下者五，黔首共余食，莫知之也。一曰治神，二曰知养身，三曰知毒药为真，四曰制砭石小大，五曰知腑脏血气之诊。五法俱立，各有所先。今末世之刺也，虚者实之，满者泄之，此皆众工所共知也。若夫法天则地，随应而动，和之者若响，随之者若影，道无鬼神，独来独往。

帝曰：愿闻其道。

岐伯曰：凡刺之真，必先治神，五脏已定，九候已备，后乃存针；众脉不见，众凶弗闻，外内相得，无以形先，可玩往来，乃施于人。人有虚实，五虚勿近，五实勿远，至其当发，间不容瞚。手动若务，针耀而匀，静意视义，观适之变，是谓冥冥，莫知其形，见其乌乌，见其稷稷，从见其飞，不知其谁，伏如横弩，起如发机。

帝曰：何如而虚！何如而实！

岐伯曰：刺实者须其虚，刺虚者须其实；经气已至，慎守勿失。深浅在志，远近若一，如临深渊，手如握虎，神无营于众物。

【译文】黄帝说：人生而有形体，离不开阴阳的变化，天地二气相合，从经纬上来讲，可以分为九野；从气候上来讲，可以分为四时。月行有小大，日行有短长，这都是阴阳消长变化的体现。天地间万物的生长变化更是不可胜数，根据患者微细呵欠及呻吟，就能判断出疾病的虚实变化。请问运用什么针法能解除他们的痛苦呢？

岐伯说：可根据五行变化的道理来分析：木遇到金，就能折伐；火受到水，就能熄灭；土被木殖，就能疏松；金遇到火，就能熔化；水遇到土，就能遏止。这种变化，万物都是一样的，不胜枚举。所以用针刺来治疗疾病，能够嘉惠天下人民的，有五大关键，但人们都弃余不顾，不懂得这些道理。所谓五大关键：一是要精神专一，二是要了解养身之道，三是要熟悉药物真正的性能，四要注意制取砭石的大小，五是要懂得脏腑血气的诊断方法。能够懂得这五项要道，就可以掌握缓急先后。近世运用针刺，一般的用补法治虚，泻法治满，这是大家都知道的。若能按照天地阴阳的道理，随机应变，那么疗效就能更好，如响之应，如影随形，医学的道理并没有什么神秘，只要懂得这些道理，就能运用自如了。

黄帝说：希望听你讲讲用针的道理。

岐伯说：用针的关键，必先集中思想，了解五脏的虚实，三部九候脉象的变化，然后下针。还要注意有没有真脏脉的出现，五脏有无败绝现象，外形与内脏是否协调，不能单独以外形为依据，更要熟悉经脉血气往来的情况，才可施针于患者。患者有虚实之分，见到五虚，不可草率下针治疗，见到五实，不可轻易放弃针刺治疗，应该要掌握针刺的时机，不然在瞬息之间就会错过机会。针刺时手的动作要专一协调，针要洁净而均匀，平心静意，看适当的时间，观察针气所达到的变化。那血气之变化虽不可见，而气至之时，好像鸟一样集合，气盛之时，好像稷一样繁茂。气之往来，正如见鸟之飞翔，而无从捉摸它形迹的起落。所以用针之法，当气未至的时候，应该留针候气，正如横弩之待发，气应的时候，则当迅速起针，正如弩箭之疾出。

黄帝说：怎样刺虚症？又怎样刺实症呢？

岐伯说：刺虚症，须用补法，刺实症，须用泻法；当针下感到经气至，则应慎重掌握，不失时机地运用补泻方法。针刺无论深浅，全在灵活掌握，取穴无论远近，候针取气的道理是一致的，针刺时都必须精神专一，好像面临万丈深渊，小心谨慎，又好像手中捉着猛虎那样坚定有力，神志集中，不为其他事物所干扰。

八正神明论篇第二十六

【原文】黄帝问曰：用针之服，必有法则焉，今何法何则？

岐伯对曰：法天则地，合以天光。

帝曰：愿卒闻之。

岐伯曰：凡刺之法，必候日月星辰，四时八正之气，气定乃刺之。是故天温日明，则人血淖液，而卫气浮，故血易泻，气易行；天寒日阴，则人血凝泣而卫气沉。月始生，则血气始精，卫气始行；月廓满，则血气实，肌肉坚；月廓空，则肌肉减，经络虚，卫气去，形独居。是以因天时而调血气也。是以天寒无刺，天温无疑。月生无泻，月满无补，月廓空无治。是谓得时而调之。因天之序，盛虚之时，移光定位，正立而待之。故曰：月生而泻，是谓脏虚；月满而补，血气扬溢，络有留血，命曰重实；月廓空而治，是谓乱经。阴阳相错，真邪不别，沉以留止，外虚内乱，淫邪乃起。

帝曰：星辰八正何候？

岐伯曰：星辰者，所以制日月之行也。八正者，所以候八风之虚邪以时至者也。四时者，所以分春秋冬夏之气所在，以时调之也，八正之虚邪，而避之勿犯也。以身之虚，而逢天之虚，两虚相感，其气至骨，入则伤五脏。工候救之，弗能伤也。故曰：天忌不可不知也。

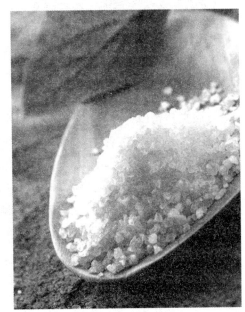

【译文】黄帝问道：用针的技术，必然有它一定的法则，究竟有什么方法，什么准则呢？

岐伯回答说：要在一切自然现象

的演变中去体会。

黄帝说：希望你详尽地说一说。

岐伯说：大凡针刺之法，必须观察日月星辰盈亏消长及四时八正之气候变化，方可运用针刺方法。所以气候温和，日色晴朗时，则人的血液流行滑润，而卫气浮于表，血容易泻，气容易行；气候寒冷，天气阴霾，则人的血行也滞涩不畅，而卫气沉于里。月亮初生的时候，血气开始流利，卫气开始畅行；月正圆的时候，则人体血气充实，肌肉坚实；月黑无光的时候，肌肉减弱，经络空虚，卫气衰减，形体独居。所以要顺着天时而调血气。因此天气寒冷，不要针刺；天气温和，不要迟疑；月亮初生的时候，不可用泻法；月亮正圆的时候，不可用补法；月黑无光的时候，不要针刺。这就是所谓顺着天时而调治气血的法则。因天体运行有一定顺序，故月亮有盈亏盛虚，观察日影的长短，可以定四时八正之气。所以说：月牙初生时而泻，就会使内脏虚弱；月正圆时而补，使血气充溢于表，以致络脉中血液留滞，这叫做重实；月黑无光的时候用针刺，就会扰乱经气，叫做乱经。这样的治法必然引起阴阳相错，真气与邪气不分，使病变反而深入，致卫外的阳气虚竭，内守的阴气紊乱，所以淫邪就要乘之而起。

黄帝说：星辰八正观察些什么？

岐伯说：观察星辰的方位，可以定出日月循行的度数。观察八节常气的交替，可以测出异常八方之风，是什么时候来的，是怎样为害于人的。观察四时，可以分别春夏秋冬正常气候之所在，以便随时序来调养，可以避免八方不正之气候，不受其侵犯。假如虚弱的体质，再遭受自然界虚邪贼风的侵袭，两虚相感，邪气就可以侵犯筋骨，再深入一步，就可以伤害五脏。懂得气候变化治病的医生，就能及时挽救患者，不至于受到严重的伤害。所以说天时的宜忌，不可不知。

【原文】帝曰：善。其法星辰者，余闻之矣，愿闻法往古者。

岐伯曰：法往古者，先知针经也。验于来今者，先知日之寒温，月之虚盛，以候气之浮沉，而调之于身，观其立有验也。观于冥冥者，言形气荣卫之不形于外，而工独知之，以日之寒温，月之虚盛，四时气之浮沉，参伍相合而调之，工常先见之，然而不形于外，故曰观于冥冥焉。通于无穷者，可以传于后世也，是故工之所以异也，然而不形见于外，故俱不能见也。视之无形，尝之无味，故谓冥冥，若神仿佛。

虚邪者，八正之虚邪气也。正邪者，身形若用力，汗出，腠理开，逢虚风。其中人也微，故莫知其情，莫见其形。上工救其萌芽，必先见三部九候之气，尽调不败而救之，故曰上工。下工救其已成，救其已败。救其已成者，言不知三部九候之相失，因病而败之也。知其所在者，知诊三部九候之病脉处而治之，故曰守其门户焉，莫知其情而见邪形也。

帝曰：余闻补泻，未得其意。

岐伯曰：泻必用方。方者，以气方盛也，以月方满也，以日方温也，以身方定也，以息方吸而内针，乃复候其方吸而转针，乃复候其方呼而徐引针，故曰泻必用方，其气乃行焉。补必用员。员者行也，行者移也，刺必中其荣，复以吸排针也。故员与方，非针也。故养神者，必知形之肥瘦，荣卫血气之盛衰。血气者，人之神，不可不谨养。

帝曰：妙乎哉论也！合人形于阴阳四时，虚实之应，冥冥之期，其非夫子孰能通之。然夫子数言形与神，何谓形？何谓神？愿卒闻之。

岐伯曰：请言形。形乎形，目冥冥，问其所病，索之于经，慧然在前，按之不得，不知其情，故曰形。

帝曰：何谓神？

岐伯曰：请言神。神乎神，耳不闻，目明心开而志先，慧然独悟，口弗能言，俱视独见，适若昏，昭然独明，若风吹云，故曰神。三部九候为之原，九针之论不必存也。

【译文】黄帝说：讲得好！关于取法于星辰的道理，我已经知道了，希望你讲讲怎样效法于前人？

岐伯说：要取法和运用前人的学术，先要懂得《针经》。要想把古人的经验验证于现在，必先要知道日之寒温，月之盈亏，四时气候的浮沉，而用以调治于患者，就可以看到这种方法是确实有效的。所谓观察其冥冥，就是说荣卫气血的变化虽不显露于外，而医生却能懂得，他从日之寒温，月之盈亏，四时气候之浮沉等，进行综合分析，作出判断，然后进行调治。因此医生对于疾病，每有先见之明，然而疾病并未显露于外，所以说这是观察于冥冥。能够运用这种方法，通达各种事理，他的经验就可以流传于后世，这是学识经验丰富的医生不同于一般人的地方。然而病情不显露在表面，所以一般人都不容易发现，看不到形迹，尝不出味道，所以叫做冥冥，好像神灵一般。

虚邪，就是四时八节的虚邪贼风。正邪，就是人在劳累时汗出腠理开，偶尔遭受的虚风。正邪伤人轻微，没有明显的感觉也无明显的症状表现，所以一般医生观察不出病情。技术高明的医生，在疾病初起，三部九候之脉气都调和而未败坏之时，就给以早期救治，所以称为"上工"。"下工"临证，是要等疾病已经形成，甚至于恶化阶段，才进行治疗。所以说下工要等到病成阶段才能治疗，是因为不懂得三部九候的相得相失，致使疾病发展而恶化了。要明了疾病之所在，必须从三部九候的脉象中详细诊察，知道疾病的变化，才能进行早期治疗。所以说掌握三部九候，好像看守门户一样重要，虽然外表尚未见到病情，而医者已经知道疾病的形迹了。

黄帝说：我听说针刺有补有泻，但不懂得它的意义。

岐伯说：泻法必须掌握一个"方"字。所谓"方"，就是正气方盛，月亮方满，天气方温和，身心方稳定的时候，并且要在患者吸气的时候进针；再等到他吸气的时候转针，还要等他呼气的时候慢慢地拔出针来。所以说泻必用方，才能发挥泻的作用，使邪气泄去而正气运行。补法必须掌握一个"圆"字。所谓"圆"，就是行气。行气就是导移其气以至病所，刺必要中其荥穴，还要在患者吸气时拔针。所谓"圆"与"方"，并不是指针的形状。一个技术高超而有修养的医生，必须明了患者形体的肥瘦，营卫血气的盛衰。因为血气是人之神的物质基础，不可不谨慎调养。

黄帝说：你讲得妙极了！把人身变化和阴阳四时虚实联系起来，这是非常微妙的结合，要不是先生，谁能够弄得懂呢！然而先生屡次说到形如神，究竟什么叫形？什么叫神？请你详尽地讲一讲。

岐伯说：请让我先讲形。所谓形，就是反映于外的体征，体表只能察之概况，但只要问明发病的原因，再仔细诊察经脉的变化，则病情就清楚地摆在面前，要是按寻之仍不可得，那么便不容易知道他的病情了，因外部有形迹可察，所以叫做形。

黄帝说：什么叫神？

岐伯说：请让我再讲神。所谓神，就是望而知之，耳朵虽然没有听到患者的主诉，但通过望诊，眼中就明了它的变化，亦已心中有数，先得出这一疾病的概念，这种心领神会的迅速独悟，不能用言语来形容，有如观察一个东西，大家没有看到，但他能运用望诊，就能够独自看到，有如在黑暗之中，大家都觉得昏黑，但他能运用望诊，就能够昭然独明，好像风吹云散，所以叫做神。这是三部九候脉法，可了然于心的结果。有了这种神，就不必太拘守于九针之论了。

离合真邪论篇第二十七

【原文】黄帝问曰：余闻九针九篇，夫子乃因而九之，九九八十一篇，余尽通其意矣。经言气之盛衰，左右倾移，以上调下，以左调右，有余不足，补泻于荣输；余知之矣。此皆荣卫之倾移，虚实之所生，非邪气从外入于经也。余愿闻邪气之在经也，其患者何如？取之奈何？

岐伯对曰：夫圣人之起度数，必应于天地，故天有宿度，地有经水，人有经脉。天地温和，则经水安静；天寒地冻，则经水凝泣；天暑地热，则经水沸溢；卒风暴起，则经水波涌而陇起。夫邪之入于脉也，寒则血凝泣，暑则气淖泽，虚邪因而入客，亦如经水之得风也，经之动脉，其至也亦时陇起，其行于脉中循循然，其至寸口中手也，时大时小，大则邪至，小则平，其行无常处，在阴与阳，不可为度，从而察之，三部九候，卒然逢之，早遏其路。吸则内针，无令气忤，静以久留，无令邪布；吸则转针，以得气为故，候呼引针，呼尽乃去，大气皆出，故命曰泻。

帝曰：不足者补之奈何？

岐伯曰：必先扪而循之，切而散之，推而按之，弹而怒之，抓而下之，通而取之，外引其门，以闭其神。呼尽内针，静以久留，以气至为故。如待所贵，不知日暮，其气以至，适而自护，候吸引针，气不得出，各在其处，推阖其门，令神气存，大气留止，故命曰补。

帝曰：候气奈何？

岐伯曰：夫邪去络入于经也，舍于血脉之中，其寒温未相得，如涌波之起也，时来时去，故不常在。故曰方其来也，必按而止之，止而取之，无逢其冲而泻之。真气者，经气也，经气太虚，故曰其来不可逢，此之谓也。故曰候邪不审，大气已过，泻之则真气脱，脱则不复，邪气复至，而病益蓄，故曰其往不可追，此之谓也。不可挂以发者，待邪之至时而发针泻矣，若先若后者，血气已尽，其病不可下，故曰知其可取如发机，不知其取如扣椎，故曰知机道者不可挂以发，不知机者扣之不发，此之谓也。

【译文】黄帝问：我听了九针九篇，而先生又从九篇上加以发挥，演绎成为九九八十一篇，我已完全明白它的意义了。《针经》上说的气之盛衰，左右偏胜，取上以调下，取左以调右，有余不足，在荣输之间进行补泻，我也懂得了。这些变化，都是由于荣卫的偏胜、气血虚实而形成的，并不是邪气侵入经脉而发生的病变。我现在希望听听邪气侵入经脉之时，患者的症状是怎样的？又怎样来治疗呢？

岐伯回答说：一个有修养的医生，在制订治疗法则时，必定体察于自然的变化。如天有宿度，地有江河，人有经脉，其间是互相影响，可以比类而论的。如天地之气温和，则江河之水安静平稳；天气寒冷，则水冰地冻，江河之水凝涩不流；天气酷热，则江河之水沸腾扬溢；要是暴风骤起，则使江河之水，波涛汹涌。因此病邪侵入了经脉，寒则使血行滞涩，热则使血气滑润流利，要是虚邪贼风的侵入，也就像江河之水遇到暴风一样，经脉的搏动，则出现波涌隆起的现象。虽然血气同样依次在经脉中流动，但在寸口处按脉，指下就感到时大时小，大即表示病邪盛，小即表示病邪退，邪气运行，没有一定的位置，或在阴经或在阳经，就应该更进一步，用三部九候的方法检查，一旦察之邪气所在，应及早治疗，以阻止它的发展。治疗时应在吸气时进针，进针时勿使气逆，进针后要留针静候其气，不让病邪扩散；当吸气时转捻其针，以得气为目的；然后等患者呼气的时候，慢慢地起针，呼气尽时，将针取出。这样，大邪之气尽随针外泄，所以叫做泻。

黄帝说：不足之虚症怎样用补法？

岐伯说：首先用手抚摸穴位，然后以指按压穴位，再用手指揉按穴位周围肌肤，进而用手指弹其穴位，令脉络怒张，左手按闭孔穴，不让正气外泄。进针方法，是在患者呼气将尽时进针，静候其气，稍久留针，以得气为目的。进针候气，要像等待贵客一样，忘掉时间的早晚，当得气时，要好好守护，等患者吸气时候，拔出其针，那么气就不致外出了；出针以后，应在其孔穴上揉按，使针孔关闭，真气存内，大经之气留于营卫而不泄，这就叫做补。

黄帝说：对邪气怎样诊候呢？

岐伯说：当邪气从络脉进入经脉，留舍于血脉之中，这时邪正相争，或寒或温，真邪尚未相合，所以脉气波动，忽起忽伏，时来时去，无有定处。所以说诊得邪气方来，必须按而止之，阻止它的发展，用针泻之，但不要正当邪气冲突，遂用泻法。因为真气，就是经脉之气，邪气冲突，真气大虚。这时而用泻法，反使经气大虚，气虚的时候不可用泻，就是指此而言。因此，诊候邪气而不能审慎，当大邪之气已经过去，而用泻法，则反使真气虚脱，真气虚脱，则不能恢复，而邪气益甚，那病就更加重了。邪气已经随经而去，不可再用泻法，就是指此而言。阻止邪气，使用泻法，是间不容发的事，须待邪气初到的时候，随即下针去泻。在邪至之前，或在邪去之后用泻法，都是不适时的，非但不能去邪，反使血气受伤，病就不容易退了。所以说，懂得用针的，像拨动弩机一样，机智灵活，不善于用针的，就像敲击木椎，顽钝不灵了。所以说，识得机宜的，那时毫不迟疑，不知机宜的，纵然时机已到，也不会下针，就是指此而言。

【原文】帝曰：补泻奈何？

岐伯曰：此攻邪也。疾出以去盛血，而复其真气，此邪新客，溶溶未有定处也，推之则前，引之则止，逆而刺之，温血也。刺出其血，其病立已。

帝曰：善。然真邪以合，波陇不起，候之奈何？

岐伯曰：审扪循三部九候之盛虚而调之。察其左右上下相失及相减者，审其病脏以期之。不知三部者，阴阳不别，天地不分，地以候地，天以候天，人以候人，调之中府，以定三部。故曰刺不知三部九候病脉之处，虽有大过且至，工不能禁也。诛罚无过，命曰大惑，反乱大经，真不可复，用实为虚，以邪为真，用针无义，反为气贼，夺人正气，以从为逆，荣卫散乱，真气已失，邪独内著，绝人长命，予人天殃。不知三部九候，故不能久长。因不知合之四时五行，因加相胜，释邪攻正，绝人长命。邪之新客来也，未有定处，推之则前，引之则止，逢而泻之，其病立已。

【译文】黄帝说：怎样补或泻呢？

岐伯说：应以攻邪为主。应该及时刺出盛血，以恢复正气，因为病邪刚刚侵入，流动未有定处，推之则前进，引之则留止，迎其气而泻之，以出其毒血，血出之后，病就立即会好。

黄帝说：讲得好！假如到了病邪和真气并合以后，脉气不现波动，那么怎样诊察呢？岐伯说：细心审察三部九候的盛衰虚实而调治。检查的方法，在它左右上下各部分，观察有无不相称或特别减弱的地方，就可以知道病在哪一脏腑，待其气至而刺之。假如不懂得三部九候，则阴阳不能辨别，上下也不能分清，更不知道从下部脉以诊察下，从上部脉以诊察上，从中部脉以诊察中，结合胃气多少和有无来决定疾病在那一部。所以说，针刺而不知三部九候以了解病脉之处，则虽然有大邪为害，这个医生也没有办法来事先防止的。如果诛罚无过，不当泻而泻之，这就叫做"大惑"，反而扰乱脏腑经脉，使真气不能恢复，把实症当做虚症，邪气当做真气，用针毫无道理，反助邪气为害，剥夺患者正气，使顺症变成逆症，使患者荣卫散乱，真气散失，邪气独存于内，断送患者的性命，给人家带来莫大的祸殃。这种不知三部九候的医生，是不能够久长的，因为不知配合四时五行因加相胜的道理，会放过了邪气，伤害了正气，以致断绝患者的性命。病邪刚侵入人体，并没有定着一处，推它就向前，引它就阻止，迎其气而泻之，其病是立刻可以好的。

通评虚实论篇第二十八

【原文】黄帝问曰：何谓虚实？

岐伯对曰：邪气盛则实，精气夺则虚。

帝曰：虚实何如？

岐伯曰：气虚者肺虚也，气逆者足寒也。非其时则生，当其时则死。余脏皆如此。

帝曰：何谓重实？

岐伯曰：所谓重实者，言大热病，气热脉满，是谓重实。

帝曰：经络俱实何如？何以治之？

岐伯曰：经络皆实，是寸脉急而尺缓也，皆当治之。故曰滑则从，涩则逆也。夫虚实者，皆从其物类始，故五脏骨肉滑利，可以长久也。

帝曰：络气不足，经气有余，何如？

岐伯曰：络气不足，经气有余者，脉口热而尺寒也，秋冬为逆，春夏为从，治主病者。

帝曰：经虚络满，何如？

岐伯曰：经虚络满者，尺热满，脉口寒涩也，此春夏死，秋冬生也。

帝曰：治此者奈何？

岐伯曰：络满经虚，灸阴刺阳；经满络虚，刺阴灸阳。

帝曰：何谓重虚？

岐伯曰：脉气上虚尺虚，是谓重虚。

帝曰：何以治之？

岐伯曰：所谓气虚者，言无常也。尺虚者，行步惟然。脉虚者，不象阴也。如此者，滑则生，涩则死也。

帝曰：寒气暴上，脉满而实，何如？

岐伯曰：实而滑则生，实而逆则死。

帝曰：脉实满，手足寒，头热，何如？

岐伯曰：春秋则生，冬夏则死。脉浮而涩，涩而身有热者死。

帝曰：其形尽满何如？

岐伯曰：其形尽满者，脉急大坚，尺涩而不应也，如是者，故从则生，逆则死。

帝曰：何谓从则生，逆则死？

岐伯曰：所谓从者，手足温也；所谓逆者，手足寒也。

帝曰：乳子而病热，脉悬小者，何如？

岐伯曰：手足温则生，寒则死。

帝曰：乳子卒中热，喘鸣肩息者，脉何如？

岐伯曰：喘鸣肩息者，脉实大也。缓则生，急则死。

帝曰：肠澼便血何如？

岐伯曰：身热则死，寒则生。

帝曰：肠澼下白沫何如？

岐伯曰：脉沉则生，脉浮则死。

帝曰：肠澼下脓血何如？

岐伯曰：脉悬绝则死，滑大则生。

帝曰：肠澼之属，身不热，脉不悬绝何如？

岐伯曰：滑大者曰生，悬涩者曰死，以脏期之。

【译文】黄帝问道：什么叫做虚实呢？

岐伯回答说：所谓虚实，是指邪气和正气相比较而言的。邪气盛，就是实证，精气不足，就是虚证了。

黄帝问：虚实变化的情况是怎样的呢？

岐伯说：以肺脏为例：肺主气，气虚的，是属于肺脏先虚；气逆的，上实下虚，两足必寒。肺虚若不在相克的时令，其人可生；若遇克贼之时，其人就要死亡。其他各脏的虚实情况亦可类推。

黄帝问：什么叫重实？

岐伯说：所谓重实，如大热患者，邪气甚热，而脉象又盛满，内外俱实，便叫重实。

黄帝问：经络俱实的情况是怎样的？用什么方法治疗呢？

岐伯说：所谓经络俱实，是指寸口脉急而尺肤弛缓，经和络都应该治疗。所以说：凡是滑利的就有生机为顺，涩滞的缺少生机为逆。因为一般所谓虚实，人与物相似，如万物有生气则滑利，万物欲死则枯涩。若一个人的五脏骨肉滑利，则精气充足，生气旺盛，便可以长寿。

黄帝问：络气不足，经气有余的情况是怎样的呢？

岐伯说：所谓络气不足，经气有余，是指寸口脉滑而皮肤却寒。秋冬之时见这样现象的为逆，在春夏之时就为顺了，治疗必须结合时令。

黄帝问：经虚络满的情况是怎样的呢？

岐伯说：所谓经虚络满，是指尺肤热而盛满，而寸口脉象迟而涩滞。这种现象，在春夏则死，在秋冬则生。

黄帝问：这两种病情应怎样治疗呢？

岐伯说：络满经虚，灸阴刺阳；经满络虚，刺阴灸阳。

黄帝问：什么叫重虚？

岐伯说：脉虚、气虚、尺虚，称为重虚。

黄帝问：怎样辨别呢？

岐伯说：所谓气虚，是由于精气虚夺，而语言低微，不能接续；所谓尺虚，是尺肤脆弱，而行动怯弱无力；所谓脉虚，是阴血虚少，不似有阴的脉象。所有上面这些现象的患者，可以总的说一句，脉象滑利的，虽病可生，要是脉象涩滞，就要死亡了。

黄帝问：有一种病症，寒气骤然上逆，脉象盛满而实，它的预后怎样呢？

岐伯说：脉实而有滑利之象的生；脉实而涩滞，这是逆象，主死。

黄帝问：有一种病症，脉象实满，手足寒冷，头部热，它的预后又怎样呢？

岐伯说：这种患者，在春秋之时可生，若在冬夏便要死了。脉象浮而涩，脉涩而身有发热的，亦死。

黄帝问：身形肿满的将会怎样呢？

岐伯说：所谓身形肿满的脉象急而大坚，而皮肤却涩滞，与脉不相适应。像这样的病情，从则生，逆则死。

黄帝问：什么叫从则生，逆则死？

岐伯说：所谓从，就是手足温暖；所谓逆，就是手足寒冷。

黄帝问：乳子而患热病，脉象悬小，它的预后怎样？

岐伯说：手足温暖的可生，若手足厥冷，就要死亡了。

黄帝问：乳子而感受风热，出现喘息有声，张口抬肩症状，它的脉象怎样？

岐伯说：感受风热而喘息有声，张口抬肩的，脉象应该实大。如实大中具有缓和之气的，尚有胃气，可生；要是实大而弦急，是胃气已绝，就要死亡了。

黄帝问：赤痢的变化是怎样的？

岐伯说：痢兼发热的，则死；身寒不发热的，则生。

黄帝问：痢疾

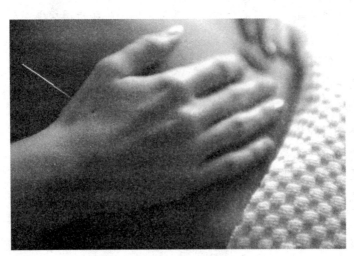

而下白沫的变化是怎样的呢？

岐伯说：脉沉则生，脉浮则死。

黄帝问：痢疾而下脓血的怎样？

岐伯说：脉悬绝者死，滑大者生。

黄帝问：痢疾病，身不发热，脉搏也不悬绝，预后如何？

岐伯说：脉搏滑大者生，脉搏悬涩者死。五脏病各以相克的时日而预测死期。

【原文】帝曰：癫疾何如？

岐伯曰：脉搏大滑，久自已；脉小坚急，死不治。

帝曰：癫疾之脉，虚实何如？

岐伯曰：虚则可治，实则死。

帝曰：消瘅虚实何如？

岐伯曰：脉实大，病久可治；脉悬小坚，病久不可治。

帝曰：形度、骨度、脉度、筋度，何以知其度也？

帝曰：春亟治经络，夏亟治经俞，秋亟治六腑，冬则闭塞，闭塞者，用药而少针石也。所谓少针石者，非痈疽之谓也，痈疽不得顷时回。痛不知所，按之不应手，乍来乍已，刺手太阴傍三痏，与缨脉各二。掖痈大热，刺足少阳五，刺而热不止，刺手心主三，刺手太阴经络者大骨之会各三。暴痈筋，随分而痛，魄汗不尽，胞气不足，治在经俞。

腹暴满，按之不下，取手太阳经络者，胃之募也，少阴俞去脊椎三寸傍五，用员利针。霍乱，刺俞傍五，足阳明及上傍三。刺痫惊脉五，针手太阴各五，刺经太阳五，刺手少阴经络傍者一，足阳明一，上踝五寸，刺三针。凡治消瘅仆击、偏枯痿厥、气满发逆、甘肥贵人，则高粱之疾也。隔塞闭绝，上下不通，则暴忧之疾也。暴厥而聋，偏塞闭不通，内气暴薄也。不从内，外患者之病，故瘦留著也。蹠跛，寒风湿之病也。

黄帝曰：黄疸暴痛、癫疾厥狂，久逆之所生也。五脏不平，六腑闭塞之所生也。头痛耳鸣，九窍不利，肠胃之所生也。

【译文】黄帝问：癫疾的预后怎样？

岐伯说：脉来搏而大滑，其病慢慢地会自己痊愈；要是脉象小而坚急，是不治的死症。

黄帝问：癫疾脉象虚实变化是怎样的呢？

岐伯说：脉虚的可治，脉实的主死。

黄帝问：消渴病脉象的虚实是怎样的呢？

岐伯说：脉见实大，病虽长久，可以治愈；假如脉象悬小而坚，病拖长了，那就不可治疗了。

黄帝问：形度、骨度、脉度、筋度，怎样才测量得出来呢？

黄帝说：春季治病多取各经的络穴；夏季治病多取各经的俞穴；秋季治病多取六腑的合穴；冬季主闭藏，人体的阳气也闭藏在内，治病应多用药品，少用针刺砭石。但所谓少用针石，不包括痈疽等病在内，若痈疽等病，是一刻也不可徘徊迟疑的。

痈毒初起，不知它发在何处，摸又摸不出，时有疼痛，此时可针刺手太阳经穴三次，和颈部左右各二次。生腋痈的患者，高热，应该针足少阳经穴五次；针过以后，热仍然不退，可针手厥阴心包经穴三次，针手太阴经的络穴和大骨之会各三次。急性的痈肿，筋肉挛缩，随着痈肿的发展而疼痛加剧，痛得厉害，汗出不止，这是由于膀胱经气不足，应该刺其经的俞穴。

腹部突然胀满，按之不减，应取手太阳经的络穴，即胃的募穴和脊椎两旁三寸的少阴肾俞穴各刺五次，用圆利针。霍乱，应针肾俞旁志室穴五次和足阳明胃俞及胃仓穴各三次。治疗惊风，要针五条经上的穴位，取手太阴的经穴各五次，太阳的经穴各五次，手少阴通里穴傍的手太阳经支正穴一次，足阳明经之解溪穴一次，足踝上五寸的少阴经筑宾穴三次。

凡诊治消瘅、仆击、偏枯、痿厥、气粗急发喘逆等病，如肥胖权贵人患这种病，则是由于偏嗜肉食厚味所造成的。凡是郁结不舒，气粗上下不通的，都是暴怒或忧郁所引起的。突然厥逆，不知人事，耳聋，大小便不通，都是因为情志骤然激荡，阳气上迫所致的。有的病不从内发，而由于外卒中邪，因风邪留恋不去，伏而为热，消烁肌肉，着于肌肉筋骨之间。有的两脚偏跛，是由于风寒湿侵袭而成的疾病。

黄帝说：黄疸、骤然剧痛、癫疾、厥狂等症，是由于经脉之气久逆于上所产生的。五脏不和，是六腑闭塞不通所造成的。头痛耳鸣、九窍不利，是肠胃的病变所形成的。

太阴阳明论篇第二十九

【原文】黄帝问曰：太阴阳明为表里，脾胃脉也，生病而异者何也？

岐伯对曰：阴阳异位，更虚更实，更逆更从，或从内，或从外，所从不同，故病异名也。

帝曰：愿闻其异状也。

岐伯曰：阳者，天气也，主外；阴者，地气也，主内。故阳道实，阴道虚。故犯贼风虚邪者，阳受之；食饮不节起居不时者，阴受之。阳受之则入六腑，阴受之则入五脏。入六腑则身热，不时卧，上为喘呼；入五脏则䐜满闭塞，下为飧泄，久为肠澼。故喉主天气，咽主地气。故阳受风气，阴受湿气。故阴气从足上行至头，而下行循臂至指端；阳气从手上行至头，而下行至足。故曰阳病者上行极而下，阴病者下行极而上。故伤于风者，上先受之；伤于湿者，下先受之。

【译文】黄帝问：太阴、阳明两经，互为表里，是脾胃所属的经脉，而所生的疾病不同，这是什么道理？

岐伯回答说：太阴属阴经，阳明属阳经，两经循行的部位不同，四时的虚实顺逆不同，病或从内生，或从外入，发病原因也有差异，所以病名也就不同。

黄帝说：我希望你说说它们不同的情况。

岐伯说：人身的阳气，犹如天气，主卫护于外；阴气，犹如地气，主营养于内。所以阳气性刚多实，阴气性柔易虚。凡是贼风虚邪伤人，外表阳气先受侵害；饮食起居失调，内在阴气先受损伤。阳分受邪，往往传入六腑；阴气受病，每多累及五脏。邪入六腑，可见发热不得安卧，气上逆而喘促；邪入五脏，则见脘腹胀满，闭塞不通，在下为大便泄泻，病久而产生痢疾。所以喉司呼吸而通天气，咽吞饮食而连地气。因此阳经易受风邪，阴经易感湿邪。手足三阴经脉之气，从足上行至头，再向下沿臂膊到达指端；手足三阳经脉之气，从手上行至头，再向下行到足。所以说，阳经的病邪，先上行至极点，再向下行；阴经的病邪，先下行至极点，再向上行。因此外感风邪，上部首先感受；湿邪成疾，下部首先侵害。

【原文】帝曰：脾病而四肢不用何也？

岐伯曰：四肢皆禀气于胃，而不得至经，必因于脾，乃得禀也。今脾病不能为胃行其津液，四支不得禀水谷气，气日以衰，脉道不利，筋骨肌肉，皆无气以生，故不用焉。

帝曰：脾不主时何也？

岐伯曰：脾者土也，治中央，常以四时长四脏，各十八日寄治，不得独主于时也。脾脏者，常著胃土之精也，土者，生万物而法天地。故上下至头足，不得主时也。

帝曰：脾与胃以膜相连耳，而能为之行其津液，何也？

岐伯曰：足太阴者，三阴也，其脉贯胃属脾络嗌，故太阴为之行气于三阴。

阳明者表也，五脏六腑之海也，亦为之行气于三阳。脏腑各因其经而受气于阳明，故为胃行其津液。四肢不得禀水谷气，日以益衰，阴道不利，筋骨肌肉无气以生，故不用焉。

【译文】黄帝问：脾病会引起四肢功能丧失，这是什么道理？

岐伯说：四肢都要承受胃中水谷精气以濡养，但胃中精气不能直接到达四肢经脉，必须依赖脾气的传输，才能营养四肢。如今脾有病不能为胃输送水谷精气，四肢失去营养，则经气日渐衰减，经脉不能畅通，筋骨肌肉都得不到濡养，因此四肢便丧失了正常的功能。

黄帝问：脾脏不能主旺一个时季，是什么原因？

岐伯说：脾在五行中属土，主管中央之位，分旺于四时以长养四脏，在四季之末各寄旺十八日，故脾不单独主旺于一个时季。由于脾脏经常为胃土转输水谷精气，譬如天地养育万物一样，无时或缺的。所以它能从上到下，从头到足，输送水谷之精于全身各部分，而不专主旺于一个时季。

黄帝说：脾与胃仅以一膜相连，而脾能为胃传输津液，这是什么道理？

岐伯说：足太阴脾经，属三阴，它的经脉贯通到胃，连属于脾，环绕咽喉，故脾能把胃中水谷之精气输送到手足三阴经；足阳明胃经，为脾经之表，是供给五脏六腑营养之处，故胃也能将太阴之气输送到手足三阳经。五脏六腑各通过脾经以接受胃中的精气，所以说脾能为胃运行津液。如四肢得不到水谷精气的滋养，经气便日趋衰减，脉道不通，筋骨肌肉都失却营养，因而也就丧失正常的功用了。

阳明脉解篇第三十

【原文】黄帝问曰：足阳明之脉病，恶人与火，闻木音，则惕然而惊，钟鼓不为动，闻木音而惊何也？愿闻其故。

岐伯对曰：阳明者胃脉也，胃者土也，故闻木音而惊者，土恶木也。

帝曰：善。其恶火何也？

岐伯曰：阳明主肉，其脉血气盛，邪客之则热，热甚则恶火。

帝曰：其恶人何也？

岐伯曰：阳明厥则喘而惋，惋则恶人。

帝曰：或喘而死者，或喘而生者，何也？

岐伯曰：厥逆连脏则死，连经则生。

帝曰：善。病甚则弃衣而走，登高而歌，或至不食数日，逾垣上屋，所上之处，皆非其素所能也，病反能者何也？

岐伯曰：四肢者，诸阳之本也。阳盛则四肢实，实则能登高也。

帝曰：其弃衣而走者何也？

岐伯曰：热盛于身，故弃衣欲走也。

帝曰：其妄言骂詈，不避亲疏而歌者何也？

岐伯曰：阳盛则使人妄言骂詈不避亲疏，而不欲食，不欲食，故妄走也。

【译文】黄帝问道：足阳明的经脉发生病变，不喜见人与火，听到木器响动的声音就惊恐，但听到敲打钟鼓的声音却没有反应。为什么唯独听到木音就害怕？我希望听听其中的道理。

岐伯回答说：足阳明是胃的经脉，属土。之所以听到木音而惊惕，是因为土恶木克的缘故。

黄帝说：讲得好！那么它恶火，又是为什么呢？

岐伯说：足阳明经主肌肉，其经脉多血多气，外邪侵袭则发热，热甚则所以恶火。

黄帝问：它讨厌人又是为什么？

岐伯说：足阳明经气上逆，则呼吸喘促，心中郁闷，所以不喜欢见人。

黄帝说：有的阳明厥逆喘促而死，有的虽喘促而不死，这是为什么呢？

岐伯说：经气厥逆若累及于内脏，则病深重而死；若仅连及外在的经脉，则病轻浅可生。

黄帝说：讲得好！有的阳明病重之时，患者把衣服脱掉乱跑乱跳，登上高处狂叫唱歌，或者数日不进饮食，并能够越墙上屋，而所登上之处，都是其平素所不能的，有了病反能够上去，这是什么原因呢？

岐伯说：四肢是阳气的根本。阳气盛则四肢充实，所以能够登高。

黄帝问：患者脱掉衣服乱跑，这是为什么呢？

岐伯说：身热过于亢盛，所以就会脱掉衣服到处乱跑。

黄帝问：那胡言乱语骂人而不避亲疏，有时又纵情歌唱，这是什么道理呢？

岐伯说：阳热亢盛而扰动心神，就会使其神志失常，所以骂别人而不避亲疏，并且不想进食，所以便到处乱跑。

素问译注卷九

热论篇第三十一

【原文】黄帝问曰：今夫热病者，皆伤寒之类也。或愈或死。其死皆以六七日之间。其愈皆以十日以上者何也？不知其解，愿闻其故。

岐伯对曰：巨阳者，诸阳之属也。其脉连于风府，故为诸阳主气也。人之伤于寒也，则为病热，热虽甚不死；其两感于寒而病者，必不免于死。

帝曰：愿闻其状。

岐伯曰：伤寒一日，巨阳受之，故头项痛，腰脊强。二日阳明受之，阳明主肉，其脉挟鼻络于目，故身热目疼而鼻干，不得卧也。三日少阳受之，少阳主胆，其脉循胁络于耳，故胸胁痛而耳聋。三阳经络皆受其病，而未入于脏者，故可汗而已。四日太阴受之，太阴脉布胃中络于嗌，故腹满而嗌干。五日少阴受之，少阴脉贯肾络于肺，系舌本，故口燥舌干而渴。六日厥阴受之，厥阴脉循阴器而络于肝，故烦满而囊缩。三阴三阳，五脏六腑皆受病，荣卫不行，五脏不通，则死矣。

其不两感于寒者，七日巨阳病衰，头痛少愈；八日阳明病衰，身热少愈；九日少阳病衰，耳聋微闻；十日太阴病衰，腹减如故，则思饮食；十一日少阴病衰，渴止不满，舌干已而嚏；十二日厥阴病衰，囊纵少腹微下，大气皆去，病日已矣。帝曰：治之奈何？

岐伯曰：治之各通其脏脉，病日衰已矣。其未满三日者，可汗而已；其满三日者，可泄而已。

【译文】黄帝问道：一般所说的外感发热的疾病，都属于伤寒一类，有的痊愈了，有的却死亡了，死亡的往往在六七日之间，痊愈的却在十日以上，这是什么道理呢？我不知如何解释，想听听其中的道理。

岐伯回答说：太阳经为六经之长，统摄阳分，故诸阳皆隶属于太阳。太阳的经脉连于风府，与督脉、阳维相会，循行于巅背之表，所以太阳为诸阳主气，主一身之表。人感受寒邪以后，就要发热，发热虽重，一般不会死亡；如果阴阳二经表里同时感受寒邪而发病，就难免于死亡了。

黄帝说：我想听听伤寒的症状。

岐伯说：伤寒病一日，为太阳经感受寒邪，足太阳经脉从头下项，侠脊抵腰中，所以头项痛，腰脊强直不舒。二日阳明经受病，阳明主肌肉，足阳明经脉挟鼻络于目，下行入腹，所以身热目痛而鼻干，不能安卧。三日少阳经受病，少阳主骨，足少阳经脉，循胁肋而上络于耳，所以胸胁痛而耳聋。若三阳经络皆受病，尚未入里入阴的，都可以发汗而愈。四日太阴经受病，足太阴经脉散布于胃中，上络于咽，所以腹中胀满而咽干。五日少阴经受病，足少阴经脉贯肾，络肺，上系舌本，所以口燥舌干而渴。六日厥阴经受病，足厥阴经脉环阴器而络于肝，所以烦闷而阴囊收缩。如果三阴三阳经脉和五脏六腑均受病，以致营卫不能运行，五脏之气不通，人就必然会死亡了。

如果病不是阴阳表里两感于寒邪的，则第七日太阳病衰，头痛稍愈；八日阳明病衰，身热稍退；九日少阳病衰，耳将逐渐能听到声音；十日太阴病衰，腹满已消，恢复正常，而欲饮食；十一日少阴病衰，口不渴，不胀满，舌不干，能打喷嚏；十二日厥阴病衰，阴囊松弛，渐从少腹下垂。至此，大邪之气已去，病也逐渐痊愈。

黄帝说：怎么治疗呢？

岐伯说：治疗时，应根据病在何脏何经，分别予以施治，病将日渐衰退而愈。对这类病的治疗原则，一般病未满三日，而邪犹在表的，可发汗而愈；病已满三日，邪已入里的，可以泻下而愈。

【原文】帝曰：热病已愈，时有所遗者，何也？

岐伯曰：诸遗者，热甚而强食之，故有所遗也。若此者，皆病已衰而热有所藏，因其谷气相薄，两热相合，故有所遗也。

帝曰：善。治遗奈何？

岐伯曰：视其虚实，调其逆从，可使必已矣。

帝曰：病热当何禁之？

岐伯曰：病热少愈，食肉则复，多食则遗，此其禁也。

帝曰：其病两感于寒者，其脉应与其病形何如？

岐伯曰：两感于寒者，病一日则巨阳与少阴俱病，则头痛口干而烦满；二日则阳明与太阳俱病，则腹满身热，不欲食谵言；三日则少阳与厥阴俱病，则耳聋囊缩而厥。水浆不入，不知人，六日死。

帝曰：五脏已伤，六腑不通，荣卫不行，如是之后，三日乃死何也？

岐伯曰：阳明者，十二经脉之长也。其血气盛，故不知人。三日其气乃尽，故死矣。

凡病伤寒而成温者，先夏至日者为病温，后夏至日者为病暑。暑当与汗皆出，勿止。

【译文】黄帝问：热病已经痊愈，常有余邪不尽，这是为什么呢？

岐伯说：凡是余邪不尽的，都是因为在发热较重的时候强进饮食，所以有余热遗留。像这样的病，都是病势虽然已经衰退，但尚有余热蕴藏于内，如勉强让患者进食，则必因饮食不化而生热，与残存的余热相薄，则两热相合，又重新发热，所以有余热不消的现象出现。

黄帝说：讲得好！怎样治疗余热不消呢？

岐伯说：应诊察病的虚实，或补或泻，予以适当的治疗，可使其病痊愈。

黄帝问：发热的患者在护理上有什么禁忌呢？

岐伯说：当患者热势稍衰的时候，吃了肉食，病即复发；如果饮食过多，则出现余热不尽，这都是热病所应当禁忌的。

黄帝问：表里同伤于寒邪的两感症，其脉象和症状是怎样的呢？

岐伯说：阴阳两经表里同时感受寒邪的两感症，第一日为太阳与少阴两经同时受病，其症状既有太阳的头痛，又有少阴的口干和烦闷；二日为阳明与太阴两经同时受病，其症状既有阳明的身热谵言妄语，又有太阳的腹满不欲食；三日为少阳与厥阴两经同时受病，其症状既有少阳之耳聋，又有厥阴的阴囊收缩和四肢发冷。如果病势发展至水浆不入，神昏不知人的程度，到第六天就会死亡了。

黄帝说：病已发展至五脏已伤，六腑不通，荣卫不行，像这样的病，要三天以后死亡，是什么道理呢？

岐伯说：阳明为十二经之长，此经脉的气血最盛，所以患者容易神志昏迷。三天以后，阳明的气血已经竭尽，所以就要死亡。

凡是伤于寒邪而成为温热病的，病发于夏至日以前的就称之为温病，病发于夏至日以后的就称之为暑病。暑病汗出，可使暑热从汗散泄，所以暑病汗出，不要制止。

刺热篇第三十二

【原文】肝热病者，小便先黄，腹痛多卧身热。热争则狂言及惊，胁满痛，手足躁，不得安卧，庚辛甚，甲乙大汗，气逆则庚辛死。刺足厥阴、少阳。其逆则头痛，脉引冲头也。

心热病者，先不乐，数日乃热。热争则卒心痛，烦闷善呕，头痛面赤无汗；壬癸甚，丙丁大汗，气逆则壬癸死。刺手少阴、太阳。

脾热病者，先头重颊痛，烦心颜青，欲呕身热，热争则腰痛不可用俯仰，腹满泄，两颔痛；甲乙甚，戊己大汗，气逆则甲乙死。刺足太阴、阳明。

肺热病者，先渐然厥，起毫毛，恶风寒，舌上黄，身热。热争则喘咳，痛走胸膺背，不得太息，头痛不堪，汗出而寒；丙丁甚，庚辛大汗，气逆则丙丁死。刺手太阴阳明，出血如大豆，立已。

肾热病者，先腰痛骺酸，苦渴数饮身热。热争则项痛而强，骺寒且酸，足下热，不欲言，其逆则项痛澹澹然；戊己甚，壬癸大汗，气逆则戊己死。刺足少阴太阳。诸汗者，至其所胜日汗出也。

肝热病者，左颊先赤；心热病者，颜先赤，脾热病者，鼻先赤；肺热病者，右颊先赤；肾热病者，颐先赤，病虽未发，见赤色者刺之，名曰治未病。热病从部所起者，至期而已；其刺之反者，三周而已；重逆则死。诸当汗者，至其所胜日，汗大出也。

诸治热病，以饮之寒水乃刺之，必寒衣之，居止寒处，身寒而止也。

热病先胸胁痛，手足躁，刺足少阳，补足太阴，病甚者为五十九刺。热病始手臂痛者，刺手阳明太阴而汗出止。热病始于头首者，刺项太阳而汗出止。热病始于足胫者，刺足阳明而汗出止。热病先身重骨痛，耳聋好瞑，刺足少阴，病甚为五十九刺。热病先眩晕而热，胸胁满，刺足少阴，少阳。

太阳之脉，色荣颧骨，热病也，荣未夭，曰今且得汗，待时而已。与厥阴脉争见者，死期不过三日，其热病内连肾，少阳之脉色也。少阳之脉，色荣颊前，热病也，荣未交，曰今且得汗，待时而已，与少阴脉争见者，死期不过三日。

热病气穴：三椎下间主胸中热，四椎下间主膈中热，五椎下间主肝热，六椎下间主脾热，七椎下间主肾热，荣在骶也。项上三椎，陷者中也。颊下逆颧为大瘕，下牙车为腹满，颧后为胁痛，颊上者膈上也。

【译文】肝脏所发生的热病，首先出现排尿发黄、腹痛、多卧、身体发热等症状。当热邪入脏，与正气相争时，则狂言惊骇，胁部满痛，手足躁扰不得安卧；逢到庚辛日，则因木受金克而病重，若逢甲乙日木旺时，便大汗出而热退，若邪气过胜将在庚辛日死亡。治疗时，应刺足厥阴肝和足少阳胆经。若肝气上逆，则见头痛眩晕，这是因热邪循肝脉上冲于头所致。

心脏所发生的热病，首先觉得心中不愉快，数天以后始发热，当热邪入脏与正气相争时，则突然心痛、烦闷、时呕、头痛、面赤、无汗；逢到壬癸日，则因火受水克而病重，若逢丙丁日火旺时，便大汗出而热退，若邪气胜脏，病更严重将在壬癸日死亡。治疗时，应刺手少阴心和手太阳小肠经。

脾脏所发的热病，首先感觉头重、面颊痛、心烦、额部发青、欲呕、身热。当热邪入脏，与正气相争时，则腰痛不可以俯仰，腹部胀满而泄泻，两颌部疼痛，逢到甲乙日木旺时，则因土受木克而病重，若逢戊己日土旺时，便大汗出而热退，若邪气胜脏，病更严重，就会在甲乙日死亡。治疗时，刺足太阴脾和足阳明胃经。

肺脏发生的热病，首先感到体表渐渐然寒冷，毫毛竖立，畏恶风寒，舌上发黄，全身发热。当热邪入脏，与正气相争时，则气喘咳嗽，疼痛走窜于胸膺背部，不能太息，头痛得很厉害，汗出而恶寒，逢丙丁日火旺时，则因金受火克而病重，若逢庚辛日金旺时，便大汗出而热退，若邪气胜脏，病更严重，就会在丙丁日死亡。治疗时，刺手太阴肺经和手阳明大肠经，刺出其血如大豆样大，则热邪去而经脉和，病可立愈。

肾脏所发生的热病，首先觉腰痛和小腿发酸，口渴得很厉害，频频饮水，全身发热。当邪热入脏，与正气相争时，则项痛而强直，小腿寒冷酸痛，足心发热，不欲言语。如果肾气上逆，则项痛头眩晕而摇动不定，逢利戊己日土旺时，则因水受土克而病重，若逢壬癸日水旺时，便大汗出而热退，若邪气胜脏，病更严重，就会在戊己日死亡。治疗时，刺足少阴肾和足太阳膀胱经。以上所说的诸脏之大汗出，都是到了各脏气旺之日，正胜邪却，即大汗出而热退病愈。

肝脏所发生的热病，左颊部先见赤色；心脏发生热病，额部先见赤色；脾脏发生热病，鼻部先见赤色；肺脏发生热病，右颊部先见赤色；肾脏发生热病，颐部先见赤色。病虽然还没有发作，但面部已有赤色出现，就应予以刺治，这叫做"治未病"。热病只在五脏色部所在出现赤色，并未见到其他症状的，为病尚轻浅，若予以及时治疗，则至其当旺之日，病即可愈；若治疗不当，应泻反补，应补反泻，就会延长病程，需通过三次当旺之日，始能病愈；若一再误治，势必使病情恶化而造成死亡。诸脏热病应当汗出的，都是至其当旺之日，大汗出而病愈的。

凡是治疗热病，应在喝些清凉的饮料，以解里热之后，再进行针刺，并且要患者衣服穿得单薄些，居住于凉爽的地方，以解除表热，如此使表里热退身凉而病愈。

热病先出现胸胁痛，手足躁扰不安的，是邪在足少阳经，应刺足少阳经以泻阳分之邪，补足太阴经以培补脾土，病重的就用"五十九刺"的方法。热病先手臂痛的，是病在上而发于阳，刺手阳明、太阴二经之穴，汗出则热止。热病开始发于头部的，是太阳为病，刺足太阳经项部的穴位，汗出则热止。热病开始发于足胫部的，是病发于阳而始于下，刺足阳明经穴，汗出则热止。热病先出现身体重、骨节痛、耳聋、昏倦嗜睡的，是发于少阴的热病，刺足少阴经之穴，病重的用"五十九刺"的方法。热病先出现头眩晕昏冒而后发热，胸胁满的，是病发于少阳，并将传入少阴，使阴阳枢机失常，刺足少阴和足少阳二经，使邪从枢转而外出。

太阳经脉之病，赤色出现于颧骨部的，是热病，若色泽尚未暗晦，病尚轻浅，至其当旺之时，可以得汗出而病愈。若同时又见少阴经的脉症，此为木盛水衰的死症，死期不过三日，这是因为热病已连于肾。少阳经脉之病，赤色出现于面颊的前方，这是少阳经脉热病，若色泽尚未暗晦，是病邪尚浅，至其当旺之时，可以得汗出而病愈。若同时又见少阴脉色现于颊部，是母胜其子的死症，其死期不过三日。

治疗热病的气穴：第三脊椎下方主治胸中的热病，第四脊椎下方主治膈中的热病，第五脊椎下方主治肝热病，第六脊椎下方主治脾热病，第七脊椎下方主治肾热病。治疗热病，既取穴于上，以泻阳邪，当再取穴于下，以补阴气，在下取穴在尾骶骨处。项部第三椎以下凹陷处的中央部位是大椎穴，由此向下便是脊椎的开始。诊察面部之色，可以推知腹部疾病，如颊部赤色由下向上到颧骨部，为有"大瘕泄"病；见赤色自颊下行至颊车部，为腹部胀满之病；赤色见于颧骨后侧，为胁痛之病；凡是赤色见于颊上的，病都在膈上。

评热病论篇第三十三

【原文】黄帝问曰：有病温者，汗出辄复热，而脉躁疾不为汗衰，狂言不能食，病名为何？

岐伯对曰：病名阴阳交，交者死也。

帝曰：愿闻其说。

岐伯曰：人所以汗出者，皆生于谷，谷生于精。今邪气交争于骨肉而得汗者，是邪却而精胜也。精胜则当能食而不复热。复热者，邪气也。汗者，精气也。今汗出而辄复热者，是邪胜也。不能食者，精无俾也。病而留者，其寿可立而倾也。且夫《热论》曰：汗出而脉尚躁盛者死。今脉不与汗相应，此不胜其病也，其死明矣。狂言者，是失志，失志者死。今见三死，不见一生，虽愈必死也。

帝曰：有病身热，汗出烦满，烦满不为汗解，此为何病？

岐伯曰：汗出而身热者，风也，汗出而烦满不解者，厥也，病名曰风厥。

帝曰：愿卒闻之。

岐伯曰：巨阳主气，故先受邪，少阴与其为表里也，得热则上从之，从之则厥也。

帝曰：治之奈何？

岐伯曰：表里刺之，饮之服汤。

帝曰：劳风为病何如？

岐伯曰：劳风法在肺下。其为病也，使人强上冥视，唾出若涕，恶风而振寒，此为劳风之病。

帝曰：治之奈何？

岐伯曰：以救俯仰。巨阳引，精者三日，中年者五日，不精者七日。咳出青黄涕，其状如脓，大如弹丸，从口中若鼻中出，不出则伤肺，伤肺则死也。

【译文】黄帝问道：得温热病的人，汗出以后，随即又发热，脉象急疾躁动，其病势也不因汗出而稍减，反而出现言语狂乱，不进饮食等症状，这是什么病？

岐伯回答说：这种病叫阴阳交，阴阳交是死症。

黄帝说：我想听听其中的道理。

岐伯说：人所以能够出汗，是依赖于水谷所化生的精气，水谷之精气旺盛，便能胜过邪气而汗出，现在邪气与正气交争于骨肉之间，能够得到汗出的是邪气退而精气胜，精气胜的应当能进饮食而不再发热。复发热是邪气尚留，汗出是精气胜邪，现在汗出后又复发热，是邪气胜过精气。不进饮食，则精气得不到继续

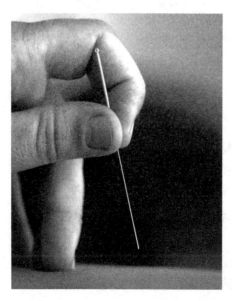

补益，邪热又逗留不去，这样发展下去，患者的生命就会立即发生危险。《热论》中也曾说：汗出而脉仍躁盛，是死症。现在其脉象不与汗出相应，是精气已经不能胜过邪气，死亡的征象已是很明显的了。况且狂言乱语是神志失常，神志失常是死症。现在已出现了三种死症，却没有一点生机，病虽可能因汗出而暂时减轻，但终究是要死亡的。

黄帝说：有的病全身发热，汗出，烦闷，其烦闷并不因汗出而缓解，又是什么病呢？

岐伯说：汗出而全身发热，是因感受

了风邪；烦闷不解，是由于下气上逆所致的，病名叫风厥。

黄帝说：希望你能详尽地讲一讲。

岐伯说：太阳为诸阳主气，主人一身之表，所以太阳首先感受风邪的侵袭。少阴与太阳相为表里，表病则里必应之，少阴受太阳发热的影响，其气亦从之而上逆，上逆便成为厥。

黄帝问：怎么治疗呢？

岐伯说：治疗时应并刺太阳、少阴表里两经，即刺太阳以泻风热之邪，刺少阴以降上逆之气，并内服汤药。

黄帝说：劳风的病情是怎样的呢？

岐伯说：劳风的受邪部位常在肺下，其发病的症状，使人头项强直，头目昏眩而视物不清，唾出黏痰似涕，恶风而寒栗，这就是劳风病的发病情况。

黄帝问：怎样治疗呢？

岐伯说：首先应使其胸中通畅，俯仰自如。肾精充盛的青年人，太阳之气能引肾精外布，则水能济火，经适当治疗，可三日而愈；中年人精气稍衰，需五日可愈；老年人精气已衰，水不济火，需七日始愈。这种患者，咳出青黄色黏痰，其状似脓，凝结成块，大小如弹丸，应使痰从口中或鼻中排出，如果不能咳出，就要伤其肺，肺伤则死。

【原文】帝曰：有病肾风者，面胕庞然壅，害于言，可刺不？

岐伯曰：虚不当刺。不当刺而刺，后五日其气必至。

帝曰：其至何如？

岐伯曰：至必少气时热，时热从胸背上至头，汗出手热，口干苦渴，小便黄，目下肿，腹中鸣，身重难以行，月事不来，烦而不能食，不能正偃，正偃则咳，病名曰风水，论在《刺法》中。

帝曰：愿闻其说。

岐伯曰：邪之所凑，其气必虚。阴虚者，阳必凑之，故少气时热而汗出也。小便黄者，少腹中有热也。不能正偃者，胃中不和也。正偃则咳甚，上迫肺也。诸有水气者，微肿先见于目下也。

帝曰：何以言？

岐伯曰：水者阴也，目下亦阴也，腹者至阴之所居，故水在腹者，必使目下肿也。真气上逆，故口苦舌干，卧不得正偃，正偃则咳出清水也。诸水病者，故不得卧，卧则惊，惊则咳甚也。腹中鸣者，病本于胃也。薄脾则烦不能食，食不下者，胃脘隔也。身重难以行者，胃脉在足也。月事不来者，胞脉闭也。胞脉者属心而络于胞中。今气上迫肺，心气不得下通，故月事不来也。

帝曰：善。

【译文】黄帝说：有患肾风的人，面部水肿，目下壅起，妨害言语，这种病可以用针刺治疗吗？

岐伯说：虚症不能用刺。如果不应当刺而误刺，必伤其真气，使其脏气虚，五天以后，则病气复至而病势加重。

黄帝说：病气来了情况会怎样呢？

岐伯说：病气来了，患者必感到少气，时发热，时常觉得热从胸背上至头，汗出乎热，口中干渴，排尿色黄，目下水肿，腹中鸣响，身体沉重，行动困难。如患者是妇女则月经闭止，心烦而不能饮食，不能仰卧，仰卧就咳嗽得很厉害，此病叫风水，在《刺法》中有所论述。

黄帝说：希望你说说这其中的缘由。

岐伯说：邪气之所以能够侵犯人体，是由于其正气先虚。肾脏属阴，风邪属阳。肾阴不足，风阳便乘虚侵入，所以呼吸少气，时时发热而汗出。排尿色黄，是因为腹中有热。不能仰卧，是因为水气上乘于胃，而胃中不和。仰卧则咳嗽加剧，是因为水气上迫于肺。凡是有水气病的，目下部先出现微肿。

黄帝说：为什么？

岐伯说：水是属阴的，目下也是属阴的部位，腹部也是至阴所在之处，所以腹中有水的，必使目下部位微肿。水邪之气上泛凌心，迫使脏真心火之气上逆，所以口苦咽干，不能仰卧，仰卧则水气上逆而咳出清水。凡是有水气病的人，都因水气上乘于胃而不能卧，卧则水气上凌于心而惊，逆于肺则咳嗽加剧。腹中鸣响，是胃肠中有水气窜动，其病本在于胃。若水迫于脾，则心烦不能食。饮食不进，是水气阻隔于胃脘。身体沉重而行动困难，是因为胃的经脉下行于足部，水气随经下流所致的。妇女月经不来，是因为水气阻滞，胞脉闭塞不通的缘故。胞脉属于心而下络于胞中，现水气上迫于肺，使心气不得下通，所以胞脉闭而月经不来。

黄帝说：讲得好！

逆调论篇第三十四

【原文】黄帝问曰：人身非常温也，非常热也，为之热而烦满者，何也？

岐伯对曰：阴气少而阳气胜，故热而烦满也。

帝曰：人身非衣寒也，中非有寒气也，寒从中生者何？

岐伯曰：是人多痹气也，阳气少，阴气多，故身寒如从水中出。

帝曰：人有四肢热，逢风寒如炙如火者，何也？

岐伯曰：是人者，阴气虚，阳气盛。四肢者，阳也。两阳相得，而阴气虚少，少水不能灭盛火，而阳独治。独治者不能生长也，独胜而止耳。逢风而如炙如火者，是人当肉烁也。

帝曰：人有身寒，汤火不能热，厚衣不能温，然不冻栗，是为何病？

岐伯曰：是人者，素肾气胜，以水为事，太阳气衰，肾脂枯不长，一水不能胜两火。肾者水也，而生于骨，肾不生，则髓不能满，故寒甚至骨也。所以不能冻栗者，肝一阳也，心二阳也，肾孤脏也，一水不能胜二火，故不能冻栗，病名曰骨痹，是人当挛节也。

【译文】黄帝问：有的患者，四肢发热，遇到风寒，热得更加厉害，如同炙于火上一般，这是为什么呢？

岐伯回答说：这是由于阴气少而阳气胜，所以发热而烦闷。黄帝说：有的人穿的衣服并不单薄，也没有为寒邪所中，却总觉得寒气从内而生，这是什么原因呢？

岐伯说：是由于这种人多痹气，阳气少而阴气多，所以经常感觉身体发冷，像从冷水中出来一样。

黄帝说：有的人四肢发热，一遇到风寒，便觉得身如热火熏炙一样，这是什么原因呢？

岐伯说：这种人多因素体阴虚而阳气盛。四肢属阳，风邪也属阳，属阳的四肢感受属阳的风邪，是两阳相并，则阳气更加亢盛，阳气益盛则阴气日益虚少，致衰少的阴气不能熄灭旺盛的阳火，形成了阳气独旺的局面。现阳气独旺，便不能生长，因阳气独胜而生机停止。所以这种四肢热，逢风而热得如炙如火的，其人必然肌肉逐渐消瘦。

黄帝说：有的人身体寒凉，虽近汤火不能使之热，多穿衣服也不能使之温，但却不恶寒战栗，这是什么病呢？

岐伯说：这种人平素即肾水之气盛，又经常接近水湿，致水寒之气偏盛，而太阳之阳气偏衰，太阳之阳气衰，则肾脂枯竭不长。肾是水脏，主生长骨髓，肾脂不生则骨髓不能充满，故寒冷至骨。其所以不能战栗，是因为肝是一阳，心是二阳，一个独阴的肾水，胜不过心肝二阳之火，所以虽寒冷，但不战栗，这种病叫"骨痹"，患者必骨节拘挛。

【原文】帝曰：人之肉苛者，虽近衣絮，犹尚苛也，是谓何疾？

岐伯曰：荣气虚，卫气实也。荣气虚则不仁，卫气虚则不用，荣卫俱虚，则不仁且不用，肉如故也，人身与志不相有，曰死。

帝曰：人有逆气，不得卧而息有音者；有不得卧而息无音者；有起居如故而息有音者；有得卧行而喘者；有不得卧不能行而喘者；有不得卧卧而喘者。皆何脏使然？愿闻其故。

岐伯曰：不得卧而息有音者，是阳明之逆也。足三阴者下行，今逆而上行，故息有音也。阳明者，胃脉也，胃者，六腑之海，其气亦下行。阳明逆，不得从其道，故不得卧也。《下经》曰：胃不和则卧不安。此之谓也。夫起居如故而息有音者，此肺之络脉逆也，络脉不得随经上下，故留经而不行。络脉之患者也微，故起居如故而息有音也。夫不得卧，卧则喘者，是水气之客也。夫水者，循津液而流也。肾者水脏，主津液，主卧与喘也。

帝曰：善。

【译文】黄帝说：有的人肌肉麻木沉重，虽穿上棉衣，仍然如故，这是什么病呢？

岐伯说：这是由于荣气虚而卫气实所致的。荣气虚弱则皮肉麻木不仁，卫气虚弱，则肢体不能举动，荣气与卫气俱虚，则既麻木不仁，又不能举动，所以皮肉更加麻木沉重。若人的形体与内脏的神志不能相互为用，就要死亡。

黄帝说：人病气逆，有的不能安卧而呼吸有声；有的不能安卧而呼吸无声；有的起居如常而呼吸有声；有的能够安卧，行动则气喘；有的不能安卧，也不能行动而气喘；有的不能安卧，卧则气喘。是哪些脏腑发病，使之这样呢？希望能了解其中的缘故。

岐伯说：不能安卧而呼吸有声的，是阳明经脉之气上逆。足三阳的经脉，从头到足，都是下行的，现在足阳明经脉之气上逆而行，所以呼吸不利而有声。阳明是胃脉，胃是六腑之海，胃气亦以下行为顺，若阳明经脉之气逆，胃气便不得循常道而下行，所以不能平卧。《下经》曾说："胃不和则卧不安。"就是这个意思。若起居如常而呼吸有声的，这是由于肺之络脉不顺，络脉不能随着经脉之气上下，故其气留滞于经脉而不行于络脉。但络脉生病是比较轻微的，所以虽呼吸不利有声，但起居如常。若不能安卧，卧则气喘的，是由于水气侵犯所致的。水气是循着津液流行的道路而流动的。肾是水脏，主持津液，如肾病不能主水，水气上逆而犯肺，则人即不能平卧而气喘。

黄帝说：讲得很好。

素问译注卷十

疟论篇第三十五

【原文】黄帝问曰：夫痎疟皆生于风，其蓄作有时者何也？

岐伯对曰：疟之始发也，先起于毫毛，伸欠乃作，寒栗鼓颔，腰脊俱痛；寒去则内外皆热，头痛如破，渴欲冷饮。

帝曰：何气使然？愿闻其道。

岐伯曰：阴阳上下交争，虚实更作，阴阳相移也。阳并于阴，则阴实而阳虚，阳明虚则寒栗鼓颔也；巨阳虚则腰背头项痛；三阳俱虚则阴气胜，阴气胜则骨寒而痛；寒生于内，故中外皆寒。阳盛而外热，阴虚则内热，外内皆热则喘而渴，故欲冷饮也。

此皆得之夏伤于暑，热气盛，藏于皮肤之内，肠胃之外，此荣气之所舍也。此令人汗空疏，腠理开，因得秋气，汗出遇风，及得之以浴，水气舍于皮肤之内，与卫气并居。卫气者，昼日行于阳，夜行于阴，此气得阳而外出，得阴而内薄，内外相薄，是以日作。

帝曰：其间日而作者何也？

岐伯曰：其气之舍深，内薄于阴，阳气独发，阴邪内著，阴与阳争不得出，是以间日而作也。

帝曰：善。其作日晏与其日早者，何气使然？岐伯曰：邪气客于风府，循膂而下，卫气一日一夜大会于风府，其明日日下一节，故其作也晏，此先客于脊背也。每至于风府则腠理开，腠理开则邪气入，邪气入则病作，以此日作稍益晏也。其出于风府，日下一节，二十五日下至骶骨；二十六日入于脊内，注于伏膂之脉，其气上行，九日出于缺盆之中，其气日高，故作日益早也。其间日发者，由邪气内薄于五脏，横连募原也，其道远，其气深，其行迟，不能与卫气俱行，不得皆出，故间日乃作也。

【译文】黄帝问道：一般说来，疟疾的发生都是由于感受了风邪，它的潜伏和发作有一定的时间，这是为什么呢？

岐伯回答说：疟疾开始发作的时候，先起于毫毛竖立，继而四体不舒，欲得引申，哈欠连连，乃至寒冷发抖，下颔鼓动，腰脊疼痛；及至寒冷过去，便是全身内外发热，头痛有如破裂，口渴喜冷饮。

黄帝说：这是什么原因引起的？请说明它的道理。

岐伯说：这是由于阴阳上下相争，虚实交替而作，阴阳虚实相互移易转化的关系。阳气并入于阴分，使阴气实而阳气虚，阳明经气虚，就寒冷发抖乃至两颔鼓动；太阳经气虚，便腰背头项疼痛；三阳经气都虚，则阴气更胜，阴气胜则骨节寒冷而疼痛，寒从内生，所以内外都觉寒冷。如阴气并入阳分，则阳气实而阴气虚。阳主外，阳盛就发生外热；阴主内，阴虚就发生内热，因此外内都发热，热甚的时候就气喘口渴，所以喜欢冷饮。这都是由于夏天伤于暑气，热气过盛，并留藏于皮肤之内，肠胃之外，亦即荣气居留的所在。由于暑热内伏，使人汗孔疏松，腠理开泄，一遇秋凉，汗出而感受风邪，或者由于洗澡时感受水气，风邪水气停留于皮肤之内，与卫气相合并居于卫气流行的所在；而卫气白天行于阳分，夜里行于阴分，邪气也随之循行于阳分时则外出，循行于阴分时则内搏，阴阳内外相搏，所以每日发作。

黄帝问：疟疾有隔日发作的，这是为什么？岐伯说：因为邪气舍留之处较深，向内迫近于阴分，致使阳气独行于外，而阴分之邪留着于里，阴与阳相争而不能即出，所以隔一天才发作一次。

黄帝说：讲得好！

疟疾发作的时间，有逐日推迟，或逐日提前的，是什么缘故？

岐伯说：邪气从风府穴侵入之后，循脊骨逐日逐节下移，卫气是一昼夜会于风府，而邪气却每日向下移行一节，所以其发作时间也就一天迟一天，这是由于邪气先侵袭于脊骨的关系。每当卫气会于风府时，则腠理开发，腠理开发则邪气侵入，邪气侵入与卫气交争，病就发作，因邪气日下一节，所以发病时间就日益推迟了。这种邪气侵袭风府，逐日下移一节而发病的，约经二十五日，邪气下行至骶骨；二十六日，又入于脊内，而流注于伏膂脉；再沿冲脉上行，至九日上至于缺盆之中。因为邪气日见上升，所以发病的时间也就一天早一天。至于隔一天发病一次的，是因为邪气内迫于五脏，横连于膜原，它所行走的道路较远，邪气深藏，循行迟缓，不能和卫气并行，邪气与卫气不得同时皆出，所以隔一天才发作。

【原文】帝曰：夫子言卫气每至于风府，腠理乃发，发则邪气入，入则病作。今卫气日下一节，其气之发也。不当风府，其日作者奈何？

岐伯曰：此邪气客于头项循膂而下者也，故虚实不同，邪中异所，则不得当其风府也。故邪中于头项者，气至头项而病；中于背者，气至背而病；中于腰脊者，气至腰脊而病；中于手足者，气至手足而病。卫气之所在，与邪气相合，则病作。故风无常府，卫气之所发，必开其腠理，邪气之所合，则其府也。

帝曰：善。夫风之与疟也，相似同类，而风独常在，疟得有时而休者何也？

岐伯曰：风气留其处，故常在；疟气随经络沉以内薄，故卫气应乃作。

帝曰：疟先寒后热者何也？

岐伯曰：夏伤于大暑，其汗大出，腠理开发，因遇夏气凄怆之水寒，藏于腠理皮肤之中，秋伤于风，则病成矣。夫寒者阴气也；风者阳气也。先伤于寒而后伤于风，故先寒而后热也，病以时作，名曰寒疟。

帝曰：先热而后寒者何也！

岐伯曰：此先伤于风而后伤于寒，故先热而后寒也，亦以时作，名曰温疟。其但热而不寒者，阴气先绝，阳气独发，则少气烦冤，手足热而欲呕，名曰瘅疟。

帝曰：夫经言有余者泻之，不足者补之。今热为有余，寒为不足。夫疟者之寒，汤火不能温也，及其热，冰水不能寒也，此皆有余不足之类。当此之时，良工不能止，必须其自衰乃刺之，其故何也？愿闻其说。

岐伯曰：经言，无刺熇熇之热，无刺浑浑之脉，无刺漉漉之汗，故为其病逆未可治也。夫疟之始发也，阳气并于阴，当是之时，阳虚而阴盛，外无气，故先寒栗也；阴气逆极，则复出之阳，阳与阴复并于外，则阴虚而阳实，故先热而渴。夫疟气者，并于阳则阳胜，并于阴则阴胜；阴胜则寒，阳胜则热。疟者，风寒之气不常也，病极则复。至病之发也，如火之热，如风雨不可当也。故经言曰：方其盛时必毁，因其衰也，事必大昌。此之谓也。夫疟之未发也，阴未并阳，阳未并阴，因而调之，真气得安，邪气乃亡。故工不能治其已发，为其气逆也。

帝曰：善。攻之奈何？早晏何如？

岐伯曰：疟之且发也，阴阳之且移也，必从四末始也。阳已伤，阴从之，故先其时坚束其处，令邪气不得入，阴气不得出，审候见之在孙络盛坚而血者皆取之，此真往而未得并者也。

帝曰：疟不发，其应何如？

岐伯曰：疟气者，必更盛更虚。当气之所在也，病在阳，则热而脉躁；在阴，则寒而脉静；极则阴阳俱衰，卫气相离，故病得休；卫气集，则复病也。

帝曰：时有间二日或至数日发，或渴或不渴，其故何也？

岐伯曰：其间日者，邪气与卫气客于六腑，而有时相失，不能相得，故休数日乃作也。疟者，阴阳更胜也，或甚或不甚，故或渴或不渴。

帝曰：论言夏伤于暑，秋必病疟。今疟不必应者何也？

岐伯曰：此应四时者也。其病异形者，反四时也。其以秋病者寒甚，以冬病者寒不甚，以春病者恶风，以夏病者多汗。

帝曰：夫病温疟与寒疟而皆安舍，舍于何脏？

岐伯曰：温疟者，得之冬中于风，寒气藏于骨髓之中，至春则阳气大发，邪气不能自出，因遇大暑，脑髓烁，肌肉消，腠理发泄，或有所用力，邪气与汗皆出。此病藏于肾，其气先从内出之于外也。如是者，阴虚而阳盛，阳盛则热矣，衰则气复反入，入则阳虚，阳虚则寒矣，故先热而后寒，名曰温疟。

帝曰：瘅疟何如？

岐伯曰：瘅疟者，肺素有热气盛于身，厥逆上冲，中气实而不外泄，因有所用力，腠理开，风寒舍于皮肤之内、分肉之间而发，发则阳气盛，阳气盛而不衰则病矣。其气不及于阴，故但热而不寒，气内藏于心，而外舍于分肉之间，令人消烁脱肉，故命曰瘅疟。

帝曰：善。

【译文】黄帝说：您说卫气每至于风府时，腠理开发，邪气乘机袭入，邪气入则病发作。现在又说卫气与邪气相遇的部位每日下行一节，那么发病时，邪气就并不恰在于风府，而能每日发作一次，这是为什么？

岐伯说：以上是指邪气侵入于头项，循着脊骨而下者说的，但人体各部分的虚实不同，而邪气侵犯的部位也不一样，所以邪气所侵，不一定都在风府穴处。例如：邪中于头项的，卫气行至头项而病发；邪中于背部的，卫气行至背部而病发；邪中于腰脊的，卫气行至腰脊而病发；邪中于手足的，卫气行至手足而病发；凡卫气所行之处，和邪气相合，那病就发作。所以说风邪侵袭人体没有一定的部位，只要卫气与之相应，腠理开发，邪气得以凑合，这就是邪气袭入的地方，也就是发病的所在。

黄帝道：讲得好！

风病和疟疾相似而同属一类，为什么风病的症状持续常在，而疟疾却发作有休止呢？

岐伯说：风邪为病是稽留于所中之处，所以症状持续常在；疟邪则是随着经络循行，深入体内，必须与卫气相遇，病才发作。

黄帝说：疟疾发作有先寒而后热的，为什么？

岐伯说：夏天感受了严重的暑气，因而汗大出，腠理开泄，再遇着寒凉水湿之气，便留藏在腠理皮肤之中，到秋天又伤了风邪，就成为疟疾了。所以水寒，是一种阴气，风邪是一种阳气。先伤于水寒之气，后伤于风邪，所以先寒而后热，病的发作有一定的时间，这叫寒疟。

黄帝说：有一种疟疾是先热而后寒的，为什么？岐伯说：这是先伤于风邪，后伤于水寒之气，所以先热而后寒，发作也有一定的时间，这叫温疟。还有一种只发热而不恶寒的，这是由于患者的阴气先亏损于内，因此阳气独旺于外，病发作时，出现少气烦闷，手足发热，想要呕吐，这叫瘅疟。

黄帝说：医经上说有余的应当泻，不足的应当补。今发热是有余，发冷是不足。而疟疾的寒冷，虽然用热水或向火，亦不能使之温暖，及至发热，即使用冰水，也不能使之凉爽。这些寒热都是有余不足之类。但当其发冷、发热的时候，良医也无法制止，必须待其病势自行衰退之后，才可以施用刺法治疗，这是什么缘故？请你告诉我。

岐伯说：医经上说过，有高热时不能刺，脉搏纷乱时不能刺，汗出不止时不能刺，因为这正当邪盛气逆的时候，所以未可立即治疗。疟疾刚开始发作，阳气并于阴分，此时阳虚而阴盛，外表阳气虚，所以先寒冷发抖；至阴气逆乱已极，势必复出于阳分，于是阳气与阴气相并于外，此时阴分虚而阳分实，所以先热而口渴。因为疟疾并于阳分，则阳气胜，并于阴分，则阴气胜；阴气胜则发寒，阳气胜则发热。由于疟疾感受的风寒之气变化无常，所以其发作至阴阳之气俱逆极时，则寒热休止，停一段时间，又重复发作。当其病发作的时候，像火一样的猛烈，如狂风暴雨一样迅不可当。所以医经上说：当邪气盛极的时候，不可攻邪，攻之则正气也必然受伤，应该乘邪气衰退的时候而攻之，必然获得成功，便是这个意思。因此治疗疟疾，应在未发的时候，阴气尚未并于阳分，阳气尚未并于阴分，便进行适当的治疗，则正气不至于受伤，而邪气可以消灭。之所以医生不能在疟疾发作的时候进行治疗，就是因为此时正当正气和邪气交争逆乱的缘故。

黄帝说：讲得好！疟疾究竟怎样治疗？时间的早晚应如何掌握呢？

岐伯说：疟疾将发，正是阴阳将要相移之时，它必从四肢开始。若阳气已被邪伤，则阴也必将受到邪气的影响，所以只有在未发病之先，以索牢缚其四肢末端，使邪气不得入，阴气不得出，两者不能相移；牢缚以后，审察络脉的情况，见其孙络充实而瘀血的部分，都要刺出其血，这是当真气尚未与邪气相并之前的一种"迎而夺之"的治法。

黄帝说：疟疾在不发作的时候，它的情况应该怎样？

岐伯说：疟气留舍于人体，必然使阴阳虚实，更替而作。当邪气所在的地方是阳分，则发热而脉搏躁急；病在阴分，则发冷而脉搏较静；病到极期，则阴阳二气都已衰惫，卫气和邪气互相分离，病就暂时休止；若卫气和邪气再相遇合，则病又发作了。

黄帝说：有些疟疾隔二日，或甚至隔数日发作一次，发作时有的口渴，有的不渴，是什么缘故？

岐伯说：其所以隔几天再发作，是因为邪气与卫气相会于风府的时间不一致，有时不能相遇，不得皆出，所以停几天才发作。疟疾发病，是由于阴阳更替相胜，但其中程度上也有轻重的不同，所以有的口渴，有的不渴。

黄帝说：医经上说夏伤于暑，秋必病疟，而有些疟疾，并不是这样的，这是什么道理？

岐伯说：夏伤于暑，秋必病疟，这是指和四时发病规律相应的而言。亦有些疟疾形症不同，与四时发病规律相反的。如发于秋天的，寒冷较重；发于冬天的，寒冷较轻；发于春天的，多恶风；发于夏天的，汗出得很多。

黄帝说：有温疟和寒疟，邪气如何侵入？居留在哪一脏？

岐伯说：温疟是由于冬天感受风寒，邪气留藏在骨髓之中，虽到春天阳气生发活泼的时候，邪气仍不能自行外出，乃至夏天，因夏热炽盛，使人精神倦怠，脑髓消烁，肌肉消瘦，腠理发泄，皮肤空疏，或由于劳力过甚，邪气才乘虚与汗一齐外出。这种病邪原是伏藏于肾，故其发作时，是邪气从内而出于外。这样的病，阴气先虚，而阳气偏盛，阳盛就发热，热极之时，则邪气又回入于阴，邪入于阴则阳气又虚，阳气虚便出现寒冷，所以这种病是先热而后寒，名叫温疟。

黄帝说：瘅疟的情况怎样解释呢？

岐伯说：瘅疟是由于肺脏素来有热，肺气壅盛，气逆而上冲，以致胸中气实，不能发泄，适因劳力之后，腠理开泄，风寒之邪便乘机侵袭于皮肤之内、肌肉之间而发病，发病则阳气偏盛，阳气盛而不见衰减，于是病就发热不寒了。为什么不寒？因邪气不入于阴分，所以发热而不恶寒，这种病邪内藏于里，而外则留于肌肉之间，能使人肌肉消瘦，所以名叫瘅疟。

黄帝说：讲得好！

刺疟篇第三十六

【原文】足太阳之疟，令人腰痛头重，寒从背起，先寒后热，熇熇暍暍然，热止汗出，难已，刺郄中出血。足少阳之疟，令人身体解㑊，寒不甚，热不甚，恶见人，见人心惕惕然，热多汗出甚，刺足少阳。足阳明之疟，令人先寒，洒淅洒淅，寒甚久乃热，热去汗出，喜见日月光火气乃快然，刺足阳明跗上。足太阴之疟，令人不乐，好太息，不嗜食，多寒热汗出，病至则善呕，呕已乃衰，即取之。足少阴之疟，令人呕吐甚，多寒热，热多寒少，欲闭户牖而处，其病难已。足厥阴之疟，令人腰痛少腹满，小便不利如癃状，非癃也。数便，意恐惧气不足，腹中悒悒，刺足厥阴。

肺疟者，令人心寒，寒甚热，热间善惊，如有所见者，刺手太阴阳明。心疟者，令人烦心甚，欲得清水，反寒多，不甚热，刺手少阴。肝疟者，令人色苍苍然，太息，其状若死者，刺足厥阴见血。脾疟者，令人寒，腹中痛，热则肠中鸣，鸣已汗出，刺足太阴。肾疟者，令人洒洒然，腰脊痛宛转，大便难，目眴眴然，手足寒，刺足太阳少阴。胃疟者，令人且病也，善饥而不能食，食而支满腹大，刺足阳明太阴横脉出血。

【译文】足太阳经的疟疾，使人腰痛头重，寒冷从脊背起，先寒后热，热势很盛，热止汗出，这种疟疾，不易痊愈，治疗方法，是刺委中穴出血。足少阳经的疟疾，使人身倦无力，恶寒发热都不甚厉害，怕见人，看见人就感到恐惧，发热的时间比较长，汗出亦很多，治疗方法，刺足少阳经。足阳明经的疟疾，使人先觉怕冷，逐渐恶寒加剧，很久才发热，退热时便汗出，这种患者，喜欢亮光，喜欢向火取暖，见到亮光以及火气，就感到爽快，治疗方法，是刺足阳明经足背上的冲阳穴。足太阴经的疟疾，使人闷闷不乐，时常要叹息，不想吃东西，多发寒热，汗出亦多，病发作时容易呕吐，吐后病势减轻，治疗方法，是取足太阴经的孔穴。足少阴经的疟疾，使人发生剧烈呕吐，多发寒热，热多寒少，常常喜欢紧闭门窗而居，这种病不易痊愈。足厥阴经的疟疾，使人腰痛，少腹胀满，排尿不利，似乎癃病，而实非癃病，只是小便频数不爽，患者心中恐惧，气分不足，腹中郁滞不畅，治疗方法，是刺足厥阴经。

肺疟，使人心里感到发冷，冷极则发热，热时容易发惊，好像见到了可怕的事物，治疗方法，刺手太阴、手阳明两经。心疟，使人心中烦热得很厉害，想喝冷水，但身上反觉寒多而不太热，治疗方法，是刺手少阴经。肝疟，使人面色苍青，时欲太息，厉害的时候，形状如死，治疗方法，是刺足厥阴经出血。脾疟，使人发冷，腹中痛，待到发热时，则脾气行而肠中鸣响，肠鸣后阳气外达而汗出，治疗方法，是刺足太阴经。肾疟，使人渐渐寒冷，腰脊疼痛，难以转侧，大便困难，目视眩动不明，手足冷，治疗方法，是刺足太阳、足少阴两经。胃疟，发病时使人易觉饥饿，但又不能进食，进食就感到脘腹胀满膨大，治疗方法，是取足阳明、足太阴两经横行的络脉，刺出其血。

【原文】疟发身方热，刺跗上动脉，开其空，出其血，立寒。疟方欲寒，刺手阳明太阴、足阳明太阴。疟脉满大，急刺背俞，用中针傍五脏俞各一，适肥瘦出其血也。疟脉小实，急灸胫少阴，刺指井。疟脉满大，急刺背俞，用五胠俞、背俞各一，适行至于血也。疟脉缓大虚，便宜用药，不宜用针。凡治疟先发，如食顷乃可以治，过之则失时也。诸疟而脉不见，刺十指间出血，血去必已，先视身之赤如小豆者，尽取之。十二疟者，其发各不同时，察其病形，以知其何脉之病也。先其发时如食顷而刺之，一刺则衰，二刺则知，三刺则已；不已刺舌下两脉出血，不已刺郄中盛经出血，又刺项以下侠脊者必已。舌下两脉者，廉泉也。

刺疟者，必先问其病之所先发者，先刺之。先头痛及重者，先刺头上及两额两眉间出血。先项背痛者，先刺之。先腰脊痛者，先刺郄中出血。先手臂痛者，先刺手少阴阳明十指间。先足胫酸痛者，先刺足阳明十指间出血。风疟，疟发则汗出恶风，刺三阳经背俞之血者。胻酸痛甚，按之不可，名曰胕髓病，以镵针针绝骨出血，立已。身体小痛，刺至阴。诸阴之井无出血，间日一刺。疟不渴，间日而作，刺足太阳。渴而间日作，刺足少阳；温疟汗不出，为五十九刺。

【译文】治疗疟疾，应在发热之初，刺足背上的动脉，开其孔穴，刺出其血，可立即热退身凉；如疟疾刚要发冷的时候，可刺手阳明、太阴和足阳明、太阴的腧穴。如疟疾患者的脉搏满大而急，刺背部的腧穴，用中等针按五胠腧各取一穴，并根据患者形体的胖瘦，确定针刺出血的多少。如疟疾患者的脉搏小实而急的，灸足胫部的少阴经穴，并刺足趾端的井穴。如疟疾患者的脉搏满大而急，刺背部腧穴，取五胠腧、背腧各一穴，并根据患者体质刺之出血。如疟疾患者的脉搏缓大而虚的，就应该用药治疗，不宜用针刺。大凡治疗疟疾，应在病没有发作之前约一顿饭的时候，予以治疗，过了这个时间，就会失去时机。凡疟疾患者脉沉伏不见的，急刺十指间出血，血出病必愈；若先见皮肤上发出像赤小豆色的红点，应都用针刺去。上述十二种疟疾，其发作各有不同的时间，应观察患者的症状，从而了解病属于哪一经脉。如在没有发作以前约一顿饭的时候就给以针刺，刺一次病势衰减，刺二次病就显著好转，刺三次病即痊愈；如不愈，可刺舌下两脉出血；如再不愈，可取委中血盛的经络，刺出其血，并刺项部以下挟脊两旁的经穴，这样，病一定会痊愈的。上面所说的舌下两脉，就是指的廉泉穴。

凡刺疟疾，必先问明患者发作时最先感觉症状的部位，先行针刺。如最先的症状是头痛头重的，就先刺头上及两额、两眉间出血。先发的症状是项背痛的，就先刺颈项和背部。先发是腰脊痛的，就先刺委中出血。先发是手臂痛的，就先刺手少阴、手阳明的十指间的孔穴。先发是足胫酸痛的，就先刺足阳明十趾间出血。风疟病发作时是汗出怕风的，可刺三阳经背部的腧穴出血。小腿酸痛剧烈而拒按的，名叫髓病，可用针刺绝骨穴出血，痛就可以止住。如身体稍感疼痛，刺至阴穴。但应注意，凡刺诸阴经的井穴，皆不可出血，并应隔日刺一次。疟疾口不渴而间日发作的，刺足太阳经；如口渴而间日发作的，刺足少阳经；温疟而汗不出的，用"五十九刺"的方法。

气厥论篇第三十七

【原文】黄帝问曰：五脏六腑，寒热相移者何？

岐伯曰：肾移寒于肝，痈肿少气。脾移寒于肝，痈肿筋挛。肝移寒于心，狂隔中。心移寒于肺，肺消，肺消者饮一溲二，死不治。肺移寒于肾，为涌水，涌水者，按腹不坚，水气客于大肠，疾行则鸣濯濯如囊裹浆，水之病也。

脾移热于肝，则为惊衄。肝移热于心，则死。心移热于肺，传为鬲消。肺移热于肾，传为柔痉。肾移热于脾，传为虚，肠澼死，不可治。胞移热于膀胱，则癃溺血。膀胱移热于小肠，鬲肠不便，上为口糜。小肠移热于大肠，为虑瘕，为沉。大肠移热于胃，善食而瘦入，谓之食㑊。胃移热于胆，亦曰食㑊。胆移热于脑，则辛頞鼻渊；鼻渊者，浊涕下不止也，传为衄蔑瞑目。故得之气厥也。

【译文】皇帝问道：五脏六腑的寒热互相转移的情况是怎样的？

岐伯说：肾移寒于肝，则病痈肿和少气。脾移寒于肝，则病肿和筋挛。肝移寒于心，则病发狂和胸中隔塞。心移寒于肺，则为肺消；肺消病的症状是饮水一分，排尿要排二分，这是无法治疗的死症。肺移寒于肾，则为涌水；涌水病的症状是腹部按之不甚坚硬，但因水气留居于大肠，故快走时肠中濯濯鸣响，如皮囊装水样，这是水气之病。脾移热于肝，则病惊骇和鼻衄。肝移热于心，则引起死亡。心移热于肺，日久则为鬲消。肺移热于肾，日久则为柔。肾移热于脾，日久渐成虚损；若再患肠，便易成为无法治疗的死症。胞移热于膀胱，则病排尿不利和尿血。膀胱移热于小肠，使肠道隔塞，大便不通，热气上行，以致口舌糜烂。小肠移热于大肠，则热结不散，成为伏瘕，或为痔。大肠移热于胃，则使人饮食增加而体瘦无力，病称为食㑊。胃移热于胆，也叫做食㑊。胆移热于脑，则鼻梁内感觉辛辣而成为鼻渊，鼻渊症状，是常鼻流浊涕不止，日久可致鼻中流血，两目不明。以上各种病症，都因寒热之气厥逆，在脏腑中互相移传而引起的缘故。

咳论篇第三十八

【原文】黄帝问曰：肺之令人咳何也？

岐伯对曰：五脏六腑皆令人咳，非独肺也。

帝曰：愿闻其状。

岐伯曰：皮毛者，肺之合也皮毛先受邪气，邪气以从其合也。其寒饮食入胃，从肺脉上至于肺则肺寒，肺寒则外内合邪，因而客之，则为肺咳。五脏各以其时受病，非其时各传以与之。人与天地相参。故五脏各以治时，感于寒则受病，微则为咳，甚则为泄为痛。乘秋则肺先受邪，乘春则肝先受之，乘夏则心先受之，乘至阴则脾先受之，乘冬则肾先受之。

【译文】黄帝问道：肺脏有病能使人咳嗽，这是什么道理？

岐伯回答说：五脏六腑有病，都能使人咳嗽，不单是肺病。

黄帝说：很想听你讲讲各种咳嗽的症状。

岐伯说：皮毛与肺是相配合的，皮毛先感受了外邪，邪气就会影响到肺脏。再由于吃了寒冷的饮食，寒气在胃循着肺脉上行于肺，引起肺寒，这样就使内外寒邪相合，停留于肺脏，从而成为肺咳。这是肺咳的情况。至于五脏六腑之咳，是五脏各在其所主的时令受病，并非在肺的主时受病，而是各脏之病传给肺的。人和自然界是相应的，故五脏在其所主的时令受了寒邪，便能得病，若轻微的，则发生咳嗽，严重的，寒气入里就成为腹泻、腹痛。所以当秋天的时候，肺先受邪；当春天的时候，肝先受邪；当夏天的时候，心先受邪；当长夏太阴主时，脾先受邪；当冬天的时候，肾先受邪。

【原文】帝曰：何以异之？

岐伯曰：肺咳之状，咳而喘息有音，甚则唾血。心咳之状，咳则心痛，喉中介介如梗状，甚则咽肿喉痹。肝咳之状，咳则两胁下痛，甚则不可以转，转则两下满。脾咳之状，咳则右胁下痛、阴阳引肩背，甚则不可以动，动则咳剧。肾咳之状，咳则腰背相引而痛，甚则咳涎。

帝曰：六腑之咳奈何？安所受病？

岐伯曰：五脏之久咳，乃移于六腑。脾咳不已，则胃受之，胃咳之状，咳而呕，呕甚则长虫出。肝咳不已，则胆受之，胆咳之状，咳呕胆汁。肺咳不已，则大肠受之，大肠咳状，咳而遗失。心咳不已，则小肠受之，小肠咳状，咳而失气，气与咳俱失。肾咳不已，则膀胱受之，膀胱咳状，咳而遗溺。久咳不已，则三焦受之，三焦咳状，咳而腹满，不欲食饮。此皆聚于胃，关于肺，使人多涕唾，而面水肿气逆也。

帝曰：治之奈何？

岐伯曰：治脏者治其俞；治腑者治其合；水肿者治其经。

帝曰：善。

【译文】黄帝问：这些咳嗽怎样鉴别呢？

岐伯说：肺咳的症状，咳而气喘，呼吸有声，甚至唾血。心咳的症状，咳则心痛，喉中好像有东西梗塞一样，甚至咽喉肿痛闭塞。肝咳的症状，咳则两侧胁肋下疼痛，甚至痛得不能转侧，转侧则两胁下胀满。脾咳的症状，咳则右胁下疼痛，并隐隐然疼痛牵引肩背，甚至不可以动，一动就会使咳嗽加剧。肾咳的症状，咳则腰背互相牵引作痛，甚至咳吐痰涎。

黄帝问：六腑咳嗽的症状是怎样的？是怎样患病的呢？

岐伯说：五脏咳嗽日久不愈，就要转移于六腑。例如，脾咳不愈，则胃就受病；胃咳的症状，咳而呕吐，甚至呕出蛔虫。肝咳不愈，则胆就受病，胆咳的症状是咳而呕吐胆汁。肺咳不愈，则大肠受病，大肠咳的症状，咳而大便失禁。心咳不愈，则小肠受病，小肠咳的症状是咳而放屁，而且往往是咳嗽与放屁同时出现。肾咳不愈，则膀胱受病；膀胱咳的症状，咳而遗尿。以上各种咳嗽，如经久不愈，则使三焦受病，三焦咳的症状，咳而腹满，不想饮食。凡此咳嗽，不论由于哪一脏腑的病变，其邪必聚于胃，并循着肺的经脉而影响及肺，才能使人多痰涕，面部水肿，咳嗽气逆。

黄帝问：该如何治疗呢？

岐伯说：治五脏的咳嗽，要取俞穴；治六腑的咳嗽，要取合穴；凡是因咳嗽而水肿的，可取有关脏腑的经穴而分治之。

黄帝说：讲得很有道理！

素问译注卷十一

举痛论篇第三十九

【原文】黄帝问曰：余闻善言天者，必有验于人；善言古者，必有合于今；善言人者，必有厌于己。如此，则道不惑而要数极，所谓明也。今余问于夫子，令言而可知，视而可见，扪而可得，令验于己，而发蒙解惑，可得而闻乎？

岐伯再拜稽首对曰：何道之问也？

帝曰：愿闻人之五脏卒痛，何气使然？

岐伯对曰：经脉流行不止，环周不休，寒气入经而稽迟，泣而不行，客于脉外则血少，客于脉中则气不通，故卒然而痛。

【译文】黄帝问道：我听说善于谈论天道的，必能把天道验证于人事；善于谈论古今的，必能把古事和现在联系起来；善于谈论人事的，必能结合自己的情况。这样，才能掌握事物的规律而不迷惑，了解事物的要领极其透彻，这就是所谓明达事理的人。现在我想请教先生，将问诊所知，望诊所见，切诊所得的情况告诉我，使我有所体验，启发蒙昧，解除疑惑，能够听听你的见解吗？岐伯再次跪拜问道：你要问的是哪些道理呢？

黄帝说：我希望听听人体的五脏突然作痛，是什么邪气造成的？

岐伯回答说：人体经脉中的气血流行不止，如环无端，如果寒邪侵入了经脉，则经脉气血的循行迟滞，凝涩而不畅行，故寒邪侵袭于经脉内外，则使经脉凝涩而血少，脉气留止而不通，所以突然作痛。

【原文】帝曰：其痛或卒然而止者，或痛甚不休者，或痛甚不可按者，或按之而痛止者，或按之无益者，或喘动应手者，或心与背相引而痛者，或胁肋与少腹相引而痛者，或腹痛引阴股者，或痛宿昔而成积者，或卒然痛死不知人有少间复生者，或痛而呕者，或腹痛而后泄者，或痛而闭不通者。凡此诸痛，各不同形，别之奈何？

岐伯曰：寒气客于脉外则脉寒，脉寒则缩踡，缩踡则脉绌急，绌急则外引小络，故卒然而痛，得炅则痛立止。因重中于寒，则痛久矣。寒气客于经脉之中，与炅气相薄则脉满，满则痛而不可按也。寒气稽留，炅气从上，则脉充大而血气乱，故痛甚不可按也。寒气客于肠胃之间，膜原之下，血不得散，小络急引故痛，按之则血气散，故按之痛止。寒气客于侠脊之脉，则深按之不能及，故按之无益也。寒气客于冲脉，冲脉起于关元，随腹直上，寒气客则脉不通，脉不通则气因之，故喘动应手矣。寒气客于背俞之脉则脉泣，脉泣则血虚，血虚则痛，其俞注于心，故相引而痛。按之则热气至，热气至则痛止矣。寒气客于厥阴之脉，厥阴之脉者，络阴器系于肝，寒气客于脉中，则血泣脉急，故胁肋与少腹相引痛矣。

厥气客于阴股，寒气上及少腹，血泣在下相引，故腹痛引阴股。

寒气客于小肠膜原之间，络血之中，血泣不得注于大经，血气稽留不得行，故宿昔而成积矣。寒气客于五脏，厥逆上泄，阴气竭，阳气未入，故卒然痛死不知人，气复反，则生矣。寒气客于肠胃，厥逆上出，故痛而呕也。寒气客于小肠，小肠不得成聚，故后泄腹痛矣。

热气留于小肠，肠中痛，瘅热焦渴，则坚干不得出，故痛而闭不通矣。

帝曰：所谓言而可知者也。视而可见奈何？

岐伯曰：五脏六腑固尽有部，视其五色，黄赤为热，白为寒，青黑为痛，此所谓视而可见者也。

帝曰：扪而可得。奈何？

岐伯曰：视其主病之脉，坚而血及陷下者，皆可扪而得也。

【译文】黄帝说：有的疼痛突然停止，有的剧痛却不能止，有的痛得很厉害而不能按压，有的按压而疼痛就可停止，有的按压也不见缓解，有疼痛跳动应手的，有心和背部相互牵引而痛的，有胁肋和少腹相互牵引而痛的，有腹痛牵引阴股的，有疼痛日久而成积聚的，有突然疼痛昏厥如死不知人事，稍停片刻而又清醒的，有痛而呕吐的，有腹痛而后泄泻的，有痛而大便闭结不通的，以上这些疼痛的情况，其病形各不相同，如何加以区别呢？

岐伯说：寒邪侵袭于脉外，则经脉受寒，经脉受寒则经脉收缩不伸，收缩不伸则屈曲拘急，因而牵引在外的细小脉络，内外引急，故突然发生疼痛，如果得到热气，则疼痛立刻停止。假如再次感受寒邪，卫阳受损就会久痛不止。寒邪侵袭经脉之中，和人体本身的热气相互搏争，则经脉充满，脉满为实，不任压迫，故痛而不可按。寒邪停留于脉中，人体本身的热气则随之而上，与寒邪相搏，使经脉充满，气血运行紊乱，故疼痛剧烈而不可触按。寒邪侵袭于肠胃之间，膜原之下，以致血气凝涩而不散，细小的络脉拘急牵引，所以疼痛；如果以手按揉，则血气散行，故按之疼痛停止。寒邪侵袭于侠脊之脉，由于邪侵的部位较深，按揉难以达到病所，故按揉也无济于事。寒邪侵袭于冲脉之中，冲脉是从小腹关元穴开始的，循腹上行，如因寒气侵入则冲脉不通，脉不通则气因之鼓脉欲通，故腹痛而跳动应手。寒邪袭于背俞足太阳之脉，则血脉流行滞涩，脉涩则血虚，血虚则疼痛，因足太阳脉背俞与心相连，故心与背相引而痛，按揉能使热气来复，热气来复则寒邪消散，故疼痛即可停止。寒邪侵袭于足厥阴之脉，足厥阴之脉循股阴入毛中，环阴器抵少腹，布胁肋而属于肝，寒邪侵入于脉中，则血凝涩而脉紧急，故胁肋与少腹牵引作痛。

寒厥之气客于阴股，寒气上行少腹，气血凝涩，上下牵引，故腹痛引阴股。

寒邪侵袭于小肠膜原之间、络血之中，使络血凝涩不能流注于大的经脉，血气留止不能畅行，故日久便可结成积聚。寒邪侵袭于五脏，迫使五脏之气逆而上行，以致脏气上越外泄，阴气竭于内，阳气不得入，阴阳暂时相离，故突然疼痛昏死，不知人事；如果阳气复返，阴阳相接，则可以苏醒。寒邪侵袭于肠胃，迫使肠胃之气逆而上行，故出现疼痛而呕吐。寒邪复袭于小肠，小肠为受盛之腑，因寒而阳气不化，水谷不得停留，故泄泻而腹痛。

如果是热邪留蓄于小肠，也可发生肠中疼痛，由于内热伤津而唇焦口渴，粪便坚硬难以排出，故腹痛而大便闭结不通。

黄帝说，以上病情可以从问诊中了解到。那么，通过望诊可以了解病情吗？

岐伯说：五脏六腑在面部各有所属的部位，望面部五色的变化就可以诊断疾病，如黄色赤色主热，白色主寒，青色黑色主痛，这就是通过望诊可以了解到的。

黄帝问：用手切诊可以了解病情吗？

岐伯说：看他主病的经脉，然后以手循按，如果脉坚实的，是有邪气结聚；属气血留滞的，络脉必充盛而高起；如果脉陷下的，是气血不足，多属阴证。这些都是可以用手扪切按循而得知的。

【原文】帝曰：善。余知百病生于气也。怒则气上，喜则气缓，悲则气消，恐则气下，寒则气收，炅则气泄，惊则气乱，劳则气耗，思则气结，九气不同，何病之生？

岐伯曰：怒则气逆，甚则呕血及飧泄，故气上矣。喜则气和志达，荣卫通利，故气缓矣。悲则心系急，肺布叶举，而上焦不通，荣卫不散，热气在中，故气消矣。恐则精却，却则上焦闭，闭则气还，还则下焦胀，故气不行矣。寒则腠理闭，气不行，故气收矣。炅则腠理开，荣卫通，汗大泄，故气泄。惊则心无所倚，神无所归，虑无所定，故气乱矣。劳则喘息汗出，外内皆越，故气耗矣。思则心有所存，神有所归，正气留而不行，故气结矣。

【译文】黄帝说：讲得很好！我已知道许多疾病的发生，都是由气机失调引起的。如

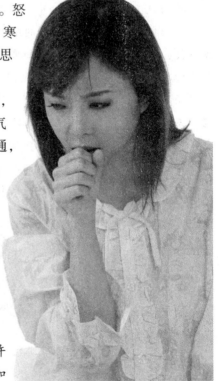

暴怒则气上逆，喜则气舒缓，悲哀则气消沉，恐惧则气下却，遇寒则气收敛，受热则气外泄，受惊则气紊乱，过劳则气耗散，思虑则气郁结。这九种气的变化各不相同，会发生怎样的疾病呢？

岐伯说：大怒则使肝气上逆，血随气逆，甚则呕血，或肝气，乘脾发生飧泄，所以说是气上。喜则气和顺而志意畅达，荣卫之气通利，所以说是气缓。悲哀太过则心系急迫，但悲为肺志，悲伤肺则肺叶张举，上焦随之闭塞不通，营卫之气得不到布散，热气郁闭于中而耗损肺气，所以说是气消。恐惧则使精气下却，精气下却则升降不交，故上焦闭塞，上焦闭塞则气还归于下，气郁于下则下焦胀满，所以说"恐则气下"。寒冷之气侵袭人体，则使腠理闭密，荣卫之气不得畅行而收敛于内，所以说是气收。火热之气能使人腠理开放，荣卫通畅，汗液大量外出，致使气随津泄，所以说是气泄。受惊则心悸动无所依附，神志无所归宿，心中疑虑不定，所以说是气乱。劳役过度则气动喘息，汗出过多，喘则内气越，汗出过多则外气越，内外之气皆泄越，所以说是气耗。思则精力集中，心有所存，神归一处，以致正气留结而不运行，所以说是"气结"。

腹中论篇第四十

【原文】黄帝问曰：有病心腹满，旦食则不能暮食，此为何病？

岐伯对曰：名为鼓胀。

帝曰：治之奈何？

岐伯曰：治之以鸡矢醴，一剂知，二剂已。

帝曰：其时有复发者何也？

岐伯曰：此饮食不节，故时有病也。虽然其病且已，时故当病，气聚于腹也。

帝曰：有病胸胁支满者，妨于食，病至则先闻腥臊臭，出清液，先唾血，四支清，目眩，时时前后血，病名为何？何以得之？

岐伯曰：病名血枯，此得之年少时，有所大脱血；若醉入房中，气竭肝伤，故月事衰少不来也。

帝曰：治之奈何？复以何术？

岐伯曰：以四乌鲗骨一藘茹二物并合之，丸以雀卵，大如小豆，以五丸为后饭，饮以鲍鱼汁，利肠中及伤肝也。

帝曰：病有少腹盛，上下左右皆有根，此为何病？可治不？

岐伯曰：病名曰伏梁。

帝曰：伏梁何因而得之？

岐伯曰：裹大脓血，居肠胃之外，不可治，治之每切按之致死。

帝曰：何以然？

岐伯曰：此下则因阴，必下脓血，上则迫胃脘，生鬲，侠胃脘内痈。此久病也，难治。居脐上为逆，居脐下为从，勿动亟夺。论在《刺法》中。

帝曰：人有身体髀股胻皆肿，环脐而痛，是为何病？

岐伯曰：病名伏梁，此风根也。其气溢于大肠而著于肓，肓之原在脐下，故环脐而痛也。不可动之，动之为水溺涩之病。

【译文】 黄帝问道：心腹胀满的病，早晨吃了东西晚上却不想再吃，这是什么病呢？

岐伯回答说：这叫鼓胀病。

黄帝又问：如何治疗呢？

岐伯说：可用鸡矢醴来治疗，一剂就能见效，两剂病就好了。

黄帝又问：这种病有时还会复发是什么原因呢？

岐伯说：这是因为饮食不节制，所以病时有复发。另一种情况是，疾病虽近痊愈，但因为受风，冷气便会聚于腹中，因此鼓胀还会复发。

黄帝问：胸胁胀满的病，妨碍饮食，发病时先闻到腥臊气味，鼻流清涕，吐血，四肢清冷，头目眩晕，大小便时常出血，这种病叫什么？是什么原因引起的呢？

岐伯说：这种病叫做血枯，是因为少年时患过大的失血病，使内脏有所损伤，或者是醉后肆行房事，使肾气耗竭，肝脏损伤，又致月经衰少或不来。

黄帝问：怎样治疗呢？用什么方法使其恢复？

岐伯说：用四份乌贼骨，一份蘑茹，二药混合，以雀卵为丸，制成如小豆大的丸药，每次服五丸，饭前服药，饮以鲍鱼汁。这个方法可以通利肠道，补益损伤的肝脏。

黄帝问：少腹坚硬盛满的病，上下左右都有根蒂，这是什么病呢？可以治疗吗？

岐伯说：这种病叫做伏梁。

黄帝问：伏梁病是什么原因引起的？

岐伯说：小腹部裹藏着大量脓血，居于肠胃之外，不可能治愈的。在诊治时，不宜重按，每因重按而致死。

黄帝问：为什么会这样呢？

岐伯说：此下为小腹及二阴，按摩则使脓血下出；此上是胃脘部，按摩则上迫胃脘，能使横膈与胃脘之间发生内痛此为根深蒂固的久病，故难治疗。一般地说，这种病生在脐上的为逆症，生在脐下的为顺症，切不可急切按摩，以使其下夺。关于本病的治法，在《刺法》中有所论述。

黄帝问：有人身体髀、股等部位都发肿，且环绕脐部疼痛，这是什么病呢？

岐伯说：病名叫伏梁，这是由于宿受风寒所致的。风寒之气充溢于大肠而留着于肓，肓的根源在脐下气海，所以绕脐而痛。这种病不可用攻下的方法治疗，如果误用攻下，就会发生排尿涩滞。

【原文】帝曰：夫子数言热中消中，不可服膏粱芳草石药，石药发癫，芳草发狂。夫热中消中者，皆富贵人也，今禁高粱，是不合其心，禁芳草石药，是病不愈，愿闻其说。

岐伯曰：夫芳草之气美，石药之气悍，二者其气急疾坚劲，故非缓心和人，不可以服此两者。

帝曰：不可以服此两者，何以然？

岐伯曰：夫热气慓悍，药气亦然，两者相遇，恐内伤脾。脾者土也而恶木，服此药者，至甲乙日更论。

帝曰：善。有病膺肿颈痛，胸满腹胀，此为何病？何以得之？

岐伯曰：名厥逆。

帝曰：治之奈何？

岐伯曰：灸之则暗，石之则狂，须其气并，乃可治也。

帝曰：何以然？

岐伯曰：阳气重上，有余于上，灸之则阳气入阴，入则暗；石之则阳气虚，虚则狂。须其气并而治之，可使全也。

帝曰：善。何以知怀子之且生也？

岐伯曰：身有病而无邪脉也。

帝曰：病热而有所痛何也？

岐伯曰：病热者阳脉也。以三阳之动也，人迎一盛少阳，二盛太阳，三盛阳明。入阴也，夫阳入于阴，故病在头与腹，乃䐜胀而头痛也。

帝曰：善。

【译文】黄帝说：先生屡次说患热中、消中病的，不能吃肥甘厚味，也不能吃芳香药草和金石药，因为金石药物能使人发癫，芳草药物能使人发狂。患热中、消中病的，多是富贵之人，现在如禁止他们吃肥甘厚味，则不适合他们的心理，不使用芳草石药，又治不好他们的病，这种情况该如何处理呢？我愿意听听你的意见。

岐伯说：芳草之气多香窜，石药之气多猛悍，这两类药物的性能都是坚劲的，若非性情和缓的人，不可以服用这两类药物。

黄帝问：不可以服用这两类药物，是什么道理呢？

岐伯说：因为这种人平素嗜食肥甘而生内热，热气本身是悍的，药物的性能也是这样，两者遇在一起，恐怕会损伤人的脾气，脾属土而恶木，所以服用这类药物，在甲日和乙日肝木主令时，病情就会更加严重。

黄帝说：很有道理！有人患膺肿颈痛，胸满腹胀，这是什么病呢？是什么原因引起的？

岐伯说：病名叫厥逆。

黄帝问：怎样治疗呢？

岐伯说：这种病如果用灸法便会失音，用针刺就会发狂，必须等到阴阳之气上下相合，才能进行治疗。

黄帝问：为什么呢？

岐伯说：上本为阳，阳气又逆于上，重阳在上，则有余于上，若再用灸法，是以火济火，阳极乘阴，阴不能上承，故发生失音；若用砭石针刺，阳气随刺外泄则虚，神失其守，故发生神志失常的狂证；必须在阳气从上下降，明气从下上升，阴阳二气交并以后再进行治疗，才可以痊愈。

黄帝说：讲得好。妇女怀孕且要生产是如何知道的呢？

岐伯说：其身体似有某些病的征候，但不见有病脉，就可以诊为妊娠。

黄帝说：有病发热而兼有疼痛的是什么原因呢？

岐伯说：阳脉是主热证的，外感发热是三阳受邪，故三阳脉动甚。若人迎大一倍于寸口是病在少阳；大两倍于寸口，是病在太阳；大三倍于寸口，是病在阳明。三阳既毕，则传入于三阴。病在三阳，则发热头痛，今传入于三阴，故又出现腹部胀满，所以患者有腹胀和头痛的症状。

黄帝说：讲得好！

刺腰痛篇第四十一

【原文】足太阳脉令人腰痛，引项脊尻背如重状，刺其郄中。太阳正经出血，春无见血。

少阳令人腰痛，如以针刺其皮中，循循然不可以俯仰，不可以顾，刺少阳成骨之端出血，成骨在膝外廉之骨独起者，夏无见血。

阳明令人腰痛，不可以顾，顾如有见者，善悲，刺阳明于胻前三痏，上下和之出血，秋无见血。

足少阴令人腰痛，痛引脊内廉，刺少阴于内踝上二痏，春无见血，出血太多，不可复也。

厥阴之脉令人腰痛，腰中如张弓弩弦，刺厥阴之脉，在腨踵鱼腹之外，循之累累然，乃刺之，其病令人善言，默默然不慧，刺之三痏。

解脉令人腰痛，痛引肩，目䀮䀮然，时遗溲，刺解脉，在膝筋肉分间郄外廉之横脉出血，血变而止。解脉令人腰痛如引带，常如折腰状，善恐，刺解脉，在郄中结络如黍米，刺之血射以黑，见赤血而已。

同阴之脉，令人腰痛，痛如小锤居其中，怫然肿，刺同阴之脉，在外踝上绝骨之端，为三痏。

阳维之脉令人腰痛，痛上怫然肿，刺阳维之脉，脉与太阳合腨下间，去地一尺所。

【译文】足太阳经脉发病引起的腰痛，痛时牵引项脊尻背，好像担负着沉重的东西一样，治疗时应刺其合穴委中，即在委中穴处刺出其恶血。如果在春季就不要刺出血。

足少阳经脉发病引起的腰痛，痛如用针刺于皮肤中，逐渐加重不能前后俯仰，并且不能左右回顾。治疗时应刺足少阳经在成骨的起点出血，成骨即膝外侧高骨突起处，如果在夏季则不要刺出血。

阳明经脉发病而引起的腰痛，颈项不能转动回顾，如果回顾则神乱目花犹如妄见怪异，并且容易悲伤，治疗时应刺足阳明经在胫骨前的足三里穴三次，并配合上、下巨虚穴刺出其血，秋季则不要刺出血。

足少阴脉发病引起的腰痛，痛时牵引到脊骨的内侧，治疗时应刺足少阴经在内踝上的复溜穴两次，如果在春季则不要刺出血。如果出血太多，就会导致肾气损伤而不易恢复。

厥阴经脉发病引起的腰痛，腰部强急如新张的弓弩弦一样，治疗时应刺足厥阴的经脉，其部位在腿肚和足跟之间鱼腹之外的蠡沟穴处，摸之有结络累累然不平者，就用针刺之，如果患者多言语或沉默抑郁不爽，可以针刺三次。

解脉发病引起的腰痛，痛时会牵引到肩部，眼睛视物不清，时常遗尿，治疗时应取解脉在膝后大筋分肉间（委中穴）外侧的委阳穴处，有血络横见，紫黑盛满，要刺出其血直到血色由紫变红才停止。

解脉发病引起的腰痛，好像有带子牵引一样，常好像腰部被折断一样，并且时常有恐惧的感觉，治疗时应刺解脉，在郄中有络脉结滞如黍米者，刺之则有黑色血液射出，等到血色变红时即停止。

同阴之脉发病引起的腰痛，痛时胀闷沉重，好像有小锤在里面敲击，病处突然肿胀，治疗时应刺同阴之脉，在外踝上绝骨之端的阳辅穴处，针三次。

【原文】衡络之脉令人腰痛，不可以俯仰，仰则恐仆，得之举重伤腰，衡络绝，恶血归之，刺之在郄阳、筋之间，上郄数寸，衡居为二痏出血。

会阴之脉令人腰痛，痛上漯漯然汗出，汗干令人欲饮，饮已欲走，刺直阳之脉上三，在蹻上郄下五寸横居，视其盛者出血。

昌阳之脉令人腰痛，痛为膺，目䀮䀮然，甚则反折，舌卷不能言，刺内筋为二，在内踝上大筋前太阴后，上踝二寸所。

散脉令人腰痛而热，热甚生烦，腰下如有横木居其中，甚则遗溲，刺散脉，在膝前骨肉分间，络外廉，束脉为三痏。

肉里之脉令人腰痛，不可以咳，咳则筋缩急，刺肉里之脉为二痏，在太阳之外，少阳绝骨之后。

腰痛使脊而痛，至头几几然，目䀮䀮欲僵仆，刺足太阳郄中出血。腰痛上寒，刺足太阳阳明；上热，刺足厥阴；不可以俯仰，刺足少阳；中热而喘，刺足少阴，刺郄中出血。

腰痛，上寒不可顾，刺足阳明；上热，刺足太阴；中热而喘，刺足少阴。

大便难，刺足少阴。少腹满，刺足厥阴。如折不可以俯仰，不可举，刺足太阳。引脊内廉，刺足少阴。

腰痛引少腹控䏚，不可以仰。刺腰尻交者，两髁肿上。以月生死为数，发针立已，左取右，右取左。

【译文】衡络之脉发病引起的腰痛，不可以前俯和后仰，后仰则恐怕跌倒，这种病大多因为用力举重，伤及腰部，使横络阻绝不通，瘀血滞在里。治疗时应刺委阳大筋间上行数寸处的殷门穴，视其血络横居盛满者针刺二次，令其出血。

会阴之脉发病引起的腰痛，痛则汗出，汗止则欲饮水，并表现出行动不安的状态，治疗时应刺直阳之脉上三次，其部位在阳蹻申脉穴上、足太阳郄中穴下五寸的承筋穴处，视其左右有络脉横居、血络盛满的，刺出血。

昌阳之脉发病引起的腰痛，疼痛牵引胸膺部，眼睛视物昏花，严重时腰背向后反折，舌卷短不能言语，治疗时应取筋内侧的复溜穴刺二次，其穴在内踝上大筋的前面，足太阴经的后面，内踝上二寸处。

　　散脉发病引起的腰痛而发热，热甚则生心烦，腰下好像有一块横木梗阻其中，甚至会发生遗尿，治疗时应刺散脉下俞之巨虚上廉和巨虚下廉，其穴在膝前外侧骨肉分间，看到有青筋缠束的脉络，即用针刺三次。

　　肉里之脉发病引起的腰痛，痛得不能咳嗽，咳嗽则筋脉拘急挛缩，治疗时应刺肉里之脉二次，其穴在足太阳的外前方，足少阳绝骨之端的后面。

　　腰痛挟脊背而痛，上连头部拘强不舒，眼睛昏花，好像要跌倒，治疗时应刺足太阳经的委中穴出血。

　　腰痛时有寒冷感觉的，应刺足太阳经和足阳明经，以散阳分之阴邪；有热感觉的，应刺足厥阴经，以去阴中之风热；腰痛不能俯仰的，应刺足少阳经，以转枢机关；若内热而喘促的，应刺足少阴经，以壮水火，并刺委中的血络出血。

　　腰痛时，感觉上部寒冷，头项强急不能回顾的，应刺足阳明经；感觉上部火热的，应刺足太阴经；感觉内里发热兼有气喘的，应刺足少阴经。大便困难的，应刺足少阴经。少腹胀满的，应刺足厥阴经。腰痛有如折断一样不可前后俯仰，不能举动的，应刺足太阳经。腰痛牵引脊骨内侧的，应刺足少阴经。

　　腰痛时牵引少腹，引动季胁之下，不能后仰，治疗时应刺腰尻交处的下穴，其部位在两踝骨下挟脊两旁的坚肉处，针刺时以月亮的盈缺计算针刺的次数，针后会立即见效，并采用左痛刺右侧、右痛刺左侧的方法。

素问译注卷十二

风论篇第四十二

　　【原文】黄帝问曰：风之伤人也，或为寒热，或为热中，或为寒中，或为疠风，或为偏枯，或为风也；其病各异，其名不同，或内至五脏六腑，不知其解，愿闻其说。

　　岐伯对曰：风气藏于皮肤之间，内不得通，外不得泄；风者善行而数变，腠理开则洒然寒，闭则热而闷，其寒也则衰食饮，其热也则消肌肉，故使人怢栗而不能食，名曰寒热。

　　风气与阳明入胃，循脉而上至目内眦，其人肥则风气不得外泄，则为热中而目黄；人瘦则外泄而寒，则为寒中而泣出。

　　风气与太阳俱入，行诸脉俞，散于分肉之间，与卫气相干，其道不利，故使肌肉愤膜而有疡；卫气有所凝而不行，故其肉有不仁也。疠者，有荣气热胕，其气不清，故使其鼻柱坏而色败，皮肤疡溃。风寒客于脉而不去，名曰疠风，或名曰寒热。

以春甲乙伤于风者为肝风，以夏丙丁伤于风者为心风，以季夏戊己伤于邪者为脾风，以秋庚辛中于邪者为肺风，以冬壬癸中于邪者为肾风。风中五脏六腑之俞，亦为脏腑之风，各入其门户所中，则为偏风。风气循风府而上，则为脑风。风入系头，则为目风，眼寒。饮酒卒中，则为漏风。入房汗出卒中，则为内风。新沐卒中，则为首风。久风入中，则为肠风飧泄。外在腠理，则为泄风。故风者百病之长也，至其变化乃为他病也，无常方，然致有风气也。

【译文】黄帝问道：风邪侵害人体后，可引起诸多病症，如：寒热病，热中病，寒中病，疠风病，或引起偏枯病，或成为其他风病。由于病变表现不同，所以病名也不一样，甚至侵入到五脏六腑，我不了解这其中的道理，希望听听你的看法。

岐伯说：风邪侵害人体常常留滞于皮肤之中，使腠理开合失常，经脉不能通调于内，卫气不能发泄于外；然而风邪来去迅速，变化多端，若使腠理开张则阳气外泄而洒渐恶寒，若使腠理闭塞则阳气内郁而身热烦闷，恶寒则引起饮食减少，发热则会使肌肉消瘦，所以使人振寒而不能饮食，这种病称为寒热病。风邪由阳明经入胃，循经脉上行到目内眦，假如患者身体肥胖，腠理致密，则风邪不能向外发泄，稽留体内郁而化热，形成热中病，症见目珠发黄；假如患者身体瘦弱，腠理疏松，则阳气外泄而感到畏寒，形成寒中病，症见眼泪自出。风邪由太阳经侵入，遍行太阳经脉及其俞穴，散布在分肉之间，与卫气相搏结，使卫气运行的道路不通利，所以肌肉肿胀高起而产生疮疡；若卫气凝涩而不能运行，则肌肤麻木不知痛痒。疠风病是营气因热而腐坏，血气污浊不清所致的，所以使鼻柱蚀坏而皮色衰败，皮肤生疮溃烂。病因是风寒侵入经脉稽留不去，病名叫疠风。

在春季的甲日、乙日感受风邪的，形成肝风；在夏季的丙日、丁日感受风邪的，形成心风；在长夏的戊日、己日感受风邪的，形成脾风；在秋季的庚日、辛日感受风邪的，形成肺风；在冬季的壬日、癸日感受风邪的，形成肾风。

风邪侵入五脏六腑的俞穴，沿经内传，也可成为五脏六腑的风病。俞穴是机体与外界相通的门户，若风邪从其血气衰弱场所入侵，或左或右；偏着于一处，则成为偏风病。

风邪由风府穴上行入脑，就成为脑风病；风邪侵入头部累及眼睛，就成为目风病，两眼畏惧风寒；饮酒之后感受风邪，成为漏风病；行房汗出时感受风邪，成为内风病；刚洗过头时感受风邪，成为首风病；风邪久留不去，内犯肠胃，则形成肠风或飧泄病；风邪停留于腠理，则成为泄风病。所以，风邪是引起多种疾病的首要因素。至于它侵入人体后产生变化，能引起其他各种疾病，就没有一定的常规了，但其病因都是风邪入侵。

【原文】 帝曰：五脏风之形状不同者何？愿闻其诊及其病能。

岐伯曰：肺风之状，多汗恶风，色胼然白，时咳短气，昼日则差，暮则甚，诊在眉上，其色白。心风之状，多汗恶风，焦绝善怒吓，赤色，病甚则言不可快，诊在口，其色赤。肝风之状，多汗恶风，善悲，色微苍，嗌干善怒，时憎女子，诊在目下，其色青。脾风之状，多汗恶风，身体怠，四肢不欲动，色薄微黄，不嗜食，诊在鼻上，其色黄。肾风之状，多汗恶风，面庞然水肿，脊痛不能正立，其色炲，隐曲不利，诊在肌上，其色黑。胃风之状，颈多汗恶风，食饮不下，鬲塞不通，腹善满，失衣则䐜胀，食寒则泄，诊形瘦而腹大。首风之状，头面多汗恶风，当先风一日则病甚，头痛不可以出内，至其风日则病少愈。漏风之状，或多汗，常不可单衣，食则汗出，甚则身汗，喘息恶风，衣常濡，口干善渴，不能劳事。泄风之状，多汗，汗出泄衣上，口中干，上渍，其风不能劳事，身体尽痛则寒。帝曰：善。

【译文】 黄帝问道：五脏风症的临床表现有何不同？希望你讲讲诊断要点和病态表现。

岐伯回答道：肺风的症状，是多汗恶风，面色淡白，不时咳嗽气短，白天减轻，傍晚加重，诊查时要注意眉上部位，往往眉间可出现白色。心风的症状，是多汗恶风，唇舌焦躁，容易发怒，面色发红，病重则言语謇涩，诊察时要注意舌部，往往舌质可呈现红色。肝风的症状，是多汗恶风，常悲伤，面色微青，咽喉干燥，易发怒，有时厌恶女性，诊察时要注意目下，往往眼圈可发青色。脾风的症状，是多汗恶风，身体疲倦，四肢懒于活动，面色微微发黄，食欲缺乏，诊察时要注意鼻尖部，往往鼻尖可出现黄色。肾风的症状，是多汗恶风，颜面水肿，腰脊痛不能直立，面色黑加煤烟灰，排尿不利，诊察时要注意颐部，往往颐部可出现黑色。胃风的症状，是颈部多汗，恶风，吞咽饮食困难，隔塞不通，腹部易作胀满，如少穿衣，腹即胀，如吃了寒凉的食物，就发生泄泻，诊察时可见形体瘦削而腹部胀大。首风的症状，是头痛，面部多汗，恶风，每当起风的前一日病情就会加重，以致头痛得不敢离开室内，待到起风的当日，则痛热稍轻。漏风的症状，是汗多，不能少穿衣服，进食即汗出，甚至是自汗出，喘息恶风，衣服常被汗浸湿，口干易渴，不耐劳动。泄风的症状，是多汗，汗出湿衣，口中干燥，上半身汗出如水渍一样，不耐劳动，周身疼痛发冷。

黄帝道：讲得好！

痹论篇第四十三

【原文】黄帝问曰：痹之安生？

岐伯对曰：风寒湿三气杂至，合而为痹也。其风气胜者为行痹，寒气胜者为痛痹，湿气胜者为著痹也。

帝曰：其有五者何也？

岐伯曰：以冬遇此者为骨痹，以春遇此者为筋痹，以夏遇此者为脉痹，以至阴遇此者为肌痹，以秋遇此者为皮痹。

帝曰：内舍五脏六腑，何气使然？

岐伯曰：五脏皆有合，病久而不去者，内舍于其合也。故骨痹不已，复感于邪，内舍于肾。筋痹不已，复感于邪，内舍于肝；脉痹不已，复感于邪，内舍于心；肌痹不已，复感于邪，内舍于脾；皮痹不已，复感于邪，内舍于肺。所谓痹者，各以其时重感于风寒湿之气也。

凡痹之客五脏者，肺痹者，烦满喘而呕；心痹者，脉不通，烦则心下鼓，暴上气而喘，嗌干善噫，厥气上则恐；肝痹者，夜卧则惊，多饮数小便，上为引如怀；肾痹者，善胀，尻以代踵，脊以代头。脾痹者，四肢解惰，发咳呕汁，上为大塞；肠痹者，数饮而出不得，中气喘争，时发飧泄；胞痹者，少腹膀胱按之内痛，若沃以汤，涩于小便，上为清涕。

阴气者，静则神藏，躁则消亡。饮食自倍，肠胃乃伤。淫气喘息，痹聚在肺；淫气忧思，痹聚在心；淫气遗溺，痹聚在肾；淫气乏竭，痹聚在肝；淫气肌绝，痹聚在脾。诸痹不已，亦益内也。其风气胜者，其人易已也。

【译文】黄帝问：痹病是怎样产生的？

岐伯回答说：由风、寒、湿三种邪气杂合伤人而形成痹病。其卒中邪偏胜的叫行痹，寒邪偏胜的叫痛痹，湿邪偏胜的叫着痹。

黄帝问：痹病又可分为五种，都是什么？

岐伯说：在冬天得病的称为骨痹；在春天得病的称为筋痹；在夏天得病的称为脉痹；在长夏得病的称为肌痹；在秋天得病的称为皮痹。

黄帝问：痹病的病邪又有内侵而累及五脏六腑的，是什么道理？

岐伯说：五脏都有与其相合的组织器官，若病邪久留不除，就会内犯于相合的内脏。所以，骨痹不愈，再感受邪气，就会内舍于肾；筋痹不愈，再感受邪气，就会内舍于肝；脉痹不愈，再感受邪气，就会内舍于心；肌痹不愈，再感受邪气，就会内舍于脾；皮痹不愈，再感受邪气，就会内舍于肺。总之，这些痹证是各脏在所主季节里重复感受了风、寒、湿气所造成的。

凡痹病侵入到五脏，症状各有不同：肺痹的症状是烦闷胀满，喘逆呕吐，心痹的症状是血脉不通畅，烦躁则心悸，突然气逆上壅而喘息，咽干，易嗳气，厥逆气上则引起恐惧。肝痹的症状是夜眠多惊，饮水多而排尿频数，疼痛循肝经由上而下牵引少腹如怀孕之状。肾痹的症状是腹部易作胀，骨萎而足不能行，行步时臀部着地，脊柱曲屈畸形，高耸过头。脾痹的症状是四肢倦怠无力，咳嗽，呕吐清水，上腹部痞塞不通。肠痹的症状是频频饮水而排尿困难，腹中肠鸣，时而发生完谷不化的泄泻。膀胱痹的症状是少腹膀胱部位按之疼痛，如同灌了热水似的，排尿涩滞不爽，上部鼻流清涕。

五脏精气，安静则精神内守，躁动则易于耗散。若饮食过量，肠胃就要受损。致痹之邪引起呼吸喘促，是痹发生在肺；致痹之邪引起忧伤思虑，是痹发生在心；致痹之痹引起遗尿，是痹发生在肾；致痹之邪引起疲乏衰竭，是痹发生在肝；致痹之邪引起肌肉瘦削，是痹发生在脾。总之，各种痹

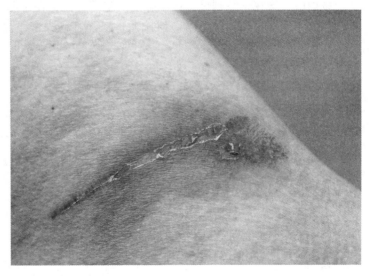

病日久不愈，病变就会进一步向内深入。其卒中邪偏盛的容易痊愈。

【原文】帝曰：痹，其时有死者，或疼久者，或易已者，其故何也？

岐伯曰：其入脏者死，其流连筋骨间者疼久，其留皮肤间者易已。

帝曰：其客于六腑者何也？

岐伯曰：此亦其食饮居处，为其病本也。六腑亦各有俞，风寒湿气中其俞，而食饮应之，循俞而入，各舍其腑也。

帝曰：以针治之奈何？

岐伯曰：五脏有俞，六腑有合，循脉之分，各有所发，各随其过则病瘳也。

帝曰：荣卫之气亦令人痹乎？

岐伯曰：荣者，水谷之精气也，和调于五脏，洒陈于六腑，乃能入于脉也。故循脉上下，贯五脏，络六腑也。卫者，水谷之悍气也，其气慓疾滑利，不能入于脉也，故循皮肤之中，分肉之间，熏于肓膜，散于胸腹。逆其气则病，从其气则愈。不与风寒湿气合，故不为痹。

帝曰：善。痹或痛，或不痛，或不仁，或寒，或热，或燥，或湿，其故何也？

岐伯曰：痛者，寒气多也，有寒故痛也。其不痛不仁者，病久入深，荣卫之行涩，经络时疏，故不通，皮肤不营，故为不仁。其寒者，阳气少，阴气多，与病相益，故寒也。其热者，阳气多，阴气少，病气胜，阳遭阴，故为痹热。其多汗而濡者，此其逢湿甚也，阳气少，阴气盛，两气相感，故汗出而濡也。

帝曰：夫痹之为病，不痛何也？

岐伯曰：痹在于骨则重，在于脉则血凝而不流，在于筋则屈不伸，在于肉则不仁，在于皮则寒，故具此五，者则不痛也。凡痹之类，逢寒则虫，逢热则纵。

帝曰：善。

【译文】黄帝问：患了痹病后，有的人死亡，有的人疼痛经久不愈，有的人容易痊愈，这是什么缘故？

岐伯说：痹邪内犯到五脏则死，痹邪稽留在筋骨间的则疼久难愈，痹邪停留在皮肤间的容易痊愈。

黄帝问：痹邪侵犯六腑是何原因？

岐伯说：这也是饮食不节、起居失度导致腑痹的根本原因。六腑也各有俞穴，风寒湿邪在外侵及它的俞穴，而内有饮食所伤的病理基础与之相应，于是病邪就循着俞穴入里，留滞在相应的腑。

黄帝问：怎样用针刺治疗呢？

岐伯说：五脏各有俞穴可取，六腑各有合穴可取，循着经脉所行的部位，各有发病的征兆可察，根据病邪所在的部位，取相应的俞穴或合穴进行针刺，病就可以痊愈了。

黄帝问：营卫之气亦能使人发生痹病吗？

岐伯说：营是水谷所化生的精气，它平和协调地运行于五脏，散布于六腑，然后汇入脉中，所以营气循着经脉上下运行，起到连贯五脏，联络六腑的作用。卫是水谷所化生的悍气，它流动迅疾而滑利，不能进入脉中，所以循行于皮肤肌肉之间，熏蒸于肓膜之间，敷布于胸腹之内。若营卫之气的循行逆乱，就会生病，只要营卫之气顺从和调了，病就会痊愈。总的来说，营卫之气若不与风寒湿邪相合，则不会引起痹病。

黄帝说：讲得好！痹病，有的疼痛，有的不痛，有的麻木不仁，有的表现为寒，有的表现为热，有的皮肤干燥，有的皮肤湿润，这是什么缘故呢？

岐伯说：痛是寒气偏多，有寒所以才痛。不痛而麻木不仁的，系患病日久，病邪深入，荣卫之气运行涩滞，致使经络中气血空虚，所以不痛；皮肤得不到营养，所以麻木不仁。表现为寒象的，是由于机体阳气不足，阴气偏盛，阴气助长寒邪之势，所以表现为寒象。表现为热象的，是由于机体阳气偏盛，阴气不足，偏胜的阳气与偏胜的风邪相合而乘阴分，所以出现热象。多汗而皮肤湿润的，是由于感受湿邪太甚，加之机体阳气不足，阴气偏盛，湿邪与偏盛的阴气相合，所以汗出而皮肤湿润。

黄帝问：痹病有不痛的，这是什么缘故？

岐伯说：痹发生在骨则身重；发生在脉则血凝涩而不畅；发生在筋则屈曲不能伸；发生在肌肉则麻木不仁；发生在皮肤则寒冷。如果有这五种情况，就不甚疼痛。凡痹病一类疾患，遇寒则筋脉拘急，遇热则筋脉弛缓。

黄帝说：讲得很有道理！

痿论篇第四十四

【原文】黄帝问曰：五脏使人痿何也？

岐伯对曰：肺主身之皮毛，心主身之血脉，肝主身之筋膜，脾主身之肌肉，肾主身之骨髓。故肺热叶焦，则皮毛虚弱急薄，著则生痿躄也。心气热，则下脉厥而上，上则下脉虚，虚则生脉痿，枢折挈胫纵而不任地也。肝气热，则胆泄口苦筋膜干，筋膜干则筋急而挛，发为筋痿。脾气热，则胃干而渴，肌肉不仁，发为肉痿。肾气热，则腰脊不举，骨枯而髓减，发为骨痿。

帝曰：何以得之？

岐伯曰：肺者，脏之长也，为心之盖也。有所失亡，所求不得，则发肺鸣，鸣则肺热叶焦，故曰：五脏因肺热叶焦，发为痿躄，此之谓也。悲哀太甚，则胞络绝，胞络绝则阳气内动，发则心下崩，数溲血也。故《本病》曰：大经空虚，发为肌痹，传为脉痿。思想无穷，所愿不得，意淫于外，入房太甚，宗筋弛纵，发为筋痿，及为白淫。故《下经》曰：筋痿者，生于肝使内也。有渐于湿，以水为事，若有所留，居处相湿，肌肉濡渍，痹而不仁，发为肉痿。故《下经》曰：肉痿者，得之湿地也。有所远行劳倦，逢大热而渴，渴则阳气内伐，内伐则热舍于肾。肾者水脏也，今水不胜火，则骨枯而髓虚，故足不任身，发为骨痿。故《下经》曰：骨痿者，生于大热也。

【译文】黄帝问：五脏都能使人发生痿病，这是什么原因呢？

岐伯回答说：肺主全身皮毛，心主全身血脉，肝主全身筋膜，脾主全身肌肉，肾主全身骨髓。所以肺脏有热，灼伤津液，则枯焦，皮毛也呈虚弱、干枯不润的状态，热邪不去，则变生痿；心脏有热，可使气血上逆，气血上逆就会引起在下的血脉空虚，血脉空虚就会变生脉痿，使关节如折而不能提举，足胫弛缓而不能着地行路；肝脏有热，可使胆汁外溢而口苦，筋膜失养而干枯，以至筋脉挛缩拘急，变生筋痿；脾有邪热，则灼耗胃津而口渴，肌肉失养而麻木不仁，变生不知痛痒的肉痿；肾有邪热，热灼精枯，致使髓减骨枯，腰脊不能举动，变生骨痿。

黄帝问：痿症是怎样引起的？

岐伯说：肺是诸脏之长，又是心脏的华盖。遇有失意的事情，或个人要求得不到满足，则使肺气，郁而不畅，于是出现喘息有声，进而则气郁化热，使肺叶枯焦，精气因此而不能敷布于周身，五脏都是因肺热叶焦得不到营养而发生痿的，说的就是这个道理。如果悲哀过度，就会因气机郁结而使心包络隔绝不通，心包络隔绝不通则导致阳气在内妄动，逼迫心血下崩，于是屡次排尿出血。所以《本病》中说："大经脉空虚，发生肌痹，进一步传变为脉痿。"如果无穷尽地胡思乱想而欲望又不能达到，或意念受外界影响而惑乱，房事不加节制，这些都可致使宗筋弛缓，形成筋痿或白浊、白带之类疾患。所以《下经》中说：筋痿之病发生于肝，是由于房事太过内伤精气所致。有的人日渐感受湿邪，如从事于水湿环境中的工作，水湿滞留体内，或居处潮湿，肌肉受湿邪浸渍，导致了湿邪痹阻而肌肉麻木不仁，最终则发展为肉痿。所以《下经》中说："肉痿是久居湿地引起的。"如果长途跋涉，劳累太甚，又逢炎热天气而口渴，于是阳气化热内扰，内扰的邪热侵入肾脏，肾为水脏，如水不胜火，灼耗阴精，就会骨枯髓空，致使两足不能支持身体，形成骨痿。所以《下经》中说："骨痿是由于大热所致的。"

【原文】帝曰：何以别之？

岐伯曰：肺热者色白而毛败，心热者色赤而络脉溢；肝热者色苍而爪枯；脾热者色黄而肉蠕动；肾热者色黑而齿槁。

帝曰：如夫子言可矣，论言治痿者，独取阳明何也？

岐伯曰：阳明者，五脏六腑之海，主润宗筋，宗筋主束骨而利机关也。冲脉者，经脉之海也，主渗灌溪谷，与阳明合于宗筋，阴阳揔宗筋之会，会于气街，而阳明为之长，皆属于带脉，而络于督脉。故阳明虚，则宗筋纵，带脉不引，故足痿不用也。

帝曰：治之奈何？

岐伯曰：各补其荥而通其俞，调其虚实，和其逆顺，筋脉骨肉，各以其时受月，则病已矣。

帝曰：善。

【译文】黄帝问：用什么办法能鉴别五种痿证呢？

岐伯说：肺有热的痿，面色白而毛发衰败；心有热的痿，面色红而浅表血络充盈显现；肝有热的痿，面色青而爪甲枯槁；脾有热的痿，面色黄而肌肉蠕动；肾有热的痿，面色黑而牙齿枯槁。

黄帝说：先生以上所说是合宜的。医书中说：治痿应独取阳明，这是什么道理呢？

岐伯说：阳明是五脏六腑营养的源泉，能濡养宗筋，宗筋主管约束骨节，使关节运动灵活。冲脉为十二经气血汇聚之处，输送气血以渗透灌溉分肉肌腠，与足阳明经会合于宗筋，阴经阳经都总会于宗筋，再会合于足阳明经的气街穴，故阳明经是它们的统领，诸经又都连属于带脉，系络于督脉。所以阳明经气血不足则宗筋失养而弛缓，带脉也不能收引诸脉，就使两足痿弱不用了。

黄帝问：该怎样治疗呢？

岐伯说：调补各经的荥穴，疏通各经的俞穴，以调机体之虚实和气血之逆顺；无论筋脉骨肉的病变，只要在其所合之脏当旺的月份进行治疗，病就会好。

黄帝说：讲得很好！

灵 枢 篇

灵枢译注卷一

九针十二原篇第一

【原文】黄帝问于岐伯曰：余子万民，养百姓而收其租税；余哀其不给而属有疾病。余欲勿使被毒药，无用砭石，欲以微针通其经脉，调其血气，荣其逆顺出入之会。令可传于后世，必明为之法，令终而不灭，久而不绝，易用难忘，为之经纪，异其章，别其表里，为之终始。令各有形，先立针经。愿闻其情。

岐伯答曰：臣请推而次之，令有纲纪，始于一，终于九焉。请言其道！小针之要，易陈而难入。粗守形，上守神。神乎神，客在门。未睹其疾，恶知其原？刺之微在速迟。粗守关，上守机，机之动，不离其空。空中之机，清静而微。其来不可逢，其往不可追。知机之道者，不可挂以发。不知机道，叩之不发。知其往来，要与之期。粗之暗乎，妙哉，工独有之。往者为逆，来者为顺，明知逆顺，正行无问。逆而夺之，恶得无虚？追而济之，恶得无实？迎之随之，以意和之，针道毕矣。

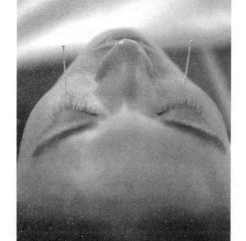

凡用针者，虚则实之，满则泄之，宛陈则除之，邪胜则虚之。《大要》曰：徐而疾则实，疾而徐则虚。言实与虚，若有若无。察后与先。若存若亡。为虚与实，若得若失。

虚实之要，九针最妙，补泻之时，以针为之。泻曰，必持内之，放而出之，排阳得针，邪气得泄。按而引针，是谓内温，血不得散，气不得出也。补曰，随之随之，意若妄之。若行若按，如蚊虻止，如留如还，去如弦绝，令左属右，其气故止，外门已闭，中气乃实，必无留血，急取诛之。

持针之道，坚者为宝。正指直刺，无针左右。神在秋毫，属意病者。审视血脉者，刺之无殆。方刺之时，必在悬阳，及与两卫。神属勿去，知病存亡。血脉者在俞横居，视之独澄，切之独坚。

【译文】黄帝问岐伯说：我爱护万民，抚养百姓，并征收他们的租税。我怜悯他们生活尚难自给，接连发生疾病。治疗他们的病，我想不采用药物和砭石的治法，而用微针疏通经脉，调理气血，使气血在经脉中逆顺往返出入会合以恢复正常。要想使这种疗法流行到后世，必须阐明针刺大法，使它永不失传。要做到易于运用而又不被忘掉，就必须条理分明，区别章节，辨别表里，以明确气血终而复始地循环于人身的规律。要把各种针具的形状及相应的用途加以说明，我认为应首先创立《针经》。我想听您讲讲对这个问题的看法。

岐伯答道：让我按次序来谈，这样才能有纲有纪。从小针开始，直到九针，说说其中的道理。小针治病，说起来容易，但要达到精妙的地步却较困难。低劣的医生拘守形迹，高明的医生则能根据患者神气的盛衰，采用补泻手法。神奇啊！气血循行于经脉，出入有一定的门户，病邪也可从这些门户侵入体内。医生如不详察病情，怎么能了解发病的原因呢？针刺的奥妙，关键在于针刺的部位和疾徐的手法。低劣的医生仅仅死守四肢关节附近的固定穴位，而针治高手却能观察经气的动静，洞达虚实的变化。经气的循行，不离腧穴。腧穴所表现的虚实变化是极微妙的。邪气充盛时，切不可迎用补法，当邪气衰减时，切不可追而泻之。懂得气机虚实变化，就会正确运用补泻手法，不会有毫发的差失；不懂得气机虚实变化，就如箭在弦上，不能及时准确地射出一样。所以必须掌握经气的往来顺逆之机，才能把握住针刺的正确时间。劣医对此昏昧无知，只有大医才能体察它的奥妙。正气去时经脉空疏为逆，正气来时经脉充实为顺。明白逆顺之理，就可以大胆直刺而不必犹豫不决了。正气已虚，反用泻法，怎么会不更虚呢？邪气正盛，反用补法，怎么会不更实呢？迎其邪而泻，随其去而补，用心体察其中的奥妙，针刺之道也就尽在其中了。

大凡针刺治病，正气虚弱则应用补法，邪气盛实则用泻法，气血瘀结的给予破除，邪气胜的则用攻下法。《大要》说：慢进针而快出针，针出后急按针孔的为补法，快进针而慢出针，针出后不按针孔的为泻法。这里所说的补和泻，应为似有感觉又好像没有感觉；考察气的先至与后至，以决定留针或去针。无论是用补法还是用泻法，都要使患者感到补之若有所得，泻之若有所失。

虚实补泻的要点，以九针最为理想。补或泻都可通过针刺手法来解决。所谓泻法，指的是要很快持针刺入，得气后，摇大针孔，转而出针，排出表阳，以泄去邪气。如果出针时按闭针孔，就会使邪气闭于内，血气不得疏散，邪气也出不来！所谓补法，即是指顺着经脉循行的方向施针，仿佛若无其事，行针导气，按穴下针时的感觉，就像蚊虫叮在皮肤上。针入皮肤，候气之时，仿佛停留徘徊；得气之后，急速出针，如箭离弦，右手出针，左手急按针孔，经气会因此而留止，针孔已闭，中气仍然会充实，也不会有瘀血停留，若有瘀血，应及时除去。

持针的方法，紧握而有力最为重要。对准俞穴，端正直刺，针体不可偏左偏右。持针者精神要集中到针端，并留意观察患者。同时仔细观察血脉的走向，并且进针时避开它，就不会发生不良的后果了。将要针刺时，要注意患者的双目和面部神色的变化，以体察其神气的盛衰，不可稍有疏忽。如血脉横布在俞穴周围，就比较容易看清楚，用手按摸也会有坚实的感觉。

【原文】九针之名，各不同形。一曰镵针，长一寸六分；二曰员针，长一寸六分；三曰鍉针，长三寸半；四曰锋针，长一寸六分；五曰铍针，长四寸，广二分半；六曰员利针，长一寸六分；七曰毫针，长三寸六分；八曰长针，长七寸；九曰大针，长四寸。镵针者，头大末锐，去泻阳气；员针者，针如卵形，揩摩分间，不得伤肌肉者，以泻分气；鍉针者，锋如黍粟之锐，主按脉勿陷，以致其气；锋针者，刃三隅以发痼疾，铍针者，末如剑锋，以取大脓；员利针者，大如氂，且员且锐，中身微大，以取暴气；毫针者，尖如蚊虻喙，静以徐往，微以久留之而养，以取痛痹；长针者，锋利身薄，可以取远痹；大针者，尖如梃，其锋微员，以泻机关之水也。九针毕矣。

夫气之在脉也，邪气在上，浊气在中，清气在下。故针陷脉则邪气出，针中脉则浊气出，针太深则邪气反沉，病益。故曰：皮肉筋脉，各有所处。病各有所宜。各不同形，各以任其所宜，无实无虚。损不足而益有余，是谓甚病。病益甚，取五脉者死，取三脉者恇；夺阴者死，夺阳者狂，针害毕矣。

刺之而气不至，无问其数。刺之而气至，乃去之，勿复针。针各有所宜，各不同形，各任其所为，刺之要。气至而有效，效之信，若风之吹云，明乎若见苍天，刺之道毕矣。

黄帝曰：愿闻五脏六腑所出之处。

岐伯曰：五脏五俞，五五二十五俞，六腑六俞，六六三十六俞，经脉十二，络脉十五，凡二十七气，以上下。所出为井，所溜为荥，所注为俞，所行为经，所入为合，二十七气所行，皆在五俞也。

节之交，三百六十五会，知其要者，一言而终，不知其要，流散无穷。所言节者，神气之所游行出入也。非皮肉筋骨也。

睹其色，察其目，知其散复。一其形，听其动静，知其邪正，右主推之，左持而御之，气至而去之。

凡将用针，必先诊脉，视气之剧易，乃可以治也。五脏之气，已绝于内，而用针者反实其外，是谓重竭。重竭必死，其死也静。治之者辄反其气，取腋与膺。五脏之气，已绝于外，而用针者反实其内，是谓逆厥。逆厥则必死，其死也躁。治之者反取四末。

刺之害中而不去，则精泄；害中而去，则致气。精泄则病益甚而恇，致气则生为痈疡。

五脏有六腑，六腑有十二原，十二原出于四关，四关主治五脏。五脏有疾，当取之十二原。十二原者，五脏之所以禀三百六十五节气味也。五脏有疾也，应出十二原。十二原各有所出。明知其原，睹其应，而知五脏之害矣。阳中之少阴，肺也，其原出于太渊，太渊二。阳中之太阳，心也，其原出于大陵，大陵二。阴中之少阳，肝也，其原出于太冲，太冲二。阴中之至阴，脾也，其原出于太白，太白二。阴中之太阴，肾也，其原出于太溪，太溪二。膏之原，出于鸠尾，鸠尾一。肓之原，出于脖胦，脖胦一。凡此十二原者，主治五脏六腑之有疾者也。

胀取三阳，飧泄取三阴。

今夫五脏之有疾也，譬犹刺也，犹污也，犹结也，犹闭也。刺虽久犹可拔也，污虽久犹可雪也，结虽久犹可解也，闭虽久犹可决也。或言久疾之不可取者，非其说也。夫善用针者，取其疾也，犹拔刺也，犹雪污也，犹解结也，犹决闭也。疾虽久，犹可毕也。言不可治者，未得其术也。

刺诸热者，如以手探汤；刺寒清者，如人不欲行。阴有阳疾者，取之下陵、三里，正往无殆，气下乃止，不下复始也。疾高而内者，取之阴之陵泉；疾高而外者，取之阳之陵泉也。

【译文】九针的名称不同，而它们各有不同的形状：第一种叫做镵针，长一寸六分；第二种叫员针，长一寸六分；第三种叫鍉针，长三寸半；第四种叫锋针，长一寸六分；第五种叫铍针，长四寸，宽二分半；第六种叫员利针，长一寸六分；第七种叫毫针，长三寸六分；第八种叫长针，长七寸；第九种叫大针，长四寸。镵针，头大而针尖锐利，浅刺可以泻肌表阳热；员针，针形如卵，用以在肌肉之间按摩，不会损伤肌肉，却能疏泄肌肉之间的邪气；鍉针，其锋如黍粟粒一样微圆，用于按压经脉，不会陷入皮肤内，所以可以引正气祛邪气；锋针，三面有刃，可以用来治疗顽固的旧疾；铍针，针尖像剑锋一样锐利，可以用来刺痛排脓；员利针，针尖像长毛，圆而锐利，针的中部稍粗，可以用来治疗急性病；毫针，针形像蚊虻的嘴，可以轻缓地刺入皮肉，轻微提插而留针，正气可以得到充养，邪气尽散，出针养神，可以治疗痛痹；长针，针尖锐利，针身细长，可以用来治疗日月已久的痹证；大针，针尖像折断后的竹茎，其锋稍圆，可以用来泻去关节积水。关于九针的形状和主治作用大致就是这些了。

大凡邪气侵入经脉而发病，阳邪的气常停留在上部，浊恶的气常停留在中部，清冷的气常停留在下部。所以针刺筋骨陷中的孔穴，阳邪就能得以外出，针刺阳明经合穴，就会使浊气得以外出。但如果病在表浅而针刺太深，反而会引邪进入内里，这会使病情加重。所以说：皮肉筋脉，各有不同的部位，病症也各有其适宜的孔穴。九针的形状不同，各有其施治相适的孔穴，要根据病情适当选用。不可实证用补法、虚证用泻法，这就是损不足而益用余，反而会使病情加重。如精气虚弱的患者，误泻五脏腧穴，必致阴虚而死；阳气不足的患者，误泻三阳经腧穴，必致正气衰弱而神志错乱。总的说来，误泻阴经，耗尽了脏气，会死亡；误泻阳经，损伤了阳气，就会使人发狂。这就是用针不当的害处。

如果刺后未能得其气，不问息数多少，都必须等待经气到来；如已得气就可去针，不必再刺。九针各有不同的功用，针形也不一样，必须根据病情的不同加以选用，这是针刺的要点。总之，是针下得气，即为有效。疗效显著的，就如风吹云散，明朗如见到青天那样。这就是针刺治病的道理罢了。

黄帝说：我想了解五脏六腑的经气所出的情况。

岐伯回答说：五脏的经脉，分别有井、荥、输、经、合五个腧穴，五五共有二十五个腧穴。六腑的经脉，分别有井、荥、输、原、经、合六个腧穴，六六共三十六个腧穴。人体脏腑有十二条经脉，十五别络。经络之气共二十七，在全身循环周转。经气所出的孔穴，叫做"井"，如同初出的山间泉水；经气所流过的孔穴，叫做"荥"，即像刚出泉源的微小水流，说明经气尚很微弱；经气所灌注的孔穴，叫做"输"，即像水流汇聚，而能转输运行，其气也在逐渐盛大；经气所行走的孔穴，叫做"经"，像水流已经成渠，脉气正当旺盛；经气所进入的地方，叫做"合"，像百川汇流入海，经气已就入合于内了。这二十七气的流注循行，都在这五腧之中。

人体关节的相交，共有三百六十五个会合处。知道了这些要点就可以一言以蔽之了，否则就不能把握住头绪。所谓人体关节部位，是指脉气所流行出入的地方，并不是指皮肉筋骨的局部。

　　观察患者的面部气色和眼神的变化，可知正气的消散、存在和还复。从患者形态动静、声音变化作鉴别，即可诊知邪正虚实的情况。然后右手进针，并用左手扶针，刺入后，待其气至而得气即可出针。

　　凡用针之前，必须首先诊察脉象，以知道脏气的虚实，才可决定治法。如五脏之气已绝于内，是阴虚症，而用针反去补其在外的阳经，使阳愈盛阴愈虚，这就叫"重竭"。重竭必死，但死时安静。这是因为医者违反了阴阳经气补泻的原则，误取腋部和胸部的腧穴，使脏气尽汇于外而造成的。如果五脏之气在外面已经虚绝，却反而用针补在内的阴，阴愈盛阳愈虚，这叫"逆厥"。逆厥也必然致人死亡，但在临死时病者会表现得很烦躁，这是误取四肢末端的穴位，促使阳气衰竭而造成的。针刺已刺中病邪要害而不出针，反而会使精气耗损；没有刺中要达，即行出针，就会使邪气留滞不散。精气外泄，病情就会加重而使人虚弱，邪气不去停于肌肤而发生痈疡。

　　五脏有六腑，六腑有十二个原穴，十二原穴的经气出于肘膝四关，四关原穴可以主治五脏疾病。所以五脏有病，应取十二原穴。十二原穴是五脏禀受全身三百六十五节气味的部位，所以五脏有病，就会反应到十二原穴，而十二原穴也各有所属的内脏，明白了原穴的性质，观察它们的反应，就可以知道五脏的病变情况。心肺居于膈上，属阳位，但肺是阳部的阴脏，为阳中之少阴。其原穴出于太渊，左右共二穴。心为阳部的阳脏，所以是阳中之太阳，其原穴出于大陵，左右共二穴。肝、脾、肾居于膈下，属于阴位。肝是阴部的阳脏，为阴中少阳，其原穴出于太冲，左右共二穴。脾是阴部的阴脏，为阴中之至阴，其原穴出于太白，左右共两穴。肾是阴部的阴脏，为阴中之太阴，其原穴出于太溪，左右共二穴。膏的原穴为鸠尾，只有一穴。肓的原穴是气海，也只有一穴。以上十二原穴，是脏腑之气输注的地方，所以能治五脏六腑的病。

　　凡是腹胀的病都应当取足三阳经，飧泄的病应当取足三阴经。

　　五脏有病，就像身上扎了刺、物体被污染、绳索打了结，江河发生了淤塞现象。扎刺的时日虽久但还是可以拔除的；污染的时间虽久，却仍是可以涤尽的；绳子打结虽然很久，但仍可以解开；江河淤塞得很久了，却仍是可以疏通的。有人认为病久了就不能治愈，这种说法是不正确的，善于用针的人治疗疾病，就像拔刺、涤洗污点、解开绳结、疏通淤塞一样。病的日子虽久，仍然可以治愈，说久病不可治，是因为没有掌握针刺的技术。

　　针刺热病，应浅刺快刺，就像用手试探沸汤一样。针刺阴塞之病，应深刺留针，就像行人在路上逗留而不愿离开一样。阴分出现阳邪热象，可取足三里穴，准确刺入而不要懈怠，气至邪退便应针，如邪气不退，还可再刺。若病位在上而病本属于内脏，可取阳陵泉；病位在上而病本属于外腑，可取阴陵泉。

本输篇第二

【原文】黄帝问于岐伯曰：凡刺之道，必通十二经络之所终始，络脉之所别处，五俞之所留，六腑之所与合，四时之所出入，五脏之所溜处，阔数之度，浅深之状，高下所至。愿闻其解。

岐伯曰：请言其次也。肺出于少商，少商者，手大指端内侧也，为井木；溜于鱼际，鱼际者，手鱼也，为荥；注于太渊，太渊鱼后一寸陷者中也，为俞；行于经渠，经渠寸口中也，动而不居为经；入于尺泽，尺泽肘中之动脉也，为合。手太阴经也。

心出于中冲，中冲，手中指之端也，为井木；溜于劳宫，劳宫掌中中指本节之内间也，为荥；注于大陵，大陵掌后两骨之间方下者也，为俞；行于间使，间使之道，两筋之间，三寸之中也，有过则至，无过则止，为经；入于曲泽，曲泽，肘内廉下陷者之中也，屈而得之，为合。手少阴也。

肝出于大敦，大敦者，足大趾之端，及三毛之中也，为井木；溜于行间，行间足大趾间也，为荥；注于太冲，太冲行间上二寸陷者之中也，为俞；行于中封，中封内踝之前一寸半，陷者之中，使逆则宛，使和则通，摇足而得之，为经；入于曲泉，曲泉辅骨之下，大筋之上也，屈膝而得之，为合。足厥阴也。

【译文】黄帝问岐伯说：凡是运用针刺的道理，必须通晓十二经络的循行起止点。络脉别出的地方，井、荥、输、经、合五腧穴留止的部位，六腑与五脏的表里关系，四时对经气出入的影响，五脏之气的流行灌注，经脉、络脉、孙络的宽窄程度、浅深情况，上至头面、下至足胫的联系。对于这些问题，我想听你讲一讲。

岐伯说：请让我按次序来说明。肺所属经脉的血气，出于少商穴，少商在手大指端外侧，为井穴，属木；流行于鱼际穴，鱼际在手鱼的边缘，为荥穴；灌注于太渊穴，太渊在鱼后一寸的凹陷中，为输穴；经行于经渠穴，经渠在腕后寸口中有脉动而不停之处，为经穴；汇入于尺泽穴，尺泽在肘中有动脉处，为合穴。这是手太阴经的五腧穴。

心脏所属经脉的血气，出于中冲穴，中冲在中指之端，为井穴，属木；流行于劳宫穴，劳宫在中指本节后手掌中间，为荥穴；灌注于大陵穴，大陵在掌后腕与臂两骨之间的凹陷中，为输穴；经行于间使穴，间使在掌后三寸两筋之间，当本经有病时，在这一部位上会出现反应，无病时就无反应，为经穴；汇入于曲泽穴，曲泽在肘内侧，屈肘时才能取得，为合穴。这是手少阴经的五腧穴。

肝脏所属经脉的血气，出于大敦穴，大敦在足大趾尖端及三毛之中，为井穴，属木；流行于行间穴，行间在足大趾次趾之间，为荥穴；灌注于太冲穴，太冲在行间穴上二寸凹陷之中，为腧穴；经行于中封穴，中封在内踝前一寸半凹陷之中，令患者足尖递而上举，可见有宛宛陷窝，再令患者将足恢复自如，则进针可通，或令患者将足微摇而取得，为经穴；汇入于曲泉穴，曲泉在膝内辅骨之下，大筋之上，屈膝取之即得，为合穴。这是足厥阴经的五腧穴。

【原文】 脾出于隐白，隐白者，足大趾之端内侧也，为井木；溜于大都，大都本节之后下陷者之中也，为荥；注于太白，太白腕骨之下也，为俞；行于商丘，商丘内踝之下陷者之中也，为经；入于阴之陵泉，阴之陵泉，辅骨之下陷者之中也，伸而得之，为合。足太阴也。

肾出于涌泉，涌泉者，足心也，为井木；溜于然谷，然谷，然骨之下者也，为荥；注于太溪，太溪内踝之后跟骨之上陷中者也，为俞；行于复溜，复溜，上内踝二寸，动而不休，为经；入于阴谷，阴谷，辅骨之后，大筋之下，小筋之上也，按之应手，屈膝而得之，为合。足少阴经也。

膀胱出于至阴，至阴者，足小趾之端也，为井金；溜于通谷，通谷，本节之前外侧也，为荥；注于束骨，束骨，本节之后陷者中也，为俞；过于京骨，京骨，足外侧大骨之下，为原；行于昆仑，昆仑，在外踝之后，跟骨之上，为经；入于委中，委中，腘中央，为合，委而取之。足太阳也。

胆出于窍阴，窍阴者，足小趾次趾之端也，为井金；溜于侠溪，侠溪，足小趾次趾之间也，为荥；注于临泣，临泣，上行一寸半，陷者中也，为俞；过于丘墟，丘墟，外踝之前下陷者中也，为原。行于阳辅，阳辅外踝之上辅骨之前及绝骨之端也，为经；入于阳之陵泉，阳之陵泉，在膝外陷者中也，为合，伸而得之。足少阳也。

胃出于厉兑，厉兑者，足大趾内次趾之端也，为井金；溜于内庭，内庭，次趾外间也，为荥；注于陷谷，陷谷者，上中指内间上行二寸陷者中也，为俞；过于冲阳，冲阳，足跗上五寸陷者中也，为原，摇足而得之；行于解溪，解溪，上冲阳一寸半陷者中也，为经；入于下陵，下陵，膝下三寸胻骨外三里也，为合；复下三里三寸，为巨虚上廉，复下上廉三寸，为巨虚下廉也；大肠属上，小肠属下，足阳明胃脉也。大肠小肠，皆属于胃，是足阳明也。

三焦者，上合手少阳，出于关冲，关冲者，手小指次指之端也，为井金；溜于液门，液门，小指次指之间也，为荥；注于中渚，中渚，本节之后陷者中也，为俞；过于阳池，阳池，在腕上陷者之中也，为原；行于支沟，支沟，上腕三寸两骨之间陷者中也，为经；入于天井，天井，在肘外大骨之上陷者中也，为合，屈肘而得之；三焦下俞在于足大趾之前，少阳之后，出于腘中外廉，名曰委阳，是太阳络也，手少阳经也。三焦者，足少阳太阴之所将，太阳之别也，上踝五寸，别入贯腨肠，出于委阳，并太阳之正，入络膀胱，约下焦，实则闭癃，虚则遗溺，遗溺则补之，闭癃则泻之。

手太阳小肠者，上合手太阳，出于少泽，少泽，小指之端也，为井金；溜于前谷，前谷，在手外廉本节前陷者中也，为荥；注于后溪，后溪者，在手外侧本节之后也，为俞；过于腕骨，腕骨，在手外侧腕骨之前，为原；行于阳谷，阳谷，在锐骨之下陷者中也，为经；入于小海，小海，在肘内大骨之外，去端半寸，陷者中也，伸臂而得之，为合。手太阳经也。

大肠上合手阳明，出于商阳，商阳，大指次指之端也，为井金；溜于本节之前二间，为荥；注于本节之后三间，为俞；过于合谷，合谷，在大指岐骨之间，为原；行于阳溪，阳溪，在两筋间陷者中也，为经；入于曲池，在肘外辅骨陷者中，屈臂而得之，为合。手阳明也。

是谓五脏六腑之俞，五五二十五俞，六六三十六俞也。六腑皆出足之三阳，上合于手者也。

【译文】脾脏所属经脉的血气，出于隐白穴，隐白在足大趾端内侧，为井穴，属木；流行于大都穴，大都在本节之后的凹陷中，为荥穴；灌注于太白穴，太白在本节后核骨之下，为输穴；经行于商丘穴，商丘在内踝之下凹陷中，为经穴；汇入于阴陵泉穴，阴陵泉在膝内侧辅骨之下的凹陷中，伸足取之即得，为合穴。这是足太阴经的五腧穴。

肾脏所属经脉的血气，出于涌泉穴，涌泉在足底心，为井穴，属木；流行于然谷穴，然谷在足内踝前大骨下陷中，为荥穴；灌注于太溪穴，太溪在内踝骨后，跟骨之上凹陷中，为输穴；经行于复溜穴，复溜在内踝上二寸，跳动不止，为经穴；汇入于阴谷穴，阴谷在内辅骨之后，大筋之下，小筋之上，按之应手，屈膝取之即得，为合穴。这是足少阴经的五腧穴。

膀胱所属经脉的血气，出于至阴穴，至阴在足小趾端外侧，为井穴，属金；流行于通谷穴，通谷在小趾本节之前外侧，为荥穴；灌注于束骨穴，束骨在本节之后的凹陷中，为输穴；过于京骨穴，京骨在足外侧大骨之下，为原穴；经行于昆仑穴，昆仑在足外踝之后，跟骨之上，为经穴；汇入于委中穴，委中在膝弯中央，为合穴，可以屈而取之。这是足太阳膀胱经所属的五腧穴和原穴。

胆所属经脉的血气，出于窍阴穴，窍阴在足小趾侧的次趾尖端，为井穴，属金；流行于侠溪穴，侠溪在足小趾与四趾之间，为荥穴；流注于临泣穴，临泣由侠溪再向上行一寸半处凹陷中，为输穴；过于丘墟穴，丘墟在外踝骨前之下凹陷中，为原穴；经行于阳辅穴，阳辅在外踝之上四寸余，辅骨的前方，绝骨的上端，为经穴；汇入于阳陵泉穴，阳陵泉在膝外侧凹陷中，为合穴，伸足取之而得。这是足少阳胆经所属的五腧穴和原穴。

胃所属的经脉血气，出于厉兑穴，厉兑在足大趾侧的次趾之端，为井穴，属金；流行于内庭穴，内庭在次趾外侧与中趾之间，为荥穴；灌注于陷谷穴，陷谷在中趾的内侧上行二寸的凹陷中，为输穴；过于冲阳穴，冲阳在足背上自趾缝向上约五寸的凹陷中，为原穴，摇足而取得之；经行于解溪穴，解溪在冲阳之上一寸半凹陷中，为经穴；汇入于下陵穴，下陵就是在膝下三寸，腑骨外缘的三里穴，为合穴；再从三里下三寸，是上巨虚穴，大肠属之，自上巨虚再下三寸，为下巨虚穴，小肠属之。由于大肠小肠，在体内连属于胃腑之下，因而在经脉上也有连属足阳明胃脉之处。这是足阳明胃经所属的五腧穴和原穴等的概况。

三焦，上合手少阳经脉，其血气出于关冲穴，关冲在无名指之端，为井穴，属金；流行于液门穴，液门在小指与次指之间，为荥穴；灌注于中渚穴，中渚在无名指本节后之凹陷中，为输穴；过于阳池穴，阳池在腕上凹陷中，为原穴；经行于支沟穴，支沟在腕后三寸的两骨间凹陷中，为经穴；汇入于天井穴，天井在肘外大骨上的凹陷中，为合穴，屈肘取之即得；三焦之气输于下部者，在足太阳经之前，足少阳经之后，出于膝腘窝外缘，名叫委阳，是足太阳经的大络，又是手少阳的经脉。三焦虽属手少阳经，在下则有足少阳、太阳二经为之输给。所以又自足太阳经别出在外踝上五寸处，别入通过腿肚，出于委阳，与足太阳经的正脉相并，入腹内联络膀胱，约束着下焦。其气实则为排尿不通，气虚则为遗尿；遗尿当用补法，排尿不通当用泻法。

小肠，上合手太阳经脉，其血气出于少泽穴，少泽在手小指外侧端，为井穴，属金；流行于前谷穴，前谷在手外侧本节前的凹陷中，为荥穴；灌注于后溪穴，后溪在手上外侧小指本节的后方，为输穴；过于腕骨穴，腕骨在手外侧腕骨之前，为原穴；经行于阳谷穴，阳谷在腕后锐骨前下方的凹陷中，为经穴；汇入于小海穴，小海在肘内侧大骨之外，距离骨尖半寸处的凹陷中，伸臂取之即得，为合穴。这是手太阳小肠经所属的五腧穴和原穴。

大肠，上合手阳明经脉，其血气出于商阳穴，商阳在食指内侧端，为井穴，属金；流行于二间穴，二间在食指本节之前，陷中，称为荥穴；灌注于三间穴，三间在本节之后，为输穴；过于合谷穴，合谷在大指次指岐骨之间，为原穴；经行于阳溪穴，阳溪在大指本节后，腕上两筋之间的凹陷中，为经穴；汇入于曲池穴，曲池在肘外侧辅骨的凹陷处，屈臂取之即得，为合穴。这是手阳明大肠经所属的五腧穴和原穴。

以上所述，就是五脏六腑的腧穴，五脏阴经五五二十五个腧穴，六腑阳经六六三十六个要穴。而六腑的血气，都出行于足三阳经脉，又上合于手。

【原文】缺盆之中，任脉也，名曰天突。一次，任脉侧之动脉足阳明也，名曰人迎；二次脉，手阳明也，名曰扶突；三次脉，手太阳也，名曰天窗；四次脉，足少阳也，名曰天容；五次脉，手少阳也，名曰天牖；六次脉，足太阳也，名曰天柱；七次脉，颈中央之脉，督脉也，名曰风府。腋内动脉手太阴也，名曰天府。腋下三寸手心主也，名曰天池。

刺上关者，呿不能欠。刺下关者，欠不能呿。刺犊鼻者，屈不能伸。刺两关者，伸不能屈。

足阳明，挟喉之动脉也，其俞在膺中。手阳明，次在其俞外，不至曲颊一寸。手太阳当曲颊。足少阳在耳下曲颊之后。手少阳出耳后上加完骨之上。足太阳挟项大筋之中，发际。

阴尺动脉，在五里，五俞之禁也。

肺合大肠，大肠者，传道之腑。心合小肠，小肠者，受盛之府。肝合胆，胆者中精之腑。脾合胃，胃者五谷之府。肾合膀胱，膀胱者津液之府也。少阳属肾，肾上连肺，故将两脏。三焦者，中渎之府也，水道出焉，属膀胱，是孤之府也，是六腑之所与合者。

春取络脉诸荥，大经分肉之间，甚者深取之，间者浅取之。夏取诸俞孙络肌肉皮肤之上。秋取诸合，余如春法。冬取诸井诸俞之分，欲深而留之。此四时之序，气之所处，病之所舍，脏之所宜。转筋者，立而取之，可令遂已。痿厥者，张而刺之，可令立快也。

【译文】左右两缺盆的中央，是任脉所行之处，有穴名天突；次于任脉后第一行的动脉，是足阳明经脉所行之处，有穴名人迎；第二行是手阳明经脉所行之处，有穴名扶突；第三行是手太阳经脉所行之处，有穴名天窗；第四行是足少阳经脉所行之处，有穴名天冲；第五行是乎少阳经脉所行之处，有穴名天牖；第六行是足太阳经脉所行之处，有穴名天柱；第七行在颈（项）中央，是督脉所行之处，有穴名风府。在腋下上臂内侧的动脉，是手太阴经脉所行之处，有穴名天府；

在侧胸部当腋下三寸，是手厥阴心包经脉所行之处，有穴名天池。

刺上关穴，要张口而不能闭口；刺下关穴，要闭口而不能张口。刺犊鼻穴，要屈膝而不能伸足；刺内关与外关穴，要伸手而不能弯曲。

足阳明胃经的动脉，挟喉而行，有腧穴分布在胸之两旁膺部。手阳明经的腧穴，在它的外侧，距离曲颊一寸。手太阳经的腧穴，在曲颊处。足少阳经的腧穴，在耳下曲颊之后。手少阳经的腧穴，在耳后完骨之上，足太阳经的腧穴，在项后，挟大筋两旁发际下的凹陷中。

五里穴，在尺泽穴上三寸有动脉处，不当屡刺，以防五腧之血气尽泄。

肺合大肠，大肠是输送小肠已化之物的器官。心和小肠相表里，小肠是受盛由胃而来之物的器官。肝和胆相表里，胆是居中受精汁的器官。脾和胃相表里，胃是消化五谷的器官。肾和膀胱相表里，膀胱是贮存尿液的器官。手少阳也属肾，肾又上连于肺，所以能统率三焦和膀胱两脏器。三焦，是像沟渎一样行水的器官，水道由此而出，属于膀胱，没有脏来配合，是一个孤独的器官。这就是六腑与五脏相配合的情况。

春天有病，应取络穴，荥穴与经脉分肉之间，病重的取深些，病轻的取浅些；夏天有病，应取俞穴、孙络，孙络在肌肉皮肤之上；秋天有病，除取各穴之外，其余参照春季的刺法；冬天有病，应取井穴或输穴，要深刺和留针。这是根据四时气候的顺序，血气运行的深浅，病邪逗留的部位以及时令、经络皮肉等与五脏相应的关系，从而决定的四时刺法。治转筋病，让他站立来取穴针刺，可迅即消除痉挛现象。治痿厥病，让他舒展四肢来取穴针刺，可立刻感到轻快。

小针解篇第三

【原文】 所谓易陈者，易言也。难入者，难着于人也。粗守形者，守刺法也。上守神者，守人之血气有余不足，可补泻也。神客者，正邪共会也。神者，正气也，客者，邪气也。在门者，邪循正气之所出入也。未睹其疾者，先知邪正何经之疾也。恶知其原者，先知何经之病所取之处也。

刺之微在数迟者，徐疾之意也。粗守关者，守四肢而不知血气正邪之往来也。上守机者，知守气也。机之动不离其空中者，知气之虚实，用针之徐疾也。空中之机，清静以微者，针以得气，密意守气勿失也。其来不可逢者，气盛不可补也。其往不可追者，气虚不可泻也。不可挂以发者，言气易失也。扣之不发者，言不知补泻之意也。血气已尽而气不下也。

知其往来者，知气之逆顺盛虚也。要与之期者，知气之可取之时也。粗之暗者，冥冥不知气之微密也。妙哉！工独有之者，尽知针意也。往者为逆者，言气之虚而小，小者逆也。来者为顺者，言形气之平，平者顺也。明知逆顺正行无问者，言知所取之处也。迎而夺之者，泻也；追而济之者，补也。

【译文】所谓"易陈"，是指运用小针，说起来是容易的。"难入"，是实际运用时，落于人体就较难了。"粗守形"，是说技术低劣的医生只知道拘守刺法。"上守神"，是说技术高的医生能辨别患者的血气虚实来作为补或泻的根据。"神客"，是指正邪互扰。"神"，是指人体正气，"客"，是指致病邪气。"在门"，是说邪气的入侵是循着正气的门户出入的。"未睹其疾"，是说预先没弄清病在何经。"恶知其原"，是说哪能轻易知道何经有病和应取穴的部位。

"刺之微在数迟"，是说针刺的手法应掌握进针快慢的技巧。"粗守关"，是指技术低劣的医生仅仅拘守四肢关节部的穴位，而不知道血气盛衰和正邪往来胜负的情况。"上守机"，是说技术高的医生针治时能掌握气机的变化规律。"机之动不离其空中"，是说气机的变化都反应在腧穴之中，了解气机的虚实变化，就可运用徐疾补泻的手法。"空中之机，清净以微"，是说针下已经得气，还必须仔细体察气之往来，而不能失掉补泻的时机。"其来不可逢"，是说邪气正盛时，不能运用补法。"其往不可追"，是说正气已虚时，不可妄用泻法。"不可挂以发"，是说针下得气的感应，是很容易消失的。"扣之不发"，是说不知道补泻的意义，而误用补泻手法，则会使血气耗损而邪气不能被祛除。

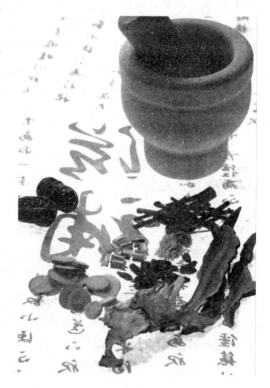

"知其往来"，是说应了解气机变化的时机以便及时用针。"粗之暗"，是说技术低劣的医生昏昧无知，不能体察气机的变化。"妙哉！工独有之"，是说技术高明的医生，能完全体察气机的变化和运用针刺加以补泻的意义。"往者为逆"，是说邪去正衰，脉象虚小，属逆证。"来者为顺"，是说正气尚足，形气也阴阳平衡，属顺证。"明知逆顺，正行无问"，是说知道疾病的顺逆，就可以毫无疑问地选穴针刺了。"迎而夺之"，是说迎着经气循行的方向下针，是泻法。"追而济之"，是说随着经气循行的方向下针，属补法。

【原文】 所谓虚则实之者，气口虚而当补之也。满则泄之者，气口盛而当泻之也。宛陈则除之者，去血脉也。邪胜则虚之者，言诸经有盛者，皆泻其邪也。徐而疾则实者，言徐内而疾出也。疾而徐则虚者，言疾内而徐出也。言实与虚，若有若无者，言实者有气，虚者无气也。察后与先，若亡若存者，言气之虚实，补泻之先后也，察其气之已下与常存也。为虚为实，若得若失者，言补者佖然若有得也，泻则恍然若有失也。

夫气之在脉也，邪气在上者，言邪气之中人也高，故邪气在上也。浊气在中者，言水谷皆入于胃，其精气上注于肺，浊溜于肠胃，言寒温不适，饮食不节，而病生于肠胃，故命曰浊气在中也。清气在下者，言清湿地气之中人也，必从足始，故曰清气在下也。针陷脉，则邪气出者取之上，针中脉则浊气出者，取之阳明合也。针太深则邪气反沉者，言浅浮之病，不欲深刺也。深则邪气从之入，故曰反沉也。皮肉筋脉各有所处者，言经络各有所主也。

取五脉者死，言病在中，气不足，但用针尽大泻其诸阴之脉也。取三脉者恇，唯言尽泻三阳之气，令患者恇然不复也。夺阴者死，言取尺之五里五往者也。夺阳者狂，正言也。

睹其色，察其目，知其散复，一其形，听其动静者，言上工知相五色于目。有知调尺寸小大缓急滑涩以言所病也。知其邪正者，知论虚邪与正邪之风也。右主推之，左持而御之者，言持针而出入也。气至而去之者，言补泄气调而去之也。调气在于终始一者，持心也。节之交三百六十五会者，络脉之渗灌诸节者也。

所谓五脏之气，已绝于内者，脉口气内绝不至，反取其外之病处，与阳经之合，有留针以致阳气，阳气至则内重竭，重竭则死矣。其死也，无气以动，故静。所谓五脏之气，已绝于外者，脉口气外绝不至，反取其四末之俞，有留针以致其阴气，阴气至则阳气反入，入则逆，逆则死矣。其死也，阴气有余，故躁。

所以察其目者，五脏使五色循明。循明则声章。声章者，则言声与平生异也。

【译文】 所谓"虚则实之"，是说气口脉气虚的应当用补法。"满则泄之"，是说气口脉气盛的应当用泄法。"宛陈则除之"，是说应排除络脉中的久积的瘀血。"邪胜则虚之"，是说经脉中邪气盛时，应当用泻法，使邪气随针外泄。"徐而疾则实"，是说慢进针而快出针的补法。"疾而徐则虚"，是说快进针而慢出针的泻法。"言实与虚，若有若无"，是说用补法可以使正气恢复，用泻法可以使邪气消失。"察后与先，若亡若存"，是说根据气的虚实，来决定补泻手法的先后，再观察邪气是否已退，或是邪气是否仍滞留。"为虚为实，若得若实"，是说用补法要使患者感觉充实而似有所得，用泻法则要使患者感到轻松而若有所失。

"气之在脉，邪气在上"，是说邪气侵入经脉后，风热之邪多伤在人的头部，所以说"邪气在上"。"浊气在中"，是说水谷入胃后，它的精微之气上注于肺，浊气滞留于肠胃，如果寒温不适，饮食不节，肠胃就会发生疾病，浊气也就不能下行了，所以说"浊气在中"。"清气在下"是说清冷潮湿之气伤人，多从足部开始，所以说"清气在下"。"针陷脉，则邪气出"，是指风热等邪气伤了人的上部，应取头部的腧穴治疗。"针中脉则浊气出"，是指肠胃的浊气引发的疾病，应取足阳明胃经的合穴足三里治疗。"针太深则邪气反沉"，是说邪气轻浅的病，不宜深刺，如果刺得太深了，反而会使邪气随针深入，所以说为"反沉"。"皮肉筋脉，各有所处"，是说皮肉筋脉各有一定的部位，经络也因而各有主治。

"取五脉者死"，是说病在内脏而元气不足的，反而用针尽力大泻五脏的腧穴，是会致人死亡的。"取三脉者恒"，是说尽泻手足三阳六腑的腧穴，会使患者精神怯弱，而且不易复元。"夺阴者死"，是说针刺尺部的五里穴，泻到五次，则脏阴之气必泻尽而死。"夺阳者狂"，是说大泻三阳之气，会至狂证。

"睹其色，察其目，知其散复，一其形，听其动静"，是说医生中的高手，懂得从眼睛观察五色变化，并能细察脉象的大小、缓急、滑涩，从而了解到发病的原因。"知其邪正"，是说知道患者所感受的是虚邪之风还是正邪之风。"右主推之，左持而御之"，是说针刺时用右手推以进针，左手护持针身出针的运用手法。"气至而去之者"，是说运用补泻手法，等气机调和时，就应该去针。"调气在于终始一者"，是说在运针调气的时候，要始终专心一意，使心神不外驰。"节之交三百六十五会"，是说周身三百六十五穴，都是络脉气血渗灌各部的通会之处。

所谓"五脏之气，已绝于内"，是说五脏的精气内虚了，气口脉便虚浮无根，按切也感觉不到。对这种阴虚症，治疗时，反取患者体表的病处和阳经的合穴，又留针以补充阳气，阳气得到了补充，则阴气就会更加内竭，五脏精气竭而再竭，那么人将必死无疑。由于阴不生阳，无气以动，所以死时又表现得十分安静。所谓"五脏之气，已绝于外"，是说气口脉象沉微，轻取的感觉好像没有了，这就是五脏阳气衰竭的现象。对这种病，在针治时，反而取用四肢末梢的腧穴，并留针以补阴气，使阴气盛而阳气内陷，阳气内陷就会发生厥逆的病，厥逆则会导致死亡。死亡时，由于阴气有余，所以有烦躁的现象。

察目是因为五脏的精气能使眼睛和面部五色洁明，精气内盛，所以发出的声音就会高而清晰。声音高而清晰，是与平常有所不同了。

邪气脏腑病形篇第四

【原文】黄帝问于岐伯曰：邪气之中人也奈何？

岐伯答曰：邪气之中人高也。

黄帝曰：高下有度乎？

岐伯曰：身半已上者，邪中之也。身半已下者，湿中之也。故曰：邪之中人也。无有常，中于阴则溜于腑，中于阳则溜于经。

黄帝曰：阴之与阳也，异名同类，上下相会，经络之相贯，如环无端。邪之中人，或中于阴，或中于阳，上下左右，无有恒常，其故何也？

岐伯曰：诸阳之会，皆在于面。中人也，方乘虚时，及新用力，若饮食汗出，腠理开而中于邪。中于面，则下阳明。中于项，则下太阳。中于颊，则下少阳。其中于膺背两胁，亦中其经。

黄帝曰：其中于阴，奈何？

岐伯答曰：中于阴者，常从臂胻始。夫臂与胻，其阴皮薄，其肉淖泽，故俱受于风，独伤其阴。

黄帝曰：此故伤其脏乎？岐伯答曰：身之中于风也，不必动脏。故邪入于阴经，则其脏气实，邪气入而不能客，故还之于腑。故中阳则溜于经，中阴则溜于腑。

黄帝曰：邪之中人脏，奈何？

岐伯曰：愁忧恐惧则伤心。形寒寒饮则伤肺，以其两寒相感，中外皆伤，故气逆而上行。有所堕坠，恶血留内；若有所大怒，气上而不下，积于胁下，则伤肝。有所击仆，若醉入房，汗出当风，则伤脾。有所用力举重，若入房过度，汗出浴水，则伤肾。

黄帝曰：五脏之卒中，奈何？

岐伯曰：阴阳俱感，邪乃得往。

黄帝曰：善哉。

黄帝问于岐伯曰：首面与身形也，属骨连筋，同血合于气耳。天寒则裂地凌冰，其卒寒，或手足懈惰，然而其面不衣，何也？

岐伯答曰：十二经脉，三百六十五络，其血气皆上于面而走空窍。其精阳气上走于目而为睛。其别气走于耳而为听。其宗气上出于鼻而为臭。其浊气出于胃，走唇舌而为味。其气之津液，皆上熏于面，而皮又厚，其肉坚，故天气甚寒，不能胜之也。

黄帝曰：邪之中人，其病形何如？

岐伯曰：虚邪之中身也，洒淅动形。正邪之中人也微，先见于色，不知于身，若有若无，若亡若存，有形无形，莫知其情。

黄帝曰：善哉。

【译文】黄帝问岐伯说：邪气侵犯人体的情况是怎样的？

岐伯答道：风雨寒暑等邪气大多侵犯人体的上部。

黄帝又问：部位的上下有一定的尺度吗？

岐伯说：上半身发病，是受了风寒等外邪的侵袭；下半身发病，是受了湿邪所致的。所以说：邪气侵犯人体，发病没有固定的部位。例如邪气伤了阴经，也会流传到属阳的六腑；邪气侵犯了阳经，也可能流传于本经而发病。

黄帝说：经络虽有阴阳之分，但都属于同类，上下会通，经脉与络脉相互贯通，就好像圆一样没有结尾。外邪伤人，有的是阴经受病，有的是阳经受病，部位或上下，或左右，没有固定的地方，这是什么原因呢？

岐伯说：手足三阳经，都会聚于头面部。邪气伤人，一般都是乘人体虚弱之时，或在劳累之后，或者饮食汗出后，腠理开通，而易被邪气侵袭。邪气侵袭了面部，就会沿着阳明经脉下传；邪气侵袭了项部，则沿太阳经脉下传；邪气侵袭了颊部，则沿少阳经脉下传，邪气侵犯了胸膺、脊背和两肋，也都分别在阳明经、太阳经、少阳经所过之处发病。

黄帝问：邪气侵入了阴经后会怎样呢？

岐伯回答说：邪气侵入阴经，通常是从手臂和足胫部开始的。臂与足胫部内侧的皮肤较薄，肌肉比较柔软，所以身体各部虽然同样受风，而仅仅损害这些部位的内侧。

黄帝又问：这种邪气久留能伤及五脏吗？

岐伯说：身体感受了风邪，不一定会伤及五脏。因为邪气侵入阴经时，若五脏之气充实，邪气就不能入里停留，而还归于六腑。所以外邪侵袭于阳经，能在本经上发病；外邪侵袭于阴经，能流注到六腑而发病。

黄帝问：邪气侵犯人体而伤及五脏是怎样的呢？

岐伯说：愁忧恐惧就会伤心。形体受寒与吃寒冷的饮食就能伤肺，因为两种寒邪同时感受，皮毛与肺都受损，所以发生咳喘等肺气上逆的病变。如跌仆堕坠，瘀血留于内，又因大怒，肝气上逆，瘀血阻滞于胁下，就会伤肝。如因击仆损伤，或醉后入房，汗出当风，就会伤脾。如用力举重，再加房劳过度，或出汗后浴于水中，就会伤肾。

黄帝说：五脏为风邪所伤的情况是怎样的呢？

岐伯说：五脏气先伤于内，再感受外邪，只有内外俱伤的情况下，风邪才能侵入内脏。

黄帝说：说得很好！

黄帝问岐伯说：人的头面和全身都是由筋骨相连的，气血的循行也一样。但当天寒地冻，滴水成冰的时候，突然受到寒冷，可以手足麻木而不灵活，可是面部却不怕冷，不用衣物覆盖，这是什么缘故呢？

岐伯回答说：人体十二经脉，三百六十五络脉的血气，都上注于面而走七窍。它的精阳之气，上注于目而能视物；它的旁行之气从两侧上行于耳而能听；它的宗气上通于鼻而能嗅；它的谷气从胃上通唇舌而能辨别五味。而各种气所化的津液都上行熏蒸于面部，而面部皮肤较厚，肌肉也坚实，所以虽在极寒冷的气候中，也能够适应。

黄帝说：病邪侵犯人体，发生的病态是怎样的？

岐伯说：虚邪伤人，患者恶寒战栗；正邪伤人，发病较轻微，开始只在面色上有点变异，身上没有什么感觉，像有病又像无病，像邪已去又像留在体内，或在表面有些轻微表现，可又不明显，所以不容易知道它的病情。

黄帝说：很好！

【原文】黄帝问于岐伯曰：余闻之，见其色，知其病，命曰明。按其脉，知其病，命曰神。问其病，知其处，命曰工。余愿闻见而知之，按而得之，问而极之，为之奈何？

岐伯答曰：夫色、脉与尺之相应也，如桴鼓影响之相应也，不得相失也，此亦本末根叶之出候也，故根死则叶枯矣。色脉形肉，不得相失也。故知一则为工，知二则为神，知三则神且明矣。

黄帝曰：愿卒闻之。

岐伯答曰：色青者，其脉弦也，赤者，其脉钩也，黄者，其脉代也，白者，其脉毛，黑者，其脉石。见其色而不得其脉，反得其相胜之脉，则死矣；得其相生之脉，则病已矣。

黄帝问于岐伯曰：五脏之所生，变化之病形何如？

岐伯答曰：先定其五色五脉之应，其病乃可别也。

黄帝曰：色脉已定，别之奈何？

岐伯说：调其脉之缓、急、小、大、滑、涩，而病变定矣。

黄帝曰：调之奈何？

岐伯答曰：脉急者，尺之皮肤亦急；脉缓者，尺之皮肤亦缓；脉小者，尺之皮肤亦减而少气；脉大者，尺之皮肤亦贲而起；脉滑者，尺之皮肤亦滑；脉涩者，尺之皮肤亦涩。凡此变者，有微有甚。故善调尺者，不待于寸，善调脉者，不待于色。能参合而行之者，可以为上工，上工十全九。行二者，为中工，中工十全七。行一者，为下工，下工十全六。

黄帝曰：请问脉之缓、急，小、大，滑、涩之病形何如？

岐伯曰：臣请言五脏之病变也。心脉急甚者为瘈瘲；微急，为心痛引背，食不下。缓甚，为狂笑；微缓，为伏梁，在心下，上下行，时唾血。大甚，为喉吤；微大，为心痹引背，善泪出。小甚为善哕；微小为消瘅。滑甚为善渴；微滑为心疝，引脐，小腹鸣。涩甚为瘖；微涩为血溢，维厥耳鸣，颠疾。

肺脉急甚，为癫疾；微急，为肺寒热，怠惰，咳唾血，引腰背胸，若鼻息肉不通。缓甚，为多汗；微缓，为痿，瘘，偏风，头以下汗出不可止。大甚，为胫肿；微大，为肺痹，引胸背，起恶见日光。小甚，为泄；微小，为消瘅。滑甚，为息贲上气；微滑，为上下出血。涩甚，为呕血；微涩，为鼠瘘，在颈支腋之间，下不胜其上，其应善酸矣。

肝脉急甚者为恶言；微急为肥气，在胁下，若覆杯。缓甚为善呕，微缓为水瘕痹也。大甚为内痈，善呕衄；微大为肝痹，阴缩，咳引小腹。小甚为多饮；微小为消瘅。滑甚为癀疝；微滑为遗溺。涩甚为溢饮；微涩为瘈挛筋痹。

脾脉急甚为瘈瘲；微急为膈中，食饮入而还出，后沃沫。缓甚为痿厥；微缓为风痿，四肢不用，心慧然若无病。大甚为击仆；微大为疝气，腹里大，脓血在肠胃之外。小甚为寒热；微小为消瘅。滑甚为癀癃；微滑为虫毒蛕蝎腹热。涩甚为肠癀；微涩为内癀，多下脓血。

肾脉急甚为骨癫疾；

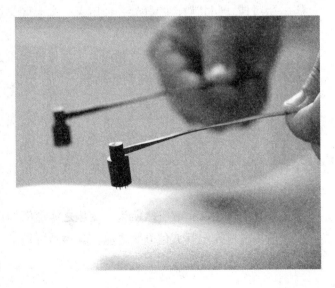

微急为沉厥奔豚，足不收，不得前后。缓甚为折脊；微缓为洞，洞者，食不化，下嗌还出。大甚为阴痿；微大为石水，起脐已下至小腹腄腄然，上至胃脘，死不治。小甚为洞泄；微小为消瘅。滑甚为癃㿉；微滑为骨痿，坐不能起，起则目无所见。涩甚为大痈；微涩为不月，沉痔。

【译文】黄帝问岐伯说：我听说观察患者气色的变化而知道病情的，叫做明；切按脉象而知道病情的，叫做神；询问患者而知道病的部位的，叫做工。我希望了解为什么望色能知道疾病，切脉能知道病情的变化，问诊可了解疾病的所在，其道理究竟何在？

岐伯说：患者的气色、脉象、尺肤都与疾病有一定的相应关系，犹如桴鼓相应一样，是不会不一致的。这也和树木的根本与枝叶一样，所以根本衰败，枝叶就枯槁。诊病时要从色、脉、形肉全面观察，不能有所偏废，所以知其一仅仅是一般医生，称为工；知其二是比较高明的医生，称为神；知其三才是最高明的医生，称为神明。

黄帝说：我希望全面地听你讲讲这个道理。

岐伯回答说：一般疾病，色脉是相应的，出现青色，是弦脉；红色，是钩脉；黄色，是代脉；白色，是毛脉；黑色，是石脉。若见其色而不见其脉，或反见相克之脉，主预后不良；若见到相生之脉，虽然有病，也会痊愈的。

黄帝问岐伯说：五脏发生疾病，它的内在变化和所表现的症状，是怎样的呢？

岐伯回答说：要首先确定五色、五脉与疾病相应的情况，则五脏所生的疾病就可以辨别了。

黄帝说：气色和脉象已经确定了，那怎样来辨别五脏疾病呢？

岐伯说：只要诊查出脉象的缓、急、大、小、滑、涩，则病变就可确定了。

黄帝说：诊查的方法是怎样的呢？

岐伯说：脉象急的，尺部的皮肤也紧急；脉象缓的，尺肤也弛缓；脉象小的，尺肤也瘦小；脉象大的，尺肤也大而隆起；脉象滑的，尺肤也滑润；脉象涩的，尺肤也枯涩。以上脉象与尺肤的变化，是有轻重不同的。所以善于诊察尺肤的，不必等待诊察寸口的脉象；善于诊察脉象的，不必等待观五色，就可知道病情。假如能将色、脉、尺肤综合运用，就可使诊断更正确，称为上工，上工可治愈十分之九；如能运用两种诊察方法，称为中工，中工可治愈十分之七；若只能用一种诊察方法的，称为下工，下工仅能治愈十分之六。

黄帝说：请问缓、急、小、大、滑涩的脉象，所主的病状是怎样的呢？

岐伯说：让我来谈一谈五脏的具体病变。心脉急甚是手足抽搐；微急是心痛牵引到脊背，饮食不下。心脉缓甚为心神失常的狂笑；微缓为久积之伏梁，在心下，上下走动，常有唾血。心脉大甚为喉中如有物梗阻；微大为心痹作痛引背，时时泪出。心脉小甚为呃逆；微小为消谷善饥的消瘅病。心脉滑甚为消渴；微滑为心疝痛引脐部，小腹鸣响。心脉涩甚为不能言；微涩为出血，四肢厥逆，耳鸣，头顶疾病。

肺脉急甚为癫疾；微急为肺有寒热，倦怠乏力，咳嗽咯血，牵引胸部和腰背部作痛，或鼻中息肉阻塞。肺脉缓甚为多汗；微缓为痿瘘，半身不遂，头部以下汗出不止。肺脉大甚为足胫肿；微大为肺痹，牵引胸背胀痛，怕见日光。肺脉小甚为泄泻；微小为消瘅。肺脉滑甚为咳喘气逆；微滑在上为衄血，在下为泄血。肺脉涩甚为呕血；微涩为鼠瘘，发于颈项与腋下，下肢软弱难以支撑躯体，四肢痿甚。

肝脉急甚为口出愤怒的语言；微急为肥气病，位于胁下，形状好像覆着的杯子一样。肝脉缓甚为呕吐；微缓为水积胸胁而排尿不通。肝脉大甚为内有痈肿，经常呕吐和衄血；微大为肝痹病，阴器收缩，咳嗽牵引小腹作痛。肝脉小甚为多饮，微小为消谷善饥的消瘅病。肝脉滑甚为阴囊肿大的疝病；微滑为遗尿病。肝脉涩甚为水肿；微涩为筋脉挛不舒的筋痹病。

脾脉急甚为四肢抽搐；微急为食入而吐的膈中病，大便多泡沫。脾脉缓甚为四肢痿软无力，四肢厥冷；微缓为风痿病，四肢痿废不用，但神志清楚，和无病的人一样。脾脉大甚为猝然仆倒的病；微大为痞气病，腹中多脓血而在肠胃之外。脾脉小甚为寒热病；微小为内热消瘅。脾脉滑甚为阴囊肿大的疝和排尿不通的癃闭病；微滑为肠中有蛔虫等寄生虫病，腹中发热。脾脉涩甚为广肠脱出的肠颓病；微涩是肠内溃脓，故大便下脓血。

肾脉急甚为邪深至骨的骨癫疾；微急为下肢沉重逆冷，发为奔豚，两足伸而不能屈，大小便不通。肾脉缓甚为腰脊痛如折；微缓为洞泄病，洞泄的症状是饮食不化，食入之后即从大便排出。肾脉大甚为阴痿不起；微大为石水病，从脐以下至小腹部胀满下坠，上至胃脘不适，预后不良。肾脉小甚为洞泄病；微小为消瘅病。肾脉滑甚为排尿不通，或为疝；微滑为骨痿病，可坐而不能起立，起立则目眩视物不清。肾脉涩甚为大的痈肿；微涩为月经不行，或痔疾日久不愈。

【原文】黄帝曰：病之六变者，刺之奈何？

岐伯曰：诸急者多寒；缓者多热；大者多气少血；小者血气皆少；滑者阳气盛，微有热；涩者多血、少气，微有寒。是故刺急者，深内而久留之；刺缓者，浅内而疾发针，以去其热；刺大者，微泻其气，无出其血；刺滑者，疾发针而浅内之，以泻其阳气而去其热；刺涩者，必中其脉，随其逆顺而久留之，必先按而循之，已发针，疾按其痏，无令其血出，以和其脉；诸小者，阴阳形气俱不足，勿取以针而调以甘药也。

黄帝曰：余闻五脏六腑之气，荥、俞所入为合，令何道从入，入安连过，愿闻其故。

岐伯答曰：此阳脉之别入于内，属于腑者也。

黄帝曰：荥俞与合，各有名乎？

岐伯曰：荥俞治外经，合治内府。

黄帝曰：治内腑奈何？

岐伯曰：取之于合。

黄帝曰：合各有名乎？

岐伯答曰：胃合于三里，大肠合入于巨虚上廉，小肠合入于巨虚下廉，三焦合入于委阳，膀胱合入于委中央，胆合入于阳陵泉。

黄帝曰：取之奈何？

岐伯答曰：取之三里者，低跗取之；巨虚者，举足取之；委阳者，屈伸而索之；委中者，屈而取之；阳陵泉者，正竖膝予之齐，下至委阳之阳取之；取诸外经者，揄申而从之。

黄帝曰：愿闻六腑之病。

岐伯答曰：面热者足阳明病，鱼络血者手阳明病，两跗之上脉竖陷者，足阳明病，此胃脉也。

大肠病者，肠中切痛，而鸣濯濯。冬日重感于寒即泄，当脐而痛，不能久立，与胃同候，取巨虚上廉。

胃病者，腹䐜胀，胃脘当心而痛，上肢两胁，膈咽不通，食饮不下，取之三里也。

小肠病者，小腹痛，腰脊控睾而痛，时窘之后，当耳前热，若寒甚，若独肩上热甚，及手小指次指之间热，若脉陷者，此其候也。手太阳病也，取之巨虚下廉。

三焦病者，腹气满，小腹尤坚，不得小便，窘急，溢则水，留即为胀。候在足太阳之外大络，大络在太阳少阳之间，亦见于脉，取委阳。

膀胱病者，小腹偏肿而痛，以手按之，即欲小便而不得，肩上热，若脉陷，及足小趾外廉及胫踝后皆热，若脉陷，取委中央。

胆病者，善太息，口苦，呕宿汁，心下澹澹，恐人将捕之，嗌中吤吤然数唾。在足少阳之本末，亦视其脉之陷下者，灸之，其寒热者取阳陵泉。

黄帝曰：刺之有道乎？

岐伯答曰：刺此者，必中气穴，无中肉节。中气穴，则针游于巷；中肉节，即皮肤痛；补泻反则病益笃。中筋则筋缓，邪气不出，与其真相搏乱而不去，反还内着。用针不审，以顺为逆也。

【译文】黄帝说：五脏病变出现的六种脉象，针刺的方法是怎样呢？

岐伯说：凡是脉象紧急的多是有寒邪；脉象缓的多属热；脉象大的多属气有余而血不足；脉小的多属气血两不足；脉滑的是阳盛微有热；脉涩的是血瘀气虚，微有寒象。因此，在针刺时，对出现急脉的病变应深刺，留针的时间要长；对出现缓脉的病变要浅刺，出针要快，以散其热；对出现大脉的病变，要用轻泻的刺法，微泻其气，不要出血；对出现滑脉的病变，要用浅刺而快出针的方法，以泻亢盛的阳气，而泄其热；对出现涩脉的病变，针刺时必须刺中其脉，根据经气的逆顺方向行针，留针时间要长，并按摩以导引脉气，出针后要很快按住针孔，不要出血，使经脉中气血调和；凡出现小脉的，是阴阳气血俱虚，不宜用针刺治疗，可用甘味药来调治。

黄帝说：我听说五脏六腑之气，都出于井穴，经荥穴、输穴而入归于合穴。其气血是从何道注入的，进入后又和哪些脏腑经脉有连属的关系？希望听你讲讲其中的道理。

岐伯说：这是手足阳经从别络进入内部而连属于六腑的。

黄帝说：荥穴、输穴与合穴，在治疗上各有一定的作用吗？

岐伯说：荥穴、输穴的脉气浮浅，可以治外经的病，合穴的脉气深入，可以治疗内腑的病。

黄帝说：人体内部的腑病，该怎样治疗呢？

岐伯说：要取阳经的合穴。

黄帝说：合穴各有名称吗？

岐伯说：足阳明胃经的合穴在三里；手阳明大肠经的脉气，循足阳明胃脉合于巨虚上廉；手太阳小肠经的脉气，循足阳明胃脉合于巨虚下廉；手少阳三焦经合于足太阳经之委阳穴；足太阳膀胱经合于委中；足少阳胆经合于阳陵泉。

黄帝说：合穴怎样取法呢？

岐伯说：三里穴要使足背低平而取；巨虚穴要举足而取；委阳穴要先屈后伸下肢而取；委中穴要屈膝而取；阳陵泉穴要正身蹲坐使两膝齐平，向下在委阳的外侧取之。凡取治外在经脉的病，要牵引伸展四肢，来寻找穴位。

黄帝说：希望听你讲讲六腑的病变。

岐伯说：足阳明经脉行于面，面部发热就是足阳明经的病变；手阳明经脉行于鱼际之后，故手鱼血脉郁滞或有瘀斑是手阳明经的病；两足背的冲阳脉，出现坚实挺竖或虚软下陷现象的，是足阳明经的病，这是胃的经脉。

大肠病的症状，肠中如刀割样疼痛，水气在肠中通过发出濯濯之声，冬天再受了寒邪，就会引起泄泻，当脐部疼痛，不能久立。大肠与胃密切相关，故可以取胃经的上巨虚穴治疗。

胃病的症状，腹部胀满，胃脘当中疼痛，向上至两胁支撑作胀，胸膈和咽部阻塞不通，饮食不下。治疗当取足三里穴。

小肠病的症状，小腹作痛，腰脊牵引至睾丸疼痛，大小便窘急，耳前发热，或寒甚，或肩上热甚，手小指与无名指间热甚，或络脉虚陷不起，这都属于小肠病的症候。手太阳小肠经的病，可以取胃经的下巨虚穴治疗。

三焦病的症状，腹中胀满，小腹部胀得更甚，排尿不通而有窘迫感，水溢于皮下为水肿，或停留在腹部为水胀病。三焦病也可以观察足太阳经外侧大络的变化，大络在太阳经与少阳经之间，为三焦的下俞委阳穴，三焦有病，亦可见到脉的异常，治疗时取委阳穴。

膀胱病的症状，小腹部肿胀疼痛，用手按小腹，即有尿意，但又解不出，肩上发热，或络脉虚陷不起，以及足小趾外侧和踝部、小腿上发热。若络脉虚陷不起，治疗时可以取膀胱经的合穴委中。

胆病的症状，常常叹长气，口苦，呕吐苦水，心跳不安，恐惧，如有人将捕捉他一样，咽中如物梗阻，常想吐出来。在足少阳经起点至终点的循行通路上，也可以出现络脉陷下的情况，可以用灸的方法治疗；如胆病而有寒热现象的，可取足少阳经的合穴阳陵泉刺治。

黄帝说：针刺以上各穴，有规定的方法吗？

岐伯说：针刺这些穴位，一定要刺中气穴，而不能只刺中肉节。因为刺中穴位，就能够针着脉道而经络疏通，若误刺在肉节上，只能损伤皮肉而使皮肤疼痛。还有补泻的手法如果用反了，疾病会因此而加重。如果误刺在筋上，就会使筋受伤而弛缓，邪气不能驱除，反与真气纠缠而疾病不去，以至入里内陷而使疾病加重。这都是用针不审慎，刺法错乱所造成的严重后果。

灵枢译注卷二

根结篇第五

【原文】岐伯曰：天地相感，寒暖相移，阴阳之道，孰少孰多，阴道偶，阳道奇。发于春夏，阴气少，阳气多，阴阳不调，何补何泻？发于秋冬，阳气少，阴气多，阴气盛而阳气衰，故茎叶枯槁，湿雨下归，阴阳相移，何泻何补？奇邪离经，不可胜数，不知根结，五脏六腑，折关败枢，开合而走，阴阳大失，不可复取。九针之玄，要在终始；故能知终始，一言而毕，不知终始，针道咸绝。

太阳根于至阴，结于命门。命门者，目也。阳明根于厉兑，结于颡大。颡大者，钳耳也。少阳根于窍阴，结于窗笼。窗笼者，耳中也。太阳为开，阳明为合，少阳为枢，故开折，则肉节渎而暴病起矣。故暴病者，取之太阳，视有余不足。渎者，皮肉宛膲而弱也。合折，则气无所止息而痿疾起矣。故痿疾者，取之阳明，视有余不足。无所止息者，真气稽留，邪气居之也。枢折，即骨繇而不安于地。故骨繇者，取之少阳，视有余不足。骨繇者，节缓而不收也。所谓骨繇者，摇故也。当穷其本也。

太阴根于隐白，结于太仓。少阴根于涌泉，结于廉泉。厥阴根于大敦，结于玉英，络于膻中。太阳为开，厥阴为合，少阴为枢。故开折，则仓廪无所俞，膈洞。膈洞者，取之太阴，视有余不足，故开折者，气不足而生病也。合折，即气绝而喜悲。悲者取之厥阴，视有余不足。枢折，则脉有所结而不通。不通者，取之少阴，视有余不足，有结者，皆取之不足。

足太阳根于至阴，溜于京骨，注于昆仑，入于天柱、飞扬也。足少阳根于窍阴，溜于丘墟，注于阳辅，入于天容、光明也。足阳明根于厉兑，溜于冲阳，注于下陵，入于人迎，丰隆也。手太阳根于少泽，溜于阳谷，注于小海，入于天窗，支正也。手少阳根于关冲，溜于阳池，注于支沟，入于天牖、外关也。手阳明根于商阳，溜于合谷，注于阳溪，入于扶突、偏历也。此所谓十二经者，盛络皆当取之。

【译文】岐伯说：天气下降，地气上升，相互交感，气候寒冷和温暖也不断变换，其中阴阳的变化规律究竟谁多谁少？阴是双数，阳是单数。病发在春夏，阴气少而阳气多，阴阳之气不能调和，应该怎样用补法和泻法？病发在秋冬，阳气少而阴气多，阳气衰阴气盛，所以草木的茎叶枯萎，雨水湿气会下渗到根部，这种阴阳之气相移的病变，又应该怎样用补法和泻法呢？还有不正常的邪气侵入经络，所发生的病变是难以胜数的，如果不知根结的意义，奇邪侵扰脏腑致使功能失常，枢机败坏，气走泄而阴阳大伤，这样病也就难治了。九针的妙用，关键在于经脉起止。所以知道了经脉起止，针刺的道理一说就清楚了。如果不知道经脉起止，针刺的道理就无从说起。

足太阳膀胱经起于足小拇指外侧的至阴穴，结于面部的命门。所谓"命门"，就是内眼角的睛明穴。足阳明胃经起于足大拇指和食趾端的厉兑穴，归结于额角的颡大。所谓"颡大"，就是钳束于耳的上方、额角部位的头维穴。足少阳胆经起于足小趾端的窍阴穴，结于耳部的窗笼。所谓"窗笼"，就是听会穴。太阳为开，阳明为合，少阳介于表里之间，可转输内外，如门户的枢纽，故称为枢。所以太阳之关失掉了机能，则肉节渎而发生暴疾。因此针治暴疾，可取用足太阳膀胱经，根据病的情况，判断应该泻有余，还是应该补不足（渎，是皮肉瘦小憔悴的意思——译注）。阴之合失掉了功能，气就会无所止息，痿疾也就发生了。因此，针治痿疾，可取用足阳明胃经，根据病的情况，判断应该泻其有余，还是应该补其不足（无所止息，就是说如果正气运行不畅，邪气就会留在里面了——译注）。阳之枢失掉了功能，就会发生骨繇病而站立不稳。因此，诊治骨繇病，可取用足少阳胆经，根据病的情况，判断应该泻其有余，还是应该补其不足。"骨繇"，是指骨节弛缓不收的意思。以上所说的病应该探明它的根源。

足太阴脾经起于足大趾内侧的隐白穴，归结于上腹部的太仓穴。足太阴肾经起于足心的涌泉穴，归结于喉部的廉泉穴。足厥阴肝经起于足大趾外侧的大敦穴，归结于胸部的玉英穴而络于膻中穴。太阴为开；厥阴为合；少阴为枢。所以太阴之关失掉了功能，就会使脾运化功能降低而不能转输谷气，表现为上则膈气痞塞，下则洞泄不止。治膈塞洞泄的病，可取用足太阴脾经穴，根据病的情况而泻其有余补其不足。太阴之开失掉了功能，

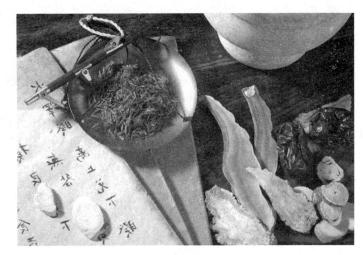

主要是因为脾气不足而引起的。厥阴之合失掉了功能，肝气就会弛缓，表现为时常悲哀。治疗好悲的病，可取用足厥阴肝经穴，根据病的情况而泻其有余补其不足。少阴之枢失掉了功能，肾经脉气就会结滞不通。治疗结滞不通的病，可取用足少阴肾经穴，根据病的情况而泻其有余，补其不足。凡是经脉结滞不通的，都应该用上面的方法刺治。

足太阳膀胱经起于本经井穴至阴，流注于原穴京骨，又注于经穴昆仑，上入于颈部的天柱穴，下入于足部的络穴飞扬。足少阳胆经起于本经井穴窍阴，流经原穴丘墟，然后注于经穴阳辅，在上入于颈部的天容穴，在下入于络穴光明。足阳明胃经起于本经井穴厉兑，流经原穴冲阳，然后注入经穴足三里，在上进入颈部的人迎穴，在下进入足部的络穴丰隆。手太阳小肠经起于本经井穴少泽，流经经穴阳谷，然后注入合穴小海，在上进入头部的天窗穴，在下进入臂部的络穴支正。手少阳三焦经脉起于本经井穴关冲，流经原穴阳池，注入经穴支沟，在上进入头部的天牖穴，在下进入络穴外关。手阳明大肠经起于本经井穴商阳，然后流经原穴合谷，注入经穴阳溪，在上进入颈部的扶突穴，在下进入络穴偏历。这就是手三阳、足三阳左右共十二条经脉的根源流向与注入的部位，有络脉盛满现象的，都应当用泻法刺这些穴位。

【原文】一日一夜五十营，以营五脏之精，不应数者，名曰狂生。所谓五十营者，五脏皆受气，持其脉口，数其至也。五十动而不一代者，五脏皆受气。四十动一代者，一脏无气。三十动一代者，二脏无气。二十动一代者，三脏无气。十动一代者，四脏无气。不满十动一代者，五脏无气。予之短期，要在终始。所谓五十动而不一代者，以为常也。以知五脏之期，予之短期者，乍数乍疏也。

黄帝曰：逆顺五体者，言人骨节之大小，肉之坚脆，皮之厚薄，血之清浊，气之滑涩，脉之长短，血之多少，经络之数，余已知之矣，此皆布衣匹夫之士也。夫王公大人，血食之君，身体柔脆，肌肉软弱，血气慓悍滑利，其刺之徐疾浅深多少，可得同之乎？

岐伯答曰：膏粱菽藿之味，何可同也？气滑即出疾，其气涩则出迟，气悍则针小而入浅，气涩则针大而入深，深则欲留，浅则欲疾。以此观之，刺布衣者，深以留之，刺大人者，微以徐之，此皆因气慓悍滑利也。

黄帝曰：形气之逆顺奈何？

岐伯曰：形气不足，病气有余，是邪胜也，急泻之；形气有余，病气不足，急补之；形气不足，病气不足，此阴阳气俱不足也，不可刺之，刺之则重不足。

重不足则阴阳俱竭，血气皆尽，五脏空虚，筋骨髓枯，老者绝灭，壮者不复矣。形气有余，病气有余，此谓阴阳俱有余也。急泻其邪，调其虚实。故曰有余者泻之，不足者补之，此之谓也。

故曰：刺不知逆顺，真邪相搏。满而补之，则阴阳四溢，肠胃充郭，肝肺内膜，阴阳相错。虚而泻之，则经脉空虚，血气竭枯，肠胃㑊辟，皮肤薄着，毛腠夭膲，予之死期。

故曰：用针之要，在于知调阴与阳。调阴与阳，精气乃光，合形与气，使神内藏。故曰：上工平气，中工乱脉，下工绝气危生。故曰：下工不可不慎也，必审五脏变化之病，五脉之应，经络之实虚，皮之柔麤，而后取之也。

【译文】经脉的气在人体内运行，一昼夜为五十周，以营运五脏的精气。如果太过或不及，而不能与周行五十次的次数相应，人就会生病，这种情况又叫"狂生"。所谓"五十营"，是说使五脏都能得到精气的营养，并可从诊切寸口脉象，计算脉搏跳动的次数，以测脏气的盛衰。如果脉跳动五十次而无歇止，说明五脏都能接受精气的营养而健全，若脉跳四十次而有一次歇止的，便说明其中一脏衰败了；脉跳三十次而有一次歇止的，走二脏衰败了；脉跳二十次而有一次歇止的，是三脏衰败了；脉跳十次而有一次歇止的，是四脏衰败了；脉跳动不满十次就歇止的，是因为五脏精气俱衰，说明病者死期将近。脉跳动五十次而不歇止的，是五脏正常的脉象，可以借以测知五脏的精气情况。至于预料一个人短期内是否会死亡，则是从他脉象的忽快忽慢来断定的。

黄帝说：人形体的差异有五种情况，即是指其骨节大小的不同，肌肉坚脆的差别，皮肤的厚薄，血液的清浊的差异，气的运行也有滑有涩，经脉也有长有短，津血也有多有少，以及经络的数目等，这些我已经知道了，但这指的都是布衣之士，对于那些王公大人和终日食肉的人，他们往往身体脆弱，肌肉软弱，血气运行急速而滑利。在治疗时，手法的快慢，进针的深浅，取穴的多少，也可相同对待吗？

岐伯回答说：吃肥甘美味的人与吃糠菜粗食的人，在针治时怎么会一样呢？对于他们，气滑的应出针快，气涩的应出针慢；气滑的应当用小针浅刺，气涩的应当用大针深刺，深刺的还应留针，浅刺的则出针要快。由此看来，针刺布衣之士应深刺并且要留针，针刺王公大人应浅刺并且要慢进针，因为他们的气行有慓悍与急滑的不同。

黄帝说：形气出现了有余或不足的差别，又该怎样治疗呢？

岐伯说：形气不足，病气有余的，是邪气满实了，应当急用泻法以祛其邪；

若形气有余，病气不足的，阴阳之气都已经不足了，不能用针刺这种患者，否则会更加不足，更加不足就会导致阴阳俱竭，气血耗尽，五脏空虚，筋骨枯槁，其结果是，老年人将要死亡，壮年人也难复原。假若形气有余，病气也有余，这就是阴阳都有余了。应该急用泻法祛其实邪，以调其虚实。所以说，凡是有余的应该用泻法，不足的应该用补法，就是这个道理。

所以说，凡是针刺，如果不懂得补泻逆顺的道理，就会导致正气与邪气的相互搏结。若邪气实却用了补法，就会导致阴阳气血满溢，邪气也会充塞大肠和胃，肝肺会发生胀满，阴阳之气也就错乱了。若正气虚却用了泻法，就会使经脉空虚，气血耗损枯竭，肠胃松弛无力，人也就会瘦得皮包骨，毫毛脱折枯焦，凭此便可以预见离死期不远了。

所以说，运用针法的要领，在于懂得调和阴阳。调和好了阴阳，精气就可以充足，形体与神气也可能相合，神气便能内藏而不会泄漏了，所以说，高明的医生能够调理阴阳之气，使阴阳之气平衡。一般的医生常常扰乱经脉，低劣的医生则有可能耗绝精气而危害生命。所以说，针刺时，运用补泻手法不可不审慎，一定要审察五脏的病情变化，以及五脏的脉象与病的感应情况，经络的虚实情况，皮肤的柔粗情况，才能适当地选取经穴进行治疗。

寿夭刚柔篇第六

【原文】黄帝问于少师曰：余闻人之生也，有刚有柔，有弱有强，有短有长，有阴有阳，愿闻其方。

少师答曰：阴中有阴，阳中有阳，审知阴阳，刺之有方。得病所始，刺之有理。谨度病端，与时相应。内合于五脏六腑，外合于筋骨皮肤。是故内有阴阳，外亦有阴阳。在内者，五脏为阴，六腑为阳，在外者，筋骨为阴，皮肤为阳。故曰，病在阴之阴者，刺阴之荥俞，病在阳之阳者，刺阳之合，病在阳之阴者，刺阴之经，病在阴之阳者，刺络脉。故曰，病在阳者名曰风，病在阴者名曰痹，阴阳俱病名曰风痹。病有形而不痛者，阳之类也；无形而痛者，阴之类也。无形而痛者，其阳完而阴伤之也。急治其阴，无攻其阳。有形而不痛者，其阴完而阳伤之也。急治其阳，无攻其阴。阴阳俱动，乍有形，乍无形，加以烦心，命曰阴胜其阳。此谓不表不里，其形不久。

黄帝问于伯高曰：余闻形气病之先后，外内之应奈何？

伯高答曰：风寒伤形，忧恐愤怒伤气；气伤脏，乃病脏，寒伤形，乃应形；风伤筋脉，筋脉乃应。此形气外内之相应也。

黄帝曰：刺之奈何？

伯高答曰：病九日者，三刺而已；病一月者，十刺而已；多少远近，以此衰之。久痹不去身者，视其血络，尽出其血。

黄帝曰：外内之病，难易之治奈何？

伯高答曰：形先病而未入脏者，刺之半其日。脏先病而形乃应者，刺之倍其日。此外内难易之应也。

黄帝问于伯高曰：余闻形有缓急，气有盛衰，骨有大小，肉有坚脆，皮有厚薄，其以立寿夭奈何？

伯高答曰：形与气相任则寿，不相任则夭。皮与肉相果则寿，不相果则夭，血气经络胜形则寿，不胜形则夭。

【译文】黄帝向少师发问说：我听说人出生后，性情便有刚柔之分，强弱的不同，身体有高矮的差异，而且还有男女的分别，希望你谈谈这其中的道理。

少师回答说：就人体的阴阳而论，阴中还有阴，阳中还有阳。首先要掌握阴阳的规律，才能很好地运用针刺的方法。同时还要了解发病的经过情况，用针才能合理。必须细心推测开始发病的因素，以及人体与四时气候的相应关系，在内与五脏六腑相合，在外与筋骨皮肤相合。所以体内有阴阳，体表亦有阴阳。在体内五脏为阴，六腑为阳；在体表筋骨为阴，皮肤为阳。因而在临床治疗上，病在阴中之阴的五脏，可刺阴经的荥穴和输穴；病在阳中之阳的皮肤，可刺阳经的合穴；病在阳中之阴的筋骨，可刺阴经的经穴；病在阴中之阳的六腑，可刺络穴。因此，疾病的性质由于发病部位不同而异，病在体表，由于外感邪气引起的属阳，称为"风"；病在体内，由于病邪在内，使气血阻滞不畅的属阴，称为"痹"；如果表里阴阳俱病的，称为"风痹"。再从疾病的症状来分析，如果有外在形体的症状而没有内脏疼痛症状的，多属于阳证；没有外在形体的症状而见有内脏疼痛症状的，多属于阴证。由于体表无病而内脏受伤，当速治其里，不要误治其表；由于内脏无病而体表受伤的，当速治其表，不要误治其里。如果表里同时发病，症状忽见于体表，忽见于内脏，再加上病者心情烦躁不安，是内脏病甚于体表病，这就是病邪不单纯在表，也不单纯在里，属于表里同病，故预后不良。

黄帝问伯高说：我听说形体和脏气发病时有先后，那么内外相应的情况是怎样的呢？

伯高回答说：风寒之邪，多伤于人的外在形体；忧恐愤怒等情志变化，多伤及内在脏气。凡七情之气伤脏，则病变部位应在内脏；外感寒邪伤形，则发生疾病应在形体；风邪直接伤及筋脉，则筋脉也就相应地发生病变。由此可见，病邪与所伤部位的形气，是内外相应的。

黄帝说：如何进行针刺治疗呢？

伯高回答说：大抵病为九天，针治三次就会好；病已一月，针治十次可以好。病程的远近或时间的多少，都可根据这三天针一次的方法来计算之。至于邪气内阻，久而不愈之病，可仔细观察患者的血络，针刺血络出尽其恶血。

黄帝说：内外之病治疗上难易的情况是怎样的？

伯高回答说：外形先受病而尚未伤及内脏的，针治次数可以根据已病的日数减半计算。如果内脏先受病而后相应及于外形的，针刺次数则应当加倍计算。这是说疾病部位有内外之分，而治疗上也有难易的区别。

黄帝问伯高说：我听说人的外形有缓急，正气有盛衰，骨骼有大小，肌肉有坚脆，皮肤有厚薄，从这些方面怎样来确定人的寿夭呢？

伯高回答说：外形与正气相称的多长寿；不相称的多夭折。皮肤与肌肉相称的多长寿；不相称的多夭折。内在血气经络的强盛超过外形的多长寿；不能超过外形的多夭折。

【原文】黄帝曰：何谓形之缓急？

伯高答曰：形充而皮肤缓者则寿，形充而皮肤急者则夭，形充而脉坚大者顺也，形充而脉小以弱者气衰，衰则危矣。若形充而颧不起者骨小，骨小则夭矣。形充而大肉䐃坚而有分者肉坚，肉坚则寿矣；形充而大肉无分理不坚者肉脆，肉脆则夭矣。此天之生命，所以立形定气而视寿夭者，必明乎此立形定气，而后以临患者，决生死。

黄帝曰：余闻寿夭，无以度之。

伯高答曰：墙基卑，高不及其地者，不满三十而死。其有因加疾者，不及二十而死也。

黄帝曰：形气之相胜，以立寿夭奈何？

伯高答曰：平人而气胜形者寿；病而形肉脱，气胜形者死，形胜气者危矣。

黄帝曰：余闻刺有三变，何谓三变？

伯高答曰：有刺营者，有刺卫者，有刺寒痹之留经者。

黄帝曰：刺三变者奈何？

伯高答曰：刺营者出血，刺卫者出气，刺寒痹者内热。

黄帝曰：营卫寒痹之为病奈何？

伯高答曰：营之生病也，寒热少气，血上下行。卫之生病也，气痛时来时去，怫忾贲响，风寒客于肠胃之中。寒痹之为病也，留而不去，时痛而皮不仁。

黄帝曰：刺寒痹内热奈何？

伯高答曰：刺布衣者，以火焠之；刺大人者，以药熨之。

黄帝曰：药熨奈何？

伯高答曰：用醇酒二十斤，蜀椒一斤，干姜一斤，桂心一斤，凡四种，皆㕮咀，渍酒中，用棉絮一斤，细白布四丈，并内酒中，置酒马矢煴中，封涂封，勿使泄。五日五夜，出绵絮曝干之，干复渍，以尽其汁。每渍必晬其日，乃出干。干，并用滓与棉絮，复布为复巾，长六七尺，为六七巾，则用之生桑炭炙巾，以熨寒痹所刺之处，令热入至于病所，寒复炙巾以熨之，三十遍而止。汗出以巾拭身，亦三十遍而止。起步内中，无见风。每刺必熨，如此病已矣。此所谓内热也。

【译文】黄帝说：什么叫做形体的缓急？

伯高回答说：外形壮实而皮肤舒缓的多长寿；外形虽盛而皮肤紧急的多夭折。外形壮实而脉象坚大有力的为顺；外形虽盛而脉象弱小无力的为气衰，气衰是危险的。假使外形虽盛而颧骨不突起者骨骼小，骨骼小的多夭折。如外形壮实，而大肉突起有分理者是肉坚实，肉坚实的人多长寿；外形虽盛而大肉无分理不坚实者是肉脆，肉脆的人多夭折。以上所说，虽是人的先天禀赋，但是可以根据这些形气的不同情况来衡量体质之强弱，从而推断其长寿或夭折。医工必须明白这些道理，而后临床时根据形气的情况，以决定预后的良与不良。

黄帝说：我已听过关于寿夭的区别，但究竟怎样来衡量呢？

伯高回答说：凡是面部肌肉陷下，而四周骨骼显露的，不满三十岁就会死亡。如果再加上疾病的影响，不到二十岁就会有死亡的可能。

黄帝说：从形与气的相胜情况，如何来决定寿夭呢？

伯高回答说：健康人正气胜过外形的就会长寿；患者肌肉已经极度消瘦，虽然正气胜过外形，也终将要死亡；如果外形胜过正气，则是很危

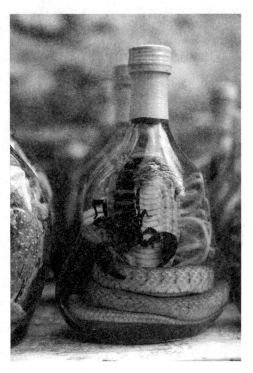

险的。

黄帝说：我听说刺法有三变，什么叫三变呢？

伯高回答说：有刺营分，刺卫分，刺寒痹稽留于经络三种。

黄帝说：这三种刺法是怎样的呢？

伯高回答说：刺营分时要疏通其血，刺卫分时要调和其气，刺寒痹时要使热气纳于内。

黄帝说：营分、卫分、寒痹的病状如何？

伯高回答说：营分病多出现寒热往来，呼吸少气，血上下妄行。卫有病则痛无定处，也不定时，胸腹会感到满闷或者窜动作响，这是风寒侵袭于肠胃所致的。寒痹的病状，多由病邪久留而不解，因此时常感到筋骨作痛，甚或皮肤麻木不仁。

黄帝说：刺寒痹怎样才能使躯体内部产生热感呢？

伯高回答说：对一般体质比较好的劳动者患者，可用烧红的火针刺治，而对养尊处优体质较差的患者，则应多用药熨。

黄帝说：药熨的方法是怎样的呢？

伯高回答说：是用醇酒二十升，蜀椒一升，干姜、桂心各一斤（升），这四种药捣碎后浸泡在酒中，再用丝绵一斤，细白布四丈，一起纳入酒中。把酒器加上盖，并用泥封固，不使泄气，放在燃着的干马粪内煨，经过五天五夜，将细布与丝绵取出晒干，干后再浸入酒内，如此反复地将药酒浸干为度。每次浸的时间要一整天，然后拿出来再晒干。等酒浸干后，将布做成夹袋，每个长六到七尺，共做成六七个，将药渣与丝绵装入袋内。用时取生桑炭火，将夹袋放在上面烘热，熨敷于寒痹所刺的地方，使得热气能深透于病处。夹袋冷了再将其烘热。如此熨敷三十次，每次都使患者出汗。出汗后用手巾揩身，也需要三十遍。并令患者在室内行走，但不能见风。按照这样的方法，每次针治时，再加用熨法，这样病就会治好，这就是内热方法。

官针篇第七

【原文】凡刺之要，官针最妙。九针之宜，各有所为，长、短、大、小，各有所施也。不得其用，病弗能移。疾浅针深，内伤良肉，皮肤为痈；病深针浅，病气不泻，反为大脓。病小针大，气泻太甚，疾必为害；病大针小，气不泄泻，亦复为败。失针之宜。大者泻，小者不移。已言其过，请言其所施。

病在皮肤无常处者，取以镵针于病所，肤白勿取。病在分肉间，取以员针于病所。病在经络痼痹者，取以锋针。病在脉，气少，当补之者，取以鍉针于井荥分俞。病为大脓者，取以铍针。病痹气暴发者，取以员利针。病痹气痛而不去者，取以毫针。病在中者，取以长针。病水肿不能通关节者，取以大针。病在五脏固居者，取以锋针，泻于井荥分俞，取以四时。

凡刺有九，以应九变。一曰俞刺，俞刺者，刺诸经荥俞脏俞也；二曰远道刺，远道刺者，病在上，取之下，刺腑俞也；三曰经刺，经刺者，刺大经之结络经分也；四曰络刺，络刺者，刺小络之血脉也；五曰分刺，分刺者，刺分肉之间也；六曰大泻刺，大泻刺者，刺大脓以铍针也；七曰毛刺，毛刺者，刺浮痹皮肤也；八曰巨刺，巨刺者，左取右，右取左；九曰焠刺，焠刺者，刺燔针则取痹也。

【译文】凡针治的要点，在于选用符合规格的针具为最妙。九种针各具有不同的作用，它各自的长短大小，也各有不同的使用方法。如果不能适当选用，病就不能去除。病在浅表的却针刺过深，就会损伤里面的好肉，发生痈肿。病在深部的却针刺过浅，病邪又不能排除，反而会形成大的脓疡。病轻浅却用大针，会使元气外泄而加重病情；疾病深重却用小针，邪气得不到排泄，治疗也就得不到效果了。不正确的用针往往是宜用小针却因误用了大针而泄去了正气，应用大针却误用了小针而使病邪得不到排除。这里已经说了错用针具的害处，那就让我再谈一下九针的正确用法。

病在皮肤而无固定的地方，可以用针针刺病变部位，但皮肤苍白的就不能针刺了。病在肌肉间的，可以用员针揩病变部位。病在经络，日久成痹的，应用锋针治疗。病在经脉，而气又不足的，当用补法，以鍉针按压井、荥、输等穴位。对患严重脓疡的，应当用铍针排脓治疗。痹证急性发作的，应当用员利针治疗。患痹证而疼痛又日久不止的，可以用毫针治疗。病已入里的，应当用长针刺治。患水肿并且关节不通利的，应当用大针刺治。病在五脏而固留不去的，可用锋针，在井荥输等穴用泻法刺治，并依据四时与腧穴的关系进行选穴。

针刺有九种方法，以对九种不同的病进行刺治。第一种叫做输刺，输刺是针刺十二经四肢的井、荥、输、经、合等各穴，以及背部两侧的脏腑腧穴。第二种叫做远道刺，远道刺的意思是说病在上部的，从下部取穴，针刺足、三阳经的腑俞穴。第三种叫做经刺，经刺就是针刺在深部经脉触到的硬结或压痛。第四种叫络刺，络刺就是刺皮下浅部的小络脉。第五种叫分刺，分刺就是针刺肌肉的间隙。第六种叫做大泻刺，大泻刺就是用铍针刺肠痈。第七种叫毛刺，毛刺就是针刺皮肤浅表的痹证。第八种叫做巨刺，巨刺就是左侧的病刺右侧的穴，右侧的病刺左侧的穴。第九种叫做焠刺，焠刺就是用火针治痹证。

【原文】 凡刺有十二节，以应十二经。一曰偶刺，偶刺者，以手直心若背，直痛所，一刺前，一刺后，以治心痹。刺此者，傍针之也。二曰报刺，报刺者，刺痛无常处也。上下行者，直内无拔针，以左手随病所按之，乃出针，复刺之也。三曰恢刺，恢刺者，直刺傍之，举之前后，恢筋急，以治筋痹也。四曰齐刺，齐刺者，直入一，傍入二，以治寒气小深者；或曰三刺，三刺者，治痹气小深者也。五曰扬刺，扬刺者，正内一，傍内四，而浮之，以治寒气之博大者也。六曰直针刺，直针刺者，引皮乃刺之，以治寒气之浅者也。七曰输针，输刺者，直入直出，稀发针而深之，以治气盛而热者也。八曰短刺，短刺者，刺骨痹，稍摇而深之，致针骨所，以上下摩骨也。九曰浮刺，浮刺者，傍入而浮之，以治肌急而寒者也。十曰阴刺，阴刺者，左右率刺之，以治寒厥；中寒厥，足踝后少阴也。十一曰傍针刺，傍针刺者，直刺傍刺各一，以治留痹久居者也。十二曰赞刺，赞刺者，直入直出，数发针而浅之出，血是谓治痈肿也。

脉之所居，深不见者，刺之微内针而久留之，以致其空脉气也。脉浅者，勿刺，按绝其脉乃刺之，无令精出，独出其邪气耳。

所谓三刺，则谷气出者。先浅刺绝皮，以出阳邪，再刺则阴邪出者，少益深绝，皮致肌肉，未入分肉间也；已入分肉之间，则谷气出。故《刺法》曰：始刺浅之，以逐邪气，而来血气，后刺深之，以致阴气之邪，最后刺极深之，以下谷气。此之谓也。

故用针者，不知年之所加，气之盛衰，虚实之所起，不可以为工也。

凡刺有五，以应五脏，一曰半刺，半刺者，浅内而疾发针，无针伤肉，如拔毛状，以取皮气，此肺之应也。

二曰豹文刺，豹文刺者，左右前后针之，中脉为故，以取经络之血者，此心之应也。

三曰关刺，关刺者，直刺左右尽筋上，以取筋痹，慎无出血，此肝之应也；或曰渊刺；一曰岂刺。

四曰合谷刺，合谷刺者，左右鸡足，针于分肉之间，以取肌痹，此脾之应也。

五曰输刺，输刺者，直入直出，深内之至骨，以取骨痹，此肾之应也。

【译文】 针刺有十二种方法，以适应十二经的病变。第一种叫偶刺，偶刺是用手对着胸部或背部，当痛处，一针刺前胸，一针刺后背，以治疗心痹的病。但刺时，针尖要向两旁倾斜。第二种叫报刺，报刺就是用针刺治痛无定处的病。方法是垂直行针，用左手按其痛处然后将针拔出，再进针。第三种叫恢刺，恢刺就是直刺筋脉的旁边，提插运捻向前向后，以治筋痹。第四种叫做齐刺，齐刺就是在病点正中直刺一针，左右两旁再各刺一针，以治寒邪小而深者。此法又叫三刺，三刺可以治疗痹气小而深的病。第五种叫扬刺，扬刺就是在病点正中刺一针，在病变周围刺四针，用浅《刺法》，以治寒气广泛的病。第六种叫做直针刺，直针刺就是用手捏起皮肤，将针沿皮直刺而入，以治寒气较浅的病。第七种叫做输刺，输刺就是将针直入直出，取穴少却又刺得深，以治气盛而有热的病。第八种叫做短刺，短刺可以治疗骨痹病，方法是慢慢进针，同时稍稍摇动针体，使针渐渐深入骨部，然后再上下提插摩擦骨部。第九种叫浮刺，浮刺是在病点旁浮浅的斜刺，以治疗肌肉挛急而寒的病。第十种叫阴刺，阴刺为左右都刺，以治寒厥病，凡中寒厥的，应刺足内踝后面的太溪穴。第十一种叫傍针刺，傍针刺就是在病点直刺一针，旁边也刺一针，以治久而不愈的痹证。第十二种叫赞刺，赞刺就是直入直出，快速进出针并浅刺出血，以治疗痈肿。

经脉所在的部位，深而难见的，针刺时要轻轻地进入而长时间留针，以疏导孔中的脉气。脉浅的不要刺，要先按绝经脉气，才可以进针，不使精气外泄，只使其邪气排出。

所谓经过三刺就使谷气流通的针法，是先浅刺皮肤，以宣泄阳邪；如果再刺就会使阴邪排出，稍微深刺，透过皮肤而接近肌肉，但没有刺到肌肉之间；当刺达肌肉之间时，谷气就会流通，针感也就出现了。所以刺法讲：开始应当浅刺，以驱逐浅表的邪气，而让血气流通；然后再深刺，以使阴邪外泄，最后深刺到深处，以疏导谷气。这就叫三刺。

所以用针的人，如果不知道每年运气的变化、气的盛衰所引起的疾病的虚实状况，就不能称其为医者。

还有五种刺法，可以与五脏有关的病变相应。第一种叫半刺，半刺就是下针浅而很快出针，不刺伤肌肉，就像拔除毫毛一般，用以祛除皮毛间的邪气，这是相应于肺脏的刺法。

第二种叫豹文刺，豹文刺就是在病变部位的左右前后下针，用以刺中络脉使其出血为度，用以消散经络间的瘀血，这是相应于心脏的刺法。

第三种叫关刺，关刺就是直刺四肢关节的附近，用以治疗筋痹，但应当注意刺时不能出血，这是相应于肝脏的刺法，也叫渊刺，又叫岂刺。

第四种叫合谷刺，合谷刺就是将针深刺到分肉之间，左右各斜刺一针，就像鸡足的样子，用以治疗肌痹，这是相应于脾脏的刺法。

第五种叫输刺，输刺就是进针时直入直出，深刺到骨的附近，用以治疗骨痹，这是相应于肾脏的刺法。

本神篇第八

【原文】黄帝问于岐伯曰：凡刺之法，先必本于神。血、脉、营、气、精、神，此五脏之所藏也。至其淫泆离脏则精失、魂魄飞扬、志意恍乱、智虑去身者，何因而然乎？天之罪与？人之过乎？何谓德气生精、神、魂、魄、心、意、志、思、智、虑？请问其故。

岐伯答曰：天之在我者德也，地之在我者气也。德流气薄而生者也。故生之来谓之精；两精相搏谓之神；随神往来者谓之魂；并精而出入者谓之魄；所以任物者谓之心；心有所忆谓之意；意之所存谓之志；因志而存变谓之思；因思而远慕谓之虑；因虑而处物谓之智。

故智者之养生也，必顺四时而适寒暑，和喜怒而安居处，节阴阳而调刚柔。如是，则避邪不至，长生久视。

是故怵惕思虑者则伤神，神伤则恐惧流淫而不止。因悲哀动中者，竭绝而失生。喜乐者，神惮散而不藏。愁忧者，气闭塞而不行。盛怒者，迷惑而不治。恐惧者，神荡惮而不收。

【译文】黄帝问岐伯说：凡是针刺的一般原则，必须以人的生命活动作为根本。因为血、脉、营、气、精、神，都属五脏所藏的维持生命活动的物质和动力。如果七情过度，五脏精气就会与内脏分离，以至魂魄飞扬，意志恍乱，思虑也会丧失，这是什么原因造成的呢？究竟是天生的灾难，还是人为的过失呢？什么叫德气生精、神、魂、魄、心、意、志、思、智、虑？请教其中的道理。

岐伯回答说：天所赋予人的是"德"（如自然界的气候、日光雨露等），地所赋予人的是"气"（如地面上的物产）。因此，由于天之德下流与地之气上交，阴阳相结合，使万物化生，人才能生存。人之生命的原始物质，叫做精；男女交媾，两精结合而成的生机，叫做神；随从神气往来的精神活动，叫做魂；从乎精的先天本能，叫做魄；脱离母体之后，主宰生命活动的，叫做心；心里忆念而未定的，叫做意；主意已考虑决定，叫做志；根据志而反复思考，叫做思；思考范围由近及远，叫做虑；通过考虑而后毅然处理，叫做智。所以聪明的人保养身体，必定是顺从四时节令变化的，来适应气候的寒暑，不让喜怒过度，注意正常的饮食起居，节制阴阳的偏颇，调剂刚柔的活动。这样，四时不正的邪气也难以侵袭，从而能够长寿而不易衰老。

恐惧和思虑太过能损伤心神，神伤而恐惧的情绪时时流露于外。因悲哀太甚，内伤肝脏，能使正气耗竭以致绝灭而死亡。喜乐过度，使神气涣散而不守。忧愁太甚，使气机闭塞不通。大怒以后，能使神志昏迷。恐惧太甚，也使神气散失而不收。

【原文】心，怵惕思虑则伤神，神伤则恐惧自失。破䐃脱肉，毛悴色夭死于冬。

脾，愁忧而不解则伤意，意伤则悗乱，四肢不举，毛悴色夭死于春。

肝，悲哀动中则伤魂，魂伤则狂妄不精，不精则不正，当人阴缩而挛筋，两胁骨不举，毛悴色夭死于秋。

肺，喜乐无极则伤魄，魄伤则狂，狂者意不存人，皮革焦，毛悴色夭死于夏。

肾，盛怒而不止则伤志，志伤则喜忘其前言，腰脊不可以俯仰屈伸，毛悴色夭死于季夏。

恐惧而不解则伤精，精伤则骨酸痿厥，精时自下。是故五脏主藏精者也，不可伤，伤则失守而阴虚；阴虚则无气，无气则死矣。

是故用针者，察观患者之态，以知精、神、魂、魄之存亡，得失之意，五者以伤，针不可以治之也。

肝藏血，血舍魂，肝气虚则恐，实则怒。

脾藏营，营舍意，脾气虚则四肢不用，五脏不安，实则腹胀经溲不利。

心藏脉，脉舍神，心气虚则悲，实则笑不休。

肺藏气，气舍魄，肺气虚，则鼻塞不利少气，实则喘喝胸盈仰息。

肾藏精，精舍志，肾气虚则厥，实则胀。五脏不安。必审五脏之病形，以知其气之虚实，谨而调之也。

【译文】心因恐惧和思虑太过而伤及所藏之神，神伤便会时时恐惧，不能自主，久而大肉瘦削，皮毛憔悴，气色枯夭，死亡在冬季。

脾因忧愁不解而伤及所藏之意，意伤便会胸膈烦闷，手足无力举动，皮毛憔悴，气色枯夭，死亡在春季。

肝因悲哀太过而伤及所藏的魂，魂伤便会狂妄而不能清楚识周围，举动失常，同时使人前阴萎缩，筋脉拘挛，两胁不能舒张，皮毛憔悴，气色枯夭，死亡在秋季。

肺因喜乐太过而伤及所藏的魄。魄伤便会形成癫狂，语无伦次，皮毛肌肤憔悴，气色枯夭，死亡在季夏。

肾因大怒不止而伤及所藏的志，
志伤便会记忆力衰退，腰脊不能俯
仰转动，皮毛憔悴，气色枯夭，死
亡在季夏。

又因恐惧不解而伤精，
精伤则骨节酸软痿弱，四肢发
冷，精液时时外流。所以说，五脏
都主藏精，不能损伤，伤则所藏之精
失守而为阴不足，阴不足则正气的化源断绝，人无正气则死。

因此，用针治病，应当仔细察看患者的神情与病态，从而了解其精、神、
魂、魄、意、志有无得失的情况，如果五脏之精已经耗伤，就不可以妄用针刺
治疗。

肝脏主藏血，血中舍魂，肝气虚则易产生恐惧，肝气实则容易发怒。脾脏
主藏营，营中舍意，脾气虚则四肢不能运动，五脏缺乏营气而不能发挥正常的功
能，脾气实则发生腹中胀满，大小便不利。心脏主藏脉，脉中舍神，心气虚易产
生悲感，心气实则嬉笑不止。肺脏主藏气，气中舍魄，肺气虚则发生鼻塞呼吸不
利，短气，肺气实则喘促胸满，仰面呼吸。肾脏主藏精，精中舍志，肾气虚则四
肢厥冷，肾气实则少腹作胀。所以治病必须审察五脏的病状，进一步分析脏气的
虚实，然后再谨慎地加以调治。

终始篇第九

【原文】凡刺之道，毕于终始，明知终始，五脏为纪，阴阳定矣。阴者主脏，
阳者主腑，阳受气于四末，阴受气于五脏，故泻者迎之，补者随之，知迎知随，
气可令和，和气之方，必通阴阳。五脏为阴，六腑为阳，传之后世，以血为盟。
敬之者昌，慢之者亡。无道行私，必得夭殃。

谨奉天道，请言终始。终始者，经脉为纪。持其脉口人迎，以知阴阳有余
不足，平与不平，天道毕矣。所谓平人者不病，不病者，脉口人迎应四时也，上
下相应而俱往来也，六经之脉不结动也，本末之寒温之相守司也。形肉血气必相
称也，是谓平人。少气者，脉口人迎俱少，而不称尺寸也。如是者，则阴阳俱不
足，补阳则阴竭，泻阴则阳脱。如是者，可将以甘药，不可饮以至剂，如此者弗
灸。不已者因而泻之，则五脏气坏矣。

人迎一盛，病在足少阳，一盛而躁，病在手少阳。人迎二盛，病在足太阳，

二盛而躁，病在手太阳，人迎三盛，病在足阳明，三盛而躁，病在手阳明。人迎四盛，且大且数，名曰溢阳，溢阳为外格。

脉口一盛，病在足厥阴；厥阴一盛而躁，在手心主。脉口二盛，病在足少阴；二盛而躁，在手少阴。脉口三盛，病在足太阴；三盛而躁，在手太阴。脉口四盛，且大且数者，名曰溢阴。溢阴为内关，内关不通，死不治。人迎与太阴脉口俱盛四倍以上，名曰关格。关格者，与之短期。

【译文】针刺的道理，一定要准确了解"终始"的含义，这就必须以五脏为纲纪，然后再确定阴经阳经的部位。阴经主于五脏，阳经主于六腑。阳经承接四肢中运行的脉气，阴经承接五脏中运行的脉气。所以，在采用泻法刺治时要迎而守之，采用补法刺治时要随而济之。掌握了迎随补泻的要领，就可以使脉气调和。而调和脉气的要点，在于了解阴阳规律，五脏为阴，六腑为阳。如果要将这些道理传授给后世，传授时应歃血盟誓，也只有如此，才能发扬光大。如果不加重视，这些道理就会逐渐消亡，如果不按这些方法去做，就会造成天祸。

谨慎地顺应天地间阴阳盛衰的道理，以掌握针刺终始的含义。所谓终始，就是以十二经脉为纲纪，诊察寸口和人迎两处，以了解人体阴阳的虚实盛衰，以及阴阳的平衡情况。这样也就大致掌握了阴阳盛衰的规律。所谓平人，就是平常无病的人。平人的脉口和人迎两处的脉象是和四时的阴阳变化相和的，脉气也上下相应，往来不息，六经的脉搏既无结涩和不足，也没有动疾有余的现象产生，内脏之本和肢体之末，在四时寒温变化时，就能相互协调，形肉和血气也能互为协调。这就是平常无病的人。

气短的人，脉口和人迎都会表现出虚弱无力的脉象，与两手的寸、尺两脉也不相称。这种情况，属于阴阳都不足的征象。治疗时，如果补阳，就会导致阴气衰竭，泻阴又会导致阳气脱泄。因此，只能用甘缓的药剂加以调补，如果还不能痊愈则可服用能快速起效的药物。像这样的病，切勿用艾灸治疗，如果因不能快速产生疗效，而用泻法，那么五脏的精气就会受到损害。

人迎脉比寸口大一倍的，病在足少阳胆经，大一倍而又同时出现躁动症状的，病在少阳三焦经。人迎脉比寸口大两倍的，病在足太阳膀胱经，大两倍而又同时有躁动症状的，病在手太阳小肠经。人迎脉寸口脉大三倍的，病在足阳明胃经，大三倍而又同时有躁动症状的，病在手阳明大肠经。人迎脉比寸口大四倍的，并且脉象又大又快的，叫溢阳，溢阳是因为六阳盛极，而不能与阴气相交，所以称为外格。

寸口脉比人迎大一倍的，病在足厥阴肝经，大一倍而又同时有躁动症状的，病在手厥阴心包络经。寸口脉比人迎大两倍的，病在足少阴肾经，大两倍而又同时有躁动症状的，病在手少阴心经。寸口脉比人迎大三倍的，病在足太阴脾经，大三倍而又同时有躁动症状的，病在手太阴肺经。寸中脉比人迎大四倍，并且脉象又大又快的，叫做溢阴。溢阴是因为六阴盛极，而不能与阳气相交，所以称为内关。内关是阴阳隔绝的死症。人迎与寸口脉都比平常的大四倍以上的，叫做关格。出现了关格的脉象，人也就接近死期了。

【原文】人迎一盛，泻足少阳而补足厥阴，二泻一补，日一取之，必切而验之，疏取之上，气和乃止。人迎二盛，泻足太阳补足少阴，二泻一补，二日一取之，必切而验之，疏取之上，气和乃止。人迎三盛，泻足阳明而补足太阴，二泻一补，日二取之，必切而验之，疏取之上，气和乃止。

脉口一盛，泻足厥阴而补足少阳，二补一泻，日一取之，必切而验之，疏而取上，气和乃止。脉口二盛，泻足少阴而补足太阳，二补一泻，二日一取之，必切而验之，疏取之上，气和乃止。脉口三盛，泻足太阴而补足阳明，二补一泻，日二取之，必切而验之，疏而取之上，气和乃止。所以日二取之者，太阳主胃，大富于谷气，故可日二取之也。

人迎与脉口俱盛三倍以上，命曰阴阳俱溢，如是者不开，则血脉闭塞，气无所行，流淫于中，五脏内伤。如此者，因而灸之，则变易而为他病矣。

凡刺之道，气调而止，补阴泻阳，音气益彰，耳目聪明。反此者，血气不行。

所谓气至而有效者，泻则益虚，虚者，脉大如其故而不坚也；坚如其故者，适虽言故，病未去也。补则益实，实者，脉大如其故而益坚；夫如其故而不坚者，适虽言快，病未去也。故补则实、泻则虚，痛虽不随针，病必衰去。必先通十二经脉之所生病，而后可得传于终始矣。故阴阳不相移，虚实不相倾，取之其经。

凡刺之属，三刺至谷气，邪僻妄合，阴阳易居，逆顺相反，沉浮异处，四时不得，稽留淫泆须针而去。故一刺则阳邪出，再刺则阴邪出，三刺则谷气至，谷气至而止。所谓谷气至者，已补而实，已泻而虚，故以知谷气至也。邪气独去者，阴与阳未能调而病知愈也。故曰：补则实，泻则虚，痛虽不随针，病必衰去矣。

阴盛而阳虚，先补其阳，后泻其阴而和之。阴虚而阳盛，先补其阴，后泻其阳而和之。

三脉动于足大趾之间，必审其实虚，虚而泻之，是谓重虚。重虚病益甚。凡刺此者，以指按之，脉动而实且疾者疾泻之，虚而徐者则补之。反此者，病益甚。其动也，阳明在上，厥阴在中，少阴在下。

膺俞中膺，背俞中背，肩膊虚者，取之上。

重舌，刺舌柱以铍针也。

手屈而不伸者，其病在筋，伸而不屈者，其病在骨，在骨守骨，在筋守筋。

补须一方实，深取之，稀按其痏，以极出其邪气。一方虚，浅刺之，以养其脉，疾按其痏，无使邪气得入。邪气来也紧而疾，谷气来也徐而和。脉实者深刺之，以泄其气；脉虚者，浅刺之，使精气无泻出，以养其脉，独出其邪气。

刺诸痛者，其脉皆实。

故曰：从腰以上者，手太阴阳明皆主之；从腰以下者，足太阴阳明皆主之。病在上者下取之；病在下者高取之；病在头者取之足；病在腰者取之腘。病生于头者，头重；生于手者，臂重；生于足者，足重。治病者，先刺其病所从生者也。

【译文】人迎脉比寸口脉大一倍的，就应泻足少阳胆经，而补足厥阴肝经。用二泻一补法，每日针刺一次，施针时，还必须切人迎与寸口脉，以测病势的进退，如果表现为躁动不安的，应取上部的穴位，直到脉气调和了才能停止针刺。人迎脉比寸口脉大二倍，就应该泻足太阴膀胱经，补足少阴肾经。用二泻一补法，每两日针刺一次，施针时，还应切人迎与寸口脉，以测病势的进退，如果同时有躁动不安的情况的，应取用上部的穴位，直到脉气调和了才能停止针刺。人迎脉比寸口脉大三倍的，就应该泻足阳明胃经，补足太阴脾经，用二泻一补法，每日针刺二次，施针时，还应切人迎与寸口脉，以测病势的进退，如果表现为躁动不安的，就取上部的穴位，直到脉气调和了，才能停止针刺。

寸口脉比人迎脉大一倍的，应该泻足厥阴肝经，以补足少阳胆经，用二泻一补法，每日针刺一次，施针时，还应切寸口与人迎脉，以测病势的进退，如果有躁动不安的情况的，就应取上部的穴位，直到脉气调和了，才能停止针刺。寸口脉比人迎脉大二倍的，应该泻足少阴肾经，以补足太阳膀胱经。用二泻一补法，每两日针刺一次，施针时，还应切寸口与人迎脉，以测病势的进退，如果有躁动不安的情况的，应取上部的穴位，直到脉气调和了，才能停止针刺。寸口脉比人迎脉大三倍的，应该泻足太阳脾经，以补足阳明胃经，用二泻一补法，每日针刺两次，施针时，还应切寸口与人迎脉，以测病势的进退，如果有躁动不安的情况的，应取上部的穴位，直到脉气调和了，才能停止针刺。每日针刺两次的原因是什么呢？因为太阴主胃，当谷气充盛时，人就气多血多，所以可以每日刺两次。

人迎和寸口脉的脉象都比平常大三倍以上的，叫做阴阳俱溢。这样的病，如果不加以疏理，血脉就会闭塞，气血也不能流通，流溢于肉里，就会损伤五脏。在这种情况下，如果妄用了灸法，就会导致变易，而引发其他的疾病。

大凡针刺，都以达到阴阳调和为目的。补阴泻阳，就是补五脏不足的正气，泻六淫邪气，这样人才能音声清朗，元气充盛，耳聪目明。如果泻阴补阳，就会导致气血不畅。

所谓针下得气而有了疗效，是说实证因为用了泻法，证候便由实转虚，这种虚证的脉象虽然与原来的大小相同，但已变得虚软不坚了；如果脉象仍然坚实，患者虽已感到轻快，但疾病也并未去除。如果虚症用了补法，症候就会由虚转实，这种实症的脉象虽然与原来同样大小，却比先前坚实有力；如果经过针刺，脉象还像以前那样大，却虚软而不坚实，患者虽然觉得舒服，但疾病也未除去。所以应正确运用补泻的手法，以使补能充实正气，泻能祛除邪气，病痛虽不能随着出针而立即除去，但病势却必然会减轻。必须先了解十二经脉的机理，才能领悟终始篇的深刻涵义。阴经阳经各有固定的循行部位，与脏腑也有确定的配属关系，补虚泻实的原则也不能互为颠倒。针治也应按经取穴。

凡适于用针治的病，都应当用三刺法，使针下获得谷气流通的感觉。由于邪气侵入经脉后会与血气相温和，会扰乱阴阳之气原有的位置，使气血运行的递顺方向倒置，脉象的沉浮异常，与四时不相应，邪气就会滞留体内而淫溢流散。这些病变，都可用针刺治疗。初刺是刺皮肤，以使浅表的阳邪排出；二刺是刺肌肉，以使阴分的邪气排出；三刺是刺分肉，以使谷气流通而能得气，但得气后就可以出针了。所谓谷气至，是说在用了补法之后，会感觉到正气充实了，在用了泻法之后，会感觉到病邪被排出了。也因此知道谷气已到了。经过针刺，邪气被排出后，虽然阴阳血气还没有得以完全调和，但已察觉病痊愈。所以准确地使用补法，正气就可得到充实；准确使用泻法，邪气就会衰退，病痛虽然不会随着出针而立即痊愈，但病势必定会减轻的。

阴经的邪气旺盛，阳经的正气虚弱，就应该先补充阳经的正气，再泻去阴的邪气，以调和其有余和不足。阴经的正气虚弱了，阳经的邪气盛了，应该先补阴经的正气，再泻去阳经的邪气，从而调和它的有余和不足。

足阳明经、足厥阴经、足少阴经三脉，都搏动于足大拇指与食指之间，针刺时应当察视三经的实虚。如果虚症误用了泻法，叫重虚，虚而更虚，病情就免不了会加重。凡是刺治这类病症，可以先切其脉搏，脉的搏动坚实而急速的，就立即用泻法；脉的搏动虚弱而缓慢的，就用补法，如果用了相反的针法，那么病情就会加重。至于三经动脉,足阳明经在足跗之上,足厥阴经在足跗之内,足少阴经在足跗之下。

阴经有病的,应刺胸部的腧穴;阳经有病的,应刺背部的腧穴;肩膊部出现虚症的,应当取上肢经脉的腧穴。

对于重舌(舌下所生的一种物,形状像小舌——译注。)的患者,应当用铍针,刺舌下根柱部,以排出恶血。

手指弯曲而不能伸直的,即筋病;手伸直而不能弯曲的,属骨病。而病在骨的就应当治骨,病在筋的就应当治筋。

用针刺的方法补泻时,必须注意:脉象坚实有力的,就用深刺的方法,出针后也不要很快按住针孔,以利其尽量泄去邪气;脉象虚弱乏力的,就用浅刺的方法,以养护所取的经脉,出针时,则应迅速按住针孔,以防止邪气的侵入。邪气来时,针下会感觉到坚紧而疾速。谷气来时,针下会感觉徐缓而柔和。脉气盛实的,应当用深刺的方法,向外泻去邪气;脉气虚弱的,就应当用浅刺的方法,使精气不至于外泄,而养其经脉,仅将邪气泄出。

针刺各种疼痛的病症,大多用深刺的方法,因为痛证的脉象都坚实有力。

腰以上的病,可取手太阴、手阳明二经的穴位针治;腰以下的病,可取足太阴、足阳明二经的穴位刺治;病在上部的,可以取下部的穴;病在下部的,可以取上部的穴位;病在头部的,可以取足部的穴位;病在足部的,可以取腘窝部的穴位;病在头部的,会觉得足很沉重。取穴刺治时,应先找出最先发病的部位,然后再行针刺。

【原文】春气在毛,夏气在皮肤,秋气在分肉,冬气在筋骨。刺此病者,各以其时为齐。故刺肥人者,以秋冬之齐,刺瘦人者,以春夏之齐。

病痛者,阴也,痛而以手按之不得者,阴也,深刺之。病在上者,阳也。病在下者,阴也。痒者,阳也,浅刺之。

病先起阴者,先治其阴,而后治其阳;病先起阳者,先治其阳,而后治其阴。

刺热厥者,留针反为寒;刺寒厥者,留针反为热。刺热厥者,二阴一阳;刺寒厥者,二阳一阴。所谓二阴者,二刺阴也;一阳者,一刺阳也。

久病者,邪气入深。刺此病者,深内而久留之,间日而复刺之,必先调其左右,去其血脉,刺道毕矣。

凡刺之法,必察其形气。形肉未脱,少气而脉又躁,躁厥者,必为缪刺之,散气可收,聚气可布。

深居静处，占神往来，闭户塞牖，魂魄不散，专意一神，精气之分，毋闻人声，以收其精，必一其神，令志在针。

浅而留之，微而浮之，以移其神，气至乃休。

男内女外，坚拒勿出，谨守勿内，是谓得气。

凡刺之禁：新内勿刺，新刺勿内；已醉勿刺，已刺勿醉；新怒勿刺，已刺勿怒；新劳勿刺，已刺勿劳；已饱勿刺，已刺勿饱；已饥勿刺，已刺勿饥；已渴勿刺，已刺勿渴；大惊大恐，必定其气乃刺之。乘车来者，卧而休之，如食顷乃刺之。出行来者，坐而休之，如行十里顷乃刺之。凡此十二禁者，其脉乱气散，逆其营卫，经气不次，因而刺之，则阳病入于阴，阴病出为阳，则邪气复生。粗工勿察，是谓伐身，形体淫泆，乃消脑髓，津液不化，脱其五味，是谓失气也。

太阳之脉，其终也。戴眼，反折，瘛疭，其色白，绝皮乃绝汗，绝汗则终矣。

少阳终者，耳聋，百节尽纵，目系绝，目系绝一日半则死矣。其死也，色青白，乃死。

阳明终者，口目动作，喜惊、妄言、色黄；其上下之经盛而不行，则终矣。

少阴终者，面黑，齿长而垢，腹胀闭塞，上下不通而终矣。

厥阴终者，中热嗌干，喜溺，心烦，甚则舌卷，卵上缩而终矣。

太阴终者，腹胀闭，不得息，气噫，善呕，呕则逆，逆则面赤，不逆则上下不通，上下不通则面黑，皮毛燋而终矣。

【译文】春天的邪气伤人的毫毛，夏天的邪气伤人的皮肤，秋天的邪气伤人的肌肉，冬天的邪气伤人的筋骨。治疗与时令相关的病，针刺的深浅，应该因季节的变化而有所不同。针刺肥胖的人，应采取秋冬所用的深刺法，针刺瘦弱的人，应采取春夏所用的浅刺法。

有疼痛症状的患者，多属阴证，疼痛而用按压的方法却不确定痛处的，也属于阴证，都应当用深刺的方法。病在上部的属阳证，病在下部的属阴证。身体发痒的人，说明病邪在皮肤，属阳证，应采用浅刺的方法。

病起于阴经的，应当先治疗阴经，然后再治阳经；病起于阳经的，应当先治疗阳经，然后再治疗阴经。

刺治热厥的病，进针后应当留针，以使热象转寒；刺治寒厥的病，进针后应当留针，以使寒象转热。刺治热厥的病，应当刺阴经二次，刺阳经一次；刺治寒厥的病，应当刺阳经二次，刺阴经一次。二阴的意思，是指在阴经针刺二次；一阳的意思，是指在阳经针刺一次。

久病的人，病邪的侵入必定已经很深，针刺这类疾病必须深刺而且留针时间要长，每隔一日应当再针刺一次。还必须先确定邪气在左右的偏盛情况，刺之以使其调和，并去掉血络中的瘀血。针刺的道理大体就如此了。

针刺前，必须诊察患者形体的强弱和元气盛衰的情况。如果形体肌肉并不显得消瘦，只是元气衰少而脉象躁动的，这种脉象躁动而厥的病，必须用缪刺法，使耗散的真气可以收敛，积聚的邪气可以散去。

针刺时，刺者应如深居幽静一样，静察患者的精神活动，又如同紧闭的门窗一样，心神贯注，听不到外界的声响，以使精神内守，专一地进行针刺。

或用浅刺而留针的方法，或用轻微浮刺的方法，以转移患者的注意力，直到针下得气为止。

针刺之后，应使阳气内敛，阴气外散，持守正气而不让其泄出，谨守邪气而不让其侵入，这就是得气的含义。

针刺的禁忌：行房事不久的不可针刺，针刺后不久的不可行房事；正当醉酒的人不可针刺，已经针刺的人不能紧接着就醉酒；正发怒的人不可以针刺，针刺后的人不能发怒；刚刚劳累的人不能针刺，已经针刺的人不要过度劳累；饱食之后不可以针刺，已经针刺的人不能食得过饱；饥饿的人不可以针刺，已经针刺的人不要受饥饿；正渴的时候不可以针刺，已经针刺的人不要受渴。异常惊恐的人，应待其情绪安定之后，才可以针刺。乘车前来的人应该让他躺在床上休息大约一顿饭的时间再给他针刺。步行前来的患者，应叫他坐下休息大约走十里路所需的时间，才可以针刺。以上这十二种情况，大多会脉象紊乱，正气耗散，营卫失调，经脉之气不能依次运行，如果此时草率地针刺，就会使阳经的病侵入内脏，阴经的病传致阳经，使邪气重新得以滋生。粗医不体察这些禁忌而用针刺，可以说是在摧残患者的身体，使其全身酸痛无力，脑髓消耗，津液不能布输，丧失了化生五味的精微，而造成真气消亡，这就是所说的失气。

手足太阳二经脉气将绝时，患者的眼睛上视而不能转动，角弓反张，手足抽搐，面色苍白，皮色败绝，汗水暴下，绝汗一出，人也就快死亡了。

手足少阳二经脉气将绝时，患者会出现耳聋，周身关节松弛无力，目系脉气竭绝而眼珠不能转动，目系已经竭绝，过一日半的时间就会死亡了，临死时会面色青白。

手足阳明二经脉气将绝时，患者会出现口眼抽动、歪斜，易惊恐，胡言乱语，面色黄，三脉躁动，脉气不行，这时人也就要死亡了。

手足少阴二经脉气将绝时，患者会出现面色发黑，牙齿变长且多污垢，腹部胀满，气机阻塞，上下不通等症，这时就接近死亡了。

手足厥阴二经脉气将绝之时，患者会出现胸中发热，咽喉干燥，排尿频数，心烦，甚至舌卷，阴囊上缩等症，并很快会死亡。

手足太阴二经脉气将绝时，患者会出现腹部胀闷，呼吸不利，嗳气，喜呕吐，呕吐时气机上逆，气机上逆面色就会发赤，如果气不上逆就会上下不通，上下不通就会出现面色发黑、皮毛焦枯等症状，人也因此而死亡。

灵枢译注卷三

经脉篇第十

【原文】雷公问于黄帝曰：《禁脉》之言，凡刺之理，经脉为始，营其所行，制其度量，内次五脏，外别六腑，愿尽闻其道。

黄帝曰：人始生，先成精，精成而脑髓生，骨为干，脉为营，筋为刚，肉为墙，皮肤坚而毛发长，谷入于胃，脉道以通，血气乃行。

雷公曰：愿卒闻经脉之始生。

黄帝曰：经脉者，所以能决死生、处百病、调虚实，不可不通。

肺手太阴之脉，起于中焦，下络大肠，还循胃口，上膈属肺，从肺系横出腋下，下循臑内，行少阴心主之前，下肘中，循臂内上骨下廉，入寸口，上鱼，循鱼际，出大指之端；其支者，从腕后直出次指内廉出其端。

是动则病肺胀满，膨膨而喘咳，缺盆中痛，甚则交两手而瞀，此为臂厥。是主肺所生病者，咳，上气喘渴，烦心，胸满，臑臂内前廉痛厥，掌中热。气盛有余，则肩背痛，风寒汗出卒中，小便数而欠。气虚则肩背痛，寒，少气不足以息，溺色变。为此诸病，盛则泻之，虚则补之，热则疾之，寒则留之，陷下则灸之，不盛不虚，以经取之。盛者，寸口大三倍于人迎，虚者，则寸口反小于人迎也。

大肠手阳明之脉，起于大指次指之端，循指上廉，出合谷两骨之间，上入两筋之中，循臂上廉，入肘外廉，上臑外前廉，上肩，出髃骨之前廉，上出于柱骨之会上，下入缺盆，络肺，下膈，属大肠。其支者，从缺盆上颈，贯颊，入下齿中，还出挟口，交人中，左之右，右之左，上挟鼻孔。

【译文】雷公向黄帝发问说：《禁服》篇上说，要掌握针刺治病的方法，首先应当了解经脉，因为它是全身气血运行的通道，它循行的路线和长短都有一定的标准，在内依次与五脏相连，在外分别与六腑相通。我想请你详尽地讲解一下这其中的道理。

黄帝说：人初孕育之时，是先由男女之精会合而成的，然后精再发育而生脑髓，此后才逐渐形成人体。期间以骨骼为支柱，以经脉营养全身，坚劲的筋如绳索一样约束着骨骼，肌肉像墙一样卫护着机体，到皮肤变得坚韧，毛发生长后，人体就形成了。出生以后，水谷入胃，化生精微，脉道内外贯通，血气也就在脉中运行不息了。

雷公说：希望你能讲讲经脉运行发生的情况。

黄帝说：经脉用来决断疾病的预后，处治许多疾病，调节虚实，医者不通晓是不行的。

手太阴肺经，起始于中脘部，向下联络大肠，回绕沿着胃下口到胃上口，上贯膈膜，连属肺脏，再从气管、喉咙横走腋下，沿上臂内侧下行，走在手少阴经和手厥阴经的前面，直至肘内，然后顺着前臂内侧，经掌后高骨下缘，入寸口动脉处，行至鱼，沿手鱼边缘，出拇指尖端；它的支脉，从手腕后直走食指内侧尖端，与手阳明大肠经相接。

由于外邪侵犯本经而发生的病症，为肺部膨膨胀满，咳嗽气喘，缺盆部疼痛，严重的可见两手交叉按于胸部，视物模糊不清，这是臂厥病。本经所主的肺脏发生病变，可见咳嗽，呼吸迫促，喘声粗急，心中烦乱，胸部满闷，臂部内侧前缘疼痛厥冷，或掌心发热。本经气盛有余，可发生肩背疼痛，畏风寒，汗出等卒中症，排尿次数多而量少。本经气虚，可发生肩背疼痛，气短，排尿颜色变得不正常。以上这些病症，属实的就用泻法，属虚的就用补法，属热的就用速刺法，属寒的就用留针法，脉虚陷的就用灸法，不实不虚的从本经取治。本经气盛，寸口脉比人迎脉大三倍；气虚，寸口脉反小于人迎脉。

手阳明大肠经，起始于食指尖端，沿食指的上缘，通过拇指、食指岐骨间的合谷穴，上入腕上两筋凹陷处，沿前臂上方至肘外侧，再沿上臂外侧前缘，上肩，出肩峰前缘，上出于大椎穴上，再向前入缺盆，联络肺，下膈，连属大肠；它的支脉，从缺盆上走颈部，通过颊部，入下齿龈，回转绕至上唇，左右两脉交会于人中，左脉向右，右脉向左，上行挟于鼻孔两侧，与足阳明胃经相接。

【原文】是动则病齿痛，颈肿。是主津液所生病者，目黄，口干，鼽衄，喉痹，肩前臑痛，大指次指痛不用，气有余则当脉所过者热肿；虚则寒栗不复。为此诸病，盛则泻之，虚则补之，热则疾之，寒则留之，陷下则灸之，不盛不虚，以经取之。盛者，人迎大三倍于寸口；虚者，人迎反小于寸口也。

胃足阳明之脉，起于鼻之交頞中，旁纳太阳之脉，下循鼻外，入上齿中，还出挟口环唇，下交承浆，却循颐后下廉，出大迎，循颊车，上耳前，过客主人，循发际，至额颅；其支者，从大迎前下人迎，循喉咙，入缺盆，下膈，属胃，络脾；其直者，从缺盆下乳内廉，下挟脐，入气冲中；其支者，起于胃口，下循腹里，下至气冲中而合，以下髀关，抵伏兔，下膝膑中，下循胫外廉，下足跗，入中指内间；其支者，下廉三寸而别；下入中趾外间；其支者，别跗上，入大趾间，出其端。

是动则病洒洒振寒，善呻，数欠，颜黑，病至则恶人与火，闻木声则惕然而惊，心欲动，独闭户塞牖而处。甚则欲上高而歌，弃衣而走，贲向腹胀，是为骭厥。是主血所生病者，狂疟，温淫，汗出，鼽衄，口㖞，唇胗，颈肿，喉痹，大腹水肿，膝膑肿痛，循膺、乳、气冲、股、伏兔、骭外廉、足跗上皆痛，中趾不用，气盛则身以前皆热，其有余于胃，则消谷善饥，溺色黄；气不足则身以前皆寒栗，胃中寒则胀满。为此诸病，盛则泻之，虚则补之，热则疾之，寒则留之，陷下则灸之，不盛不虚，以经取之。盛者，人迎大三倍于寸口，虚者，人迎反小于寸口也。

脾足太阴之脉，起于大趾之端，循趾内侧白肉际，过核骨后，上内踝前廉，上踹内，循胫骨后，交出厥阴之前，上膝股内前廉，入腹，属脾，络胃，上膈，挟咽，连舌本，散舌下；其支者，复从胃，别上膈、注心中。

是动则病舌本强，食则呕，胃脘痛，腹胀，善噫，得后与气，则快然如衰，身体皆重。是主脾所生病者，舌本痛，体不能动摇，食不下，烦心，心下急痛，溏瘕泄，水闭，黄疸，不能卧，强立，股膝内肿厥，足大趾不用。为此诸病，盛则泻之，虚则补之，热则疾之，寒则留之，陷下则灸之，不盛不虚，以经取之。盛者，寸口大三倍于人迎，虚者，寸口反小于人迎。

心手少阴之脉，起于心中，出属心系，下膈，络小肠；其支者，从心系，上挟咽，系目系；其直者，复从心系却上肺，下出腋下，下循臑内后廉，行太阴心主之后，下肘内，循臂内后廉，抵掌后锐骨之端，入掌内后廉，循小指之内，出其端。

是动则病嗌干，心痛，渴而欲饮，是为臂厥。是主心所生病者，目黄，胁痛，臑臂内后廉痛厥，掌中热痛。为此诸病，盛则泻之，虚则补之，热则疾之，寒则留之，陷下则灸之，不盛不虚，以经取之。盛者，寸口大再倍于人迎，虚者，寸口反小于人迎也。

【译文】 由于外邪侵犯本经而发生的病症，为牙齿疼痛，颈部肿大。本腑所主的津液发生病变，可出现眼睛发黄，口中发干，鼻流清涕或出血，喉中肿痛，肩前及上臂作痛，食指疼痛不能运动。气有余的症，为在本经脉循行所过的部位上发热而肿；气不足的虚症，为恶寒战栗，且难以回复温暖。这些病症，属实的就用泻法，属虚的就用补法，属热的就用速刺法，属寒的就用留针法，脉虚陷的就用灸法，不实不虚的从本经取治。本经气盛，人迎脉比寸口脉大三倍；气虚，人迎脉反小于寸口脉。

足阳明胃经，起于鼻旁，由此上行，左右相交于鼻梁凹陷入，缠束旁侧的足太阳经脉，至目下睛明穴，由此下行，沿鼻外侧，入上齿龈，复出环绕口唇，相交于任脉的承浆穴，退转沿腮下后方出大迎穴，沿耳下颊车上行至耳前，过足少阳经的客主人穴，沿发际至额颅部；它的支脉，从大迎前下走人迎穴，沿喉咙入缺盆，下膈膜，连属胃腑，联络与本经相表里的脾脏；其直行的经脉，从缺盆下走乳内侧，再向下挟脐，入毛际两旁的气冲部；另一支脉，从胃下口走腹内，下至气冲部与前直行的经脉会合，再由此下行，经大腿前方至髀关，直抵伏兔穴，下入膝盖中，沿胫骨前外侧至足背，入中趾内侧；又一支脉，从膝下三寸处分出，下行到足中趾的外侧；又一支脉，从足背斜出足厥阴的外侧，走入足大趾，直出大趾尖端，与足太阴脾经相接。

由于外邪侵犯本经而发生的病症，有发寒战抖，好呻吟，频频打哈欠，额部暗黑，病发时厌恶见人和火光，听到木的声响就会惊怕，心跳不安，喜欢关闭门窗独居室内等症状，甚至会登高唱歌，脱掉衣服乱跑，且有肠鸣腹胀，这叫"厥"。由本腑所主的血发生病变，会出现因高热以致发狂抽搐，温病，汗自出，鼻流清涕或衄血，口唇生疮疹，颈肿，喉肿闭塞，因水停而腹肿大，膝盖部肿痛，沿胸侧、乳部、伏兔、足胫外缘、足背上均痛，足中趾不能屈伸。本经气盛，胸腹部都发热，胃热盛则消谷而易于饥饿，排尿色黄；本经气不足则胸腹部感觉发冷，如胃中有寒，可发生胀满。这些病症，属实的就用泻法，属虚的就用补法，属热的就用速刺法，属寒的就用留针法，脉虚陷的就用灸法，不实不虚的从本经取治。本经气盛，人迎脉比寸口脉大

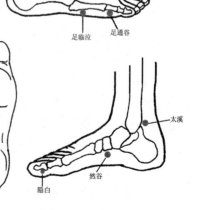

脚部穴位图

三倍；气虚，人迎脉反小于寸口脉。

足太阴脾经，起于足大趾尖端，沿大趾内侧赤白肉分界处，经过大趾本节后的圆骨，上行至足内踝的前方，再上行入小腿肚内，沿胫骨后方，交出足厥阴之前，再向上行，经过膝、大腿内侧的前缘，入腹内，属脾络胃，再上穿过横膈膜，挟行咽喉，连舌根，散于舌下；它的支脉，从胃腑分出，上膈膜，注于心中，与手少阴经相接。

由于外邪侵犯本经而发生的病症，为舌根运动不柔和，食后就呕吐，胃脘部疼痛，腹胀，多嗳气，如果解了大便或转矢气后，就觉得轻松如病减去一样，全身感觉沉重。本经所主的脾脏发生病变，会出现舌根疼痛，身体不能动摇，饮食不下，心烦，心下掣引作痛，大便稀薄或下痢，或排尿不通，黄疸，不能安卧，勉强站立时，则大腿、膝内侧肿痛厥冷，足大趾不能活动。这些病症，属实的就用泻法，属虚的就用补法，属热的就用速刺法，属寒的就用留针法，脉虚陷的就用灸法，不实不虚的从本经取治。本经气盛，寸口脉比人迎脉大三倍；气虚，寸口脉反小于人迎脉。

手少阴心经，起于心中，再从主中出而联属于心系，下过膈膜，联络小肠；它的支脉，从心与其他脏腑相联系的脉络上挟咽喉，而与眼球内连于脑的脉络相联系；直行的脉，又从心与其他脏腑相联系的脉络上行至肺向下，横出腋下，沿上臂内侧的后缘，行手太阴经和手厥阴经的后面，下行肘内，沿臂内侧后缘达掌后小指侧高骨端，入手掌内后缘，沿小指内侧至尖端，与手太阳经相接。

由于外邪侵犯本经所发生的病症，为咽喉干燥，心痛，渴欲饮水，这是臂间经气厥逆的现象。本经所主的心脏发生病变，会出现眼睛发黄，胁肋胀满疼痛，上臂膊和小臂内侧后缘疼痛、厥冷，或掌心热痛。这些病症，属实的就用泻法，属虚的就用补法，属热的就用速刺法，属寒的就用留针法，脉虚陷的就用灸法，不实不虚的从本经取治。本经气盛，寸口脉比人迎脉大两倍；气虚，寸口脉反小于人迎脉。

【原文】小肠手太阳之脉，起于小指之端，循手外侧，上腕，出踝中，直上循臂骨下廉，出肘内侧两筋之间，上循臑外后廉，出肩解，绕肩胛，交肩上，入缺盆，络心，循咽，下膈，抵胃，属小肠；其支者，从缺盆循颈上颊，至目锐眦，却入耳中；其支者，别颊上𬼘，抵鼻，至目内眦，斜络于颧。

是动则病嗌痛，颌肿，不可以顾，肩似拔，臑似折。是主液所生病者，耳聋、目黄，颊肿，颈、颌、肩、臑、肘、臂外后廉痛。为此诸病，盛则泻之，虚则补之，热则疾之，寒则留之，陷下则灸之，不盛不虚，以经取之。盛者，人迎大再倍于寸口，虚者，人迎反小于寸口也。

膀胱足太阳之脉，起于目内眦，上额，交巅；其支者，从巅至耳上角；其直者，从巅入络脑，还出别下项，循肩髆内，挟脊，抵腰中，入循膂，络肾，属膀胱；其支者，从腰中下挟脊，贯臀，入腘中；其支者，从髆内左右，别下，贯胛，挟脊内，过髀枢，循髀外从后廉，下合腘中，以下贯踹内，出外踝之后，循京骨，至小趾外侧。

是动则病冲头痛，目似脱，项如拔，脊痛，腰似折，髀不可以曲，腘如结，踹（腨）如裂，是为踝厥。是主筋所生病者，痔、疟、狂、癫疾、头囟项痛，目黄、泪出，鼽衄，项、背、腰、尻、腘、踹、脚皆痛，小趾不用。为此诸病，盛则泻之，虚则补之，热则疾之，寒则留之，陷下则灸之，不盛不虚，以经取之。盛者，人迎大再倍于寸口，虚者，人迎反小于寸口也。

肾足少阴之脉，起于小趾之下，邪走足心，出于然谷之下，循内踝之后，别入跟中，以上踹内，出腘内廉，上股内后廉，贯脊，属肾，络膀胱；其直者，从肾上贯肝膈，入肺中，循喉咙，挟舌本；其支者，从肺出络心，注胸中。

是动则病饥不欲食，面如漆柴，咳唾则有血，喝喝而喘，坐而欲起，目䀮䀮如无所见，心如悬若饥状。气不足则善恐，心惕惕如人将捕之，是为骨厥。是主肾所生病者，口热，舌干，咽肿，上气，嗌干及痛，烦心，心痛，黄疸，肠澼，脊股内后廉痛，痿厥，嗜卧，足下热而痛。为此诸病，盛则泻之，虚则补之，热则疾之，寒则留之，陷下则灸之，不盛不虚，以经取之。灸则强食生肉，缓带披发，大杖重履而步。盛者，寸口大再倍于人迎，虚者，寸口反小于人迎也。

心主手厥阴心包络之脉，起于胸中，出属心包络，下膈，历络三焦；其支者，循胸出胁，下腋三寸，上抵腋下，循臑内，行太阴、少阴之间，入肘中，下臂行两筋之间，入掌中，循中指，出其端；其支者，别掌中，循小指次指，出其端。

是动则病手心热，臂肘挛急，腋肿，甚则胸胁支满，心中憺憺大动，面赤，目黄，喜笑不休。是主脉所生病者，烦心，心痛，掌中热。为此诸病，盛则泻之，虚则补之，热则疾之，寒则留之，陷下则灸之，不盛不虚，以经取之。盛者，寸口大一倍于人迎，虚者，寸口反小于人迎也。

三焦手少阳之脉，起于小指次指之端，上出两指之间，循手表腕，出臂外两骨之间，上贯肘，循臑外，上肩，而交出足少阳之后，入缺盆，布膻中，散落心包，下膈，循属三焦；其支者，从膻中上出缺盆，上项系耳后，直上出耳上角，以屈下颊至顺，其支者，从耳后入耳中，出走耳前，过客主人前，交颊，至目锐眦。

是动则病耳聋浑浑焞焞，嗌肿，喉痹。是主气所生病者，汗出，目锐眦痛，颊痛，耳后、肩、臑、肘、臂外皆痛，小指次指不用。为此诸病，盛则泻之，虚则补之，热则疾之，寒则留之，陷下则灸之，不盛不虚，以经取之。盛者，人迎大一倍于寸口，虚者，人迎反小于寸口也。

胆足少阳之脉，起于目锐眦，上抵头角下耳后，循颈行手少阳之前，至肩上，却交出手少阳之后，入缺盆；其支者，从耳后入耳中，出走耳前，至目锐眦后；其支者，别锐眦，下大迎，合于手少阳，抵于䪼，下加颊车，下颈，合缺盆，以下胸中，贯膈，络肝，属胆，循胁里，出气冲，绕毛际，横入髀厌中；其直者，从缺盆下腋，循胸，过季胁下合髀厌中，以下循髀阳，出膝外廉，下外辅骨之前，直下抵绝骨之端，下出外踝之前，循足跗上，入小趾次趾之间；其支者，别跗上，入大趾之间，循大趾歧骨内，出其端，还贯爪甲，出三毛。

是动则病口苦，善太息，心胁痛，不能转侧，甚则面微有尘，体无膏泽，足外反热，是为阳厥。是主骨所生病者，头痛，颔痛，目锐眦痛，缺盆中肿痛，腋下肿，马刀侠瘿，汗出振寒，疟，胸、胁、肋、髀、膝外至胫、绝骨、外踝前及诸节皆痛，小趾次趾不用。为此诸病，盛则泻之，虚则补之，热则疾之，寒则留之，陷下则灸之，不盛不虚，以经取之。盛者，人迎大一倍于寸口，虚者，人迎反小于寸口也。

肝足厥阴之脉，起于大趾丛毛之际，上循足跗上廉，去内踝一寸，上踝八寸，交出太阴之后，上腘内廉，循股阴，入毛中，过阴器，抵小腹，挟胃，属肝，络胆，上贯膈，布胁肋，循喉咙之后，上入颃颡，连目系，上出额，与督脉会于巅；其支者，从目系下颊里，环唇内；其支者，复从肝，别贯膈，上注肺。

是动则病腰痛不可以俛仰，丈夫㿉疝，妇人少腹肿，甚则嗌干，面尘，脱色。是主肝所生病者，胸满，呕逆，飧泄，狐疝，遗溺，闭癃。为此诸病，盛则泻之，虚则补之，热则疾之，寒则留之，陷下则灸之，不盛不虚，以经取之。盛者，寸口大一倍于人迎，虚者，寸口反小于人迎也。

【译文】手太阳小肠经，起于小指外侧的尖端，沿手外侧上至腕，过腕后小指侧高骨，直向上沿前臂骨的下缘，出肘后内侧两筋中间，再向上沿上臂外侧后缘，出肩后骨缝，绕行肩胛，相交于两肩之上，入缺盆，联络心，沿咽、食管下穿膈膜至胃，再向下连属于小肠；它的支脉，从缺盆沿颈上颊，至眼外角，转入耳内；又一支脉，从颊部别出走入眼眶下而达鼻部，再至眼内角，斜行络于颧骨部，与足太阳经相接。

由于外邪侵犯本经而发生的病症，为咽喉疼痛，颔部肿，头项难以转侧回顾，肩痛如拔，臂痛如折。本经所主的液发生的病变，常表现为耳聋，眼睛发黄，颊肿，颈、颔、肩臑、肘、臂后缘疼痛。这些病症，属实的就用泻法，属虚的就用补法，属热的就用速刺法，属寒的就用留针法，脉虚陷的就用灸法，不实不虚的从本经取治。本经气盛，人迎脉比寸口脉大两倍；气虚，人迎脉反小于寸口脉。

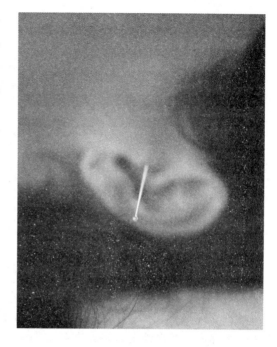

足太阳膀胱经，起于眼内角，上行额部，交会于头顶；它的支脉，从头顶到耳上角；直行的脉则从头顶入内络脑，复出下行项部，沿着肩胛骨内侧挟行于脊柱两旁，到达腰部，沿着脊旁肌肉深层行走，联络与本经相表里的肾脏，连属膀胱；又一支脉，从腰部挟脊下行，通过臀部，直入窝中；还有一支脉，从左右肩胛骨内分而下行，贯穿肩胛，挟行于脊内，过髀枢，沿着大腿外后侧向下行，与前一支脉会合于窝中，由此再向下，经过小腿肚，外出踝骨的后方，沿小趾本节后的圆骨至小趾外侧尖端，与足少阴经相接。

由于外邪侵犯本经发生的病症，为气上冲而头痛，眼球疼痛像脱出似的，项部疼痛似拔，脊背疼痛，腰痛似折，大腿不能屈伸，窝部似扎缚，小腿肚疼痛如裂，这叫做踝厥病。本经所主的筋发生病变，常表现为痔疮、疟疾、狂病、癫病，囟门部及项部疼痛，眼睛发黄，流泪，鼻流清涕或出血，项、背、腰、尻、腘、腨及脚部都疼痛，足小趾不能活动。这些病症，属实的就用泻法，属虚的就用补法，属热的就用速刺法，属寒的就用留针法，脉虚陷的就用灸法，不实不虚的从本经取治。本经气盛，人迎脉比寸口脉大两倍；气虚，人迎反小于寸口脉。

足少阴肾经，起于足小趾下，斜走足心，出内踝前大骨的然谷穴下，沿内踝骨的后面转入足跟，由此上行经小腿肚内侧，出窝内侧，再沿大腿内侧后缘，贯穿脊柱，连属肾脏，联络与本脏相表里的膀胱；直行的经脉，从肾上行至肝，通过膈膜入肺，沿着喉咙而挟于舌根；它的支脉，从肺出联络心，注于胸中，与手厥阴经相接。

由于外邪侵犯本经而发生的病证，是虽觉饥饿而不想进食，面色黑而无华，咳吐带血，喘息有声，刚坐下就想起来，两目视物模糊不清，心慌如悬像饥饿的样子；气虚就容易发生恐惧，心中惊悸好像有人捕捉他一样，这叫做骨厥。本经脉所主的肾脏发生病变，会出现口热，舌干，咽部肿，气上逆，喉咙发干而痛，心内烦扰且痛，黄疸，痢疾，脊背、大腿内侧后缘疼痛，足部痿软而厥冷，好睡，或足心发热而痛的病症。这些病症，属实的就用泻法，属虚的就用补法，属热的就用速刺法，属寒的就用留针法，脉虚陷的就用灸法，不实不虚的从本经取治。使用灸法以后，应加强饮食营养，促使身体恢复，还要宽松腰带，散披头发，手拄结实的拐杖，足穿重履散步，使气血通畅。本经气冲，寸口脉比人迎脉大两倍；气虚，寸口脉反小于人迎脉。

手厥阴心包经，起于胸中，出属心包络，下膈膜，依次联络胸腹的上中下三部；它的支脉，从胸出胁，当腋缝下三寸处上行至腋窝，向下再循上臂内侧手太阴经和手少阴经中间入肘中，向下沿着前臂两筋之间入掌中，经中指直达尖端；又一支脉，从掌内沿无名指直达尖端，与手少阳经相接。

由于外邪侵犯本经而发生的病症，为手心发热，臂肘部拘挛，腋部肿，甚至胸胁胀满，心动过速，面赤，眼黄，嬉笑不止。本经所主的脉发生病变，常表现为心烦、心痛、掌心发热。这些病症，属实的就用泻法，属虚的就用补法，属热的就用速刺法，属寒的就用留针法，脉虚陷的就用灸法，不实不虚的从本经取治。本经气盛，寸口脉比人迎脉大一倍；气虚，寸口脉反小于人迎脉。

手少阳三焦经，起于无名指尖端，上行出小指与无名指中间，沿手与腕的背面，出前臂外侧两骨中间，向上穿过肘，沿上臂外侧上肩，交出足少阳经的后面，入缺盆，布于两乳之间的膻中，与心包联络，下膈膜，依次联属于上、中、下三焦：它的支脉，从胸部的膻中上行，出缺盆，上走项，挟耳后，直上出耳上角，由此环曲下行，绕颊部至眼眶下；又一支脉，从耳后进入耳中，复出耳前，过足少阳经客主人穴的前方，与前一条支脉交会于颊部，向上行至眼外角，与足少阳经相接。

由于外邪侵犯本经而发生的病症，为耳聋轰轰作响，喉咙肿，喉痹。本经所主的气发生病变，常表现为自汗出，外眼角痛，颊痛，耳后、肩、臑、肘、臂外侧都疼痛，无名指不能运动。这些病症，属实的就用泻法，属虚的就用补法，属热的就用速刺法，属寒的就用留针法，脉虚陷的就用灸法，不实不虚的从本经取治。本经气盛，人迎脉比寸口脉大一倍；气虚，人迎脉反小于寸口脉。

足少阳胆经，起于眼外角，上行至额角，折向下转至耳后，沿颈走手少阳经前面至肩上，又交叉到手少阳经的后面，入于缺盆；它的支脉，从耳后入耳内，复出走耳前至眼外角后方；又一支脉，从眼外角，下走大迎，会合手少阳经，达眼眶下方，再下走颊车至颈，与本经前入缺盆之脉相合，然后下行至胸中，通过膈膜，与本经互为表里的肝脏相联络，连属于胆腑，再沿胁内下行，经气街，绕阴毛处，横入环跳部；直行的脉，从缺盆下腋，沿胸部过季胁，与前一支脉会合于环跳部，由此沿着大腿的外侧下行出膝外缘，向下入外辅骨之前，再直下至外踝上方三寸处的骨凹陷处，出外踝前，沿足背出足小趾与第四趾尖端；又一支脉，由足背走向足大趾，沿足大趾与次趾的骨缝，至大趾尖端，又返回穿入爪甲后的毫毛处，与足厥阴经相接。

由于外邪侵犯本经所发生的病症，为口苦，时常叹气，胸肋部作痛，不能转动翻身，病重的面色灰暗无光泽，全身皮肤枯槁，足外侧发热，这叫做阳厥。本经所主的骨发生病变，常发现为头痛，下颌及外眼角痛，缺盆部肿痛，腋下肿，腋下或颈旁生瘰疬，自汗出而发冷，疟疾，胸、胁、肋、大腿、膝外侧直至胫骨、绝骨、外踝前以及诸关节皆痛，足第四趾不能运动。这些病症，属实的就用泻法，属虚的就用补法，属热的就用速刺法，属寒的就用留针法，脉虚陷的就用灸法，不实不虚的从本经取治。本经气盛，人迎脉比寸口脉大一倍；气虚，人迎脉反小于寸口脉。

足厥阴肝经，起于足大趾爪甲后毫毛处的边缘，沿足背上行至内踝前一寸，至踝上八寸，交出于足太阴经的后面，上走腘内缘，沿大腿内侧入阴毛中，左右交叉，环绕生殖器，向上达少腹，挟行于胃的两旁，连属肝脏，络于与本经相表里的胆腑，向上穿过膈膜，散布胁肋，再沿喉咙后面，绕到面部至上颚骨的上窍，连目系，出额部，与督脉相会于巅顶的百会；它的支脉，从目系下走颊内，环绕唇内；又一支脉，从肝别出穿过膈膜，注于肺中，与手太阴经相接。

由于外邪侵犯本经而发生的病症，为腰痛不能俯仰，男子患疝，妇女患少腹部肿胀，病重的可见咽喉发干，面色灰暗无光泽。本经所主的肝脏发生病变，常表现为胸中满闷，呕吐气逆，腹泻完谷不化，狐疝，遗尿或排尿不通。这些病症，属实的就用泻法，属虚的就用补法，属热的就用速刺法，属寒的就用留针法，脉虚陷的就用灸法，不实不虚的从本经取治。本经气盛，寸口脉比人迎脉大一倍；气虚，寸口脉反小于人迎脉。

【原文】手太阴气绝，则皮毛焦。太阴者，行气温于皮毛者也。故气不荣，则皮毛焦；皮毛焦，则津液去皮节；津液去皮节者，则爪枯毛折；毛折者，则毛先死。丙笃丁死，火胜金也。

手少阴气绝，则脉不通。少阴者，心脉也；心者，脉之合也。脉不通，则血不流；血不流，则发色不泽，故其面黑如漆柴者，血先死。壬笃癸死，水胜火也。

足太阴气绝者，则脉不荣肌肉。唇舌者，肌肉之本也。脉不荣，则肌肉软；肌肉软，则舌萎人中满；人中满，则唇反；唇反者，肉先死。甲笃乙死，木胜土也。

足少阴气绝，则骨枯。少阴者，冬脉也，伏行而濡骨髓者也，故骨不濡，则肉不能着也；骨肉不相亲，则肉软却；肉软却，故齿长而垢，发无泽；发无泽者，骨先死。戊笃己死，土胜水也。

足厥阴气绝，则筋绝。厥阴者，肝脉也，肝者，筋之合也，筋者，聚于阴气，而脉络于舌本也。故脉弗荣，则筋急；筋急则引舌与卵，故唇青舌卷卵缩，则筋先死。庚笃辛死，金胜木也。

五阴气俱绝，则目系转，转则目运；目运者，为志先死；志先死，则远一日半死矣。六阳气绝，则阴与阳相离，离则腠理发泄，绝汗乃出，故旦占夕死，夕占旦死。

经脉十二者，伏行分肉之间，深而不见；其常见者，足太阴过于外踝之上，无所隐故也。诸脉之浮而常见者，皆络脉也。六经络，手阳明少阳之大络，起于五指间，上合肘中。饮酒者，卫气先行皮肤，先充络脉，络脉先盛。故卫气已平，营气乃满，而经脉大盛。脉之卒然动者，皆邪气居之，留于本末，不动则热，不坚则陷且空，不与众同，是以知其何脉之动也。

雷公曰：何以知经脉之与络脉异也？

黄帝曰：经脉者，常不可见也，其虚实也，以气口知之。脉之见者，皆络脉也。

雷公曰：细子无以明其然也。

黄帝曰：诸络脉皆不能经大节之间，必行绝道而出，入复合于皮中，其会皆见于外。故诸刺络脉者，必刺其结上甚血者。虽无结，急取之，以泻其邪而出其血。留之发为痹也。凡诊络脉，脉色青，则寒，且痛；赤则有热。胃中寒，手鱼之络多青矣；胃中有热，鱼际络赤。其暴黑者，留久痹也。其有赤、有黑、有青者，寒热气也。其青短者，少气也。凡刺寒热者，皆多血络，必间日而一取之，血尽而止，乃调其虚实。其小而短者，少气，甚者泻之则闷，闷甚则仆，不得言，闷则急坐之也。

手太阴之别，名曰列缺。起于腕上分间，并太阴之经，直入掌中，散入于鱼际。其病实则手锐掌热；虚则欠㰦，小便遗数。取之去腕一寸半。别走阳明也。

手少阴之别，名曰通里。去腕一寸，别而上行，循经入于心中，系舌本，属目系。其实则支膈，虚则不能言。取之掌后一寸，别走太阳也。

手心主之别，名曰内关。去腕二寸，出于两筋之间，循经以上，系于心包络。心系实则心痛，虚则为头强。取之两筋间也。

手太阳之别，名曰支正。上腕五寸，内注少阴；其别者，上走肘，络肩髃。实则节弛肘废；虚则生肬，小者如指痂疥。取之所别也。

手阳明之别，名曰偏历。去腕三寸，别入太阴；其别者，上循臂，乘肩髃，上曲颊偏齿；其别者，入耳，合于宗脉。实则龋聋；虚则齿寒痹隔。取之所别也。

手少阳之别，名曰外关。去腕二寸，外绕臂，注胸中，合心主。病实则肘挛，虚则不收。取之所别也。

足太阳之别，名曰飞扬。去踝七寸，别走少阴。实则鼽窒，头背痛；虚则鼽衄。取之所别也。

足少阳之别，名曰光明，去踝五寸，别走厥阴，下络足跗。实则厥，虚则痿躄，坐不能起。取之所别也。

足阳明之别，名曰丰隆。去踝八寸。别走太阴；其别者，循胫骨外廉，上络头项，合诸经之气，下络喉嗌。其病气逆则喉痹瘁瘖。实则狂巅，虚则足不收，胫枯。取之所别也。

足太阴之别，名曰公孙。去本节之后一寸，别走阳明；其别者，入络肠胃，厥气上逆则霍乱，实则肠中切痛；虚则鼓胀。取之所别也。

足少阴之别，名曰大钟。当踝后绕跟，别走太阳；其别者，并经上走于心包下，外贯腰脊。其病气逆则烦闷，实则闭癃，虚则腰痛。取之所别者也。

足厥阴之别，名曰蠡沟。去内踝五寸，别走少阳；其别者，循胫上睾，结于茎。其病气逆则睾肿卒疝。实则挺长，虚则暴痒。取之所别也。

任脉之别，名曰尾翳。下鸠尾，散于腹。实则腹皮痛，虚则痒搔。取之所别也。

督脉之别，名曰长强。挟膂上项，散头上，下当肩胛左右，别走太阳，入贯膂。实则脊强，虚则头重，高摇之，挟脊之有过者。取之所别也。

脾之大络，名曰大包。出渊腋下三寸，布胸胁。实则身尽痛，虚则百节尽皆纵。此脉若罗络之血者，皆取之脾之大络脉也。

凡此十五络者，实则必见，虚则必下。视之不见，求之上下。人经不同，络脉亦所别也。

【译文】手太阴肺经的脉气竭绝，皮毛就会憔悴枯槁。手太阴肺能运行精气以温润皮毛。所以肺虚而不能运行精气以发挥营养作用，皮毛就憔悴枯槁。皮毛憔悴枯槁，是由于皮肤关节失去了津液的滋润；皮肤关节失去了津液的滋润，于是爪甲枯槁，毫毛折断脱落；毫毛折断脱落，是肺的精气先衰竭的征象。此种征象，丙日危重，丁日死亡，这是由于火克金的缘故。

手少阴心经的脉气竭绝，则脉道不通。手少阴经是心脏的经脉；心与血脉相配合。若脉道不通，血流就不畅；血流不畅，面色就失去润泽。故面色暗黑无光泽，是血脉先枯竭的征象。此种征象，壬日危重，癸日死亡，这是由于水克火的缘故。

足太阴脾经的脉气竭绝，经脉就不能输布水谷精微以营养肌肉。唇舌，是肌肉之本。经脉不能输布营养，就会使肌肉松软；肌肉松软则舌体萎缩，人中部肿满；人中部肿满，口唇就外翻；唇外翻，是肌肉先衰萎的征象。此种征象，甲日危重，乙日死亡，这是由于木克土的缘故。

足少阴肾经的脉气竭绝，就会使骨枯槁。肾应于冬其脉伏行在深部而濡养骨髓。若骨髓得不到肾气濡养，肌肉就不能附着于骨；骨肉不能亲合而分离，肌肉就软弱萎缩；肌肉软缩，就显得齿长而多垢，头发也失去光泽；头发不光泽，是骨气先衰败的征象。此种征象，戊日危重，乙日死亡，这是由于土克水的缘故。

足厥阴肝经脉气竭绝，筋的功能就衰竭。足厥阴属肝脏的经脉；肝脉外合于筋；经筋会聚在阴器，而脉联络于舌根。如果肝脉不能营运精微以养筋，则筋就拘急；筋急牵引阴囊和舌根。所以出现口唇发青、舌体卷曲、阴囊上缩，是筋先败绝的征象。此种征象，庚日危重，己日死亡，这是由于金克木的缘故。

五脏阴经的精气都竭绝，就会出现目系转动；目系转动则目眩，视物不清；目眩为神志先丧失；神志既丧，最远不超过一天半就要死亡。六腑阳经的精气败绝，阴气与阳气就两相分离；阴阳分离则腠理开发，精气外泄，可见汗出不止。所以早晨出现危象，预计晚上就可能死亡，夜间出现危象，预计明晨就可能死亡。

十二经脉均隐伏行于分肉之间，位置较深，从体表不易察见；通常能察见到的，只有手太阴经过手外踝之上气口部分，这是由于该处骨露皮薄无所隐蔽的缘故。其他各脉浮于表浅而能见到的，都是络脉。手六经的络脉以阳明、少阳二经为最大，此络分别起于五指间，向上汇合于肘关节之中。饮酒后，酒随卫气外达皮肤，先充于络脉，使络脉先盛满。所以卫气已经满盛，营气才能满盛以致经脉大盛。任何经脉突然发生异常搏动，都由于邪气留在脏腑（本）经脉（末）所致；如果邪气在经脉聚而不动，就可郁而化热，脉形坚硬，若脉不坚硬，是由邪气深使经气空虚，与一般人的脉象不同，这样就可以知道那一经脉有了变动的病态。

雷公说：怎么知道经脉与络脉不同的呢？

黄帝说：经脉一般是不易看到的，它有了虚实的变化，可从寸口部位诊察得知。脉之显露可见到的，都是络脉。

雷公说：我不明了为什么会有这种区别。

黄帝说：所有络脉都不能经过大的骨节之间，只在经脉所不到的间道出入联络，再结合到皮肤的浮络，会合后都显现在外面。因此，凡针刺各络脉时，必须刺在络脉有血液瘀结之处；若血聚甚多，虽无瘀结之络，也应急刺络脉，放出恶血，以泻其邪，否则留结体内，会发为痹痛之证。

一般可通过诊察络脉颜色来判断疾病：络脉色青的，是寒邪凝滞而产生的疼痛；络脉色红的，有热象。胃中有寒，手鱼部的络脉多见青色；胃中有热，手鱼部边缘的络脉多呈赤色。络脉显露黑色，是邪留日久的痹证；络脉颜色兼有赤、黑、青的，是寒热错杂的病症；络脉青色而部位短小的，是气虚证。针刺治疗时，对于寒热病，应该多刺浅表的血络，必须隔日一刺，把恶血泻尽为止，然后根据病情虚实进行调治；若络脉小而短的，是气虚的表现，对这种患者如用泻法，会引起昏闷烦乱，甚至突然跌倒，不能言语，在昏闷烦乱发生时，应立即扶患者坐起，施行急救。

手太阴经的别络，起点处的腧穴名叫列缺。它起于手腕上的分肉之间，与本经经脉并行，直入手掌中，散于鱼际处。本络脉发病，邪实的见腕后高骨及手掌发热；正虚的见张口呵欠，排尿失禁或频数。治疗时，取腕后一寸半的列缺穴。本络由此别出，联络手阳明经脉。

手少阴经的别络，起点处的腧穴名叫通里。它起于腕上一寸处，别出上行，循本经入于心中，再上行联系舌根，联属目系。本络脉发病，邪实的见胸膈间有支撑不舒之感；正虚的见不能言语。治疗时，取掌后一寸处的通里穴。本络由此别出，联络手太阳经脉。

手厥阴心包经的别络，起点处的腧穴名叫内关。它起于腕上二寸处的两筋之间，本络由此别走于手少阳经。并循本经上行，系于心包，联络心系。本络脉发病，邪气实的见心痛；正气虚的见头颈部僵硬强直。治疗时，取腕上二寸处两筋间的内关穴。

手太阳经的别络，起点处的腧穴名叫支正。它起于腕上五寸，向内注于手少阴心经；其别出的向上过肘，络于肩髃穴处。本络脉发病，邪实的见骨节弛缓，肘关节萎废不能运动；正虚的就会发生赘肉，小的赘肉数多如指间痂疥一样。治疗时，取本经别出的络穴支正。

手阳明经的别络，起点处的腧穴名叫偏历。它起于腕上三寸处，别行走入手太阴经；其别而上行的沿臂上肩髃，再上行过颈到曲颊，偏络于齿根；另一别出的络脉，上入耳中，合于该部的主脉。本络脉发病，邪实的见龋齿，耳聋；正虚的见齿冷，膈间闭塞不通。治疗时，取本经别出的络穴偏历。

手少阳经的别络，起点处的腧穴名叫外关。它起始于腕上二寸处，向外绕行于臂部，再上行注于胸中与手厥阴心包经相会合。本络脉发病，邪实的见肘关节拘挛；正虚的见肘部弛缓不收。治疗时，取本经别出的络穴外关。

足太阳经的别络，起点处的腧穴名叫飞阳。它起于外踝上七寸处，别行走入足少阴经。本络脉发病，邪实的出现鼻塞不通，头与背部疼痛；正虚的出现鼻流清涕或出血。治疗时，取本经别出的络穴飞阳。

足少阳经的别络，起点处的腧穴名叫光明。它起于外踝上五寸处，别行走入足厥阴经，向下络于足背。本络脉发病，邪实的见肢冷；正虚的见下肢痿软无力，不能行走，坐而不能起立。治疗时，取本经别出的络穴光明。

足阳明经的别络，起点处的腧穴名叫丰隆。它起于外踝上八寸处，别行走入足太阴经；其别出而上行的，沿着胫骨的外缘，络于头项，与该处其他各经经气会合，向下绕络于喉咽。本络脉发病，其病气上逆，出现喉痹和突然失音；邪实则神志失常而发生癫狂；正虚则两足弛缓不收，小腿肌肉枯萎。治疗时，取本经别出的络穴丰隆。

足太阴经的别络，起点处的腧穴名叫公孙。它起于足大趾本节后一寸处，别行走入足阳明经；其别出而上行的入腹络于肠胃。本络脉发病，其厥气上逆则发为霍乱；邪气实则肠中疼痛如刀切；正气虚则腹胀如鼓。治疗时，取本经别出的络穴公孙。

足少阴经的别络，起点处的腧穴名叫大钟。它起于足内踝的后面，环绕足跟别行走入足太阳经；其别出而行的络脉与本经向上的经脉相并，走入心包络下，然后向外贯穿腰脊。本络脉发病，其病气上逆发生心烦闷乱；邪气实则二便不通；正气虚则腰痛。治疗时，取本经别出的络穴大钟。

足厥阴经的别络，起点处的腧穴名叫蠡沟。它起于内踝上五寸处，别行走入

足少阳经；其别出而上行的络脉，沿小腿向上达于睾
九部，聚于阴茎。其病气上逆突然发为疝病睾丸肿大；
邪气实则阴茎易于勃起；正气虚则阴部奇痒。治疗
时，取本经别出的络穴蠡沟。

任经的别络，起点处的腧穴名叫尾翳。由
此别出下行，散布于腹部。本络脉发病，邪气
实则腹部皮肤痛；正气虚则腹部皮肤作痒。治
疗时，取本经别出的络穴尾翳。

督脉经的别络，起点处的俞穴名叫长强。
由此别出挟脊膂上行到项部，散布于头上，再
向下行于肩胛两旁，别行走入足太阳膀胱经，深
入贯穿脊膂内。本络脉发病，邪气实则脊柱强直；
正气虚则头部沉重。检查时，摇动患者的头项部，可
以发现挟脊之脉有病变。取本经别出的络穴长强治疗。

足太阴脾经别出的最大络脉，起点处的腧穴名叫大
包。从渊腋下三寸处，散布于胸胁部。如本络脉发病，邪
气实则全身疼痛；正气虚则周身骨节弛纵无力。因这一络脉
包罗诸络之血，若有瘀血，治疗时取本络脉的大包穴。

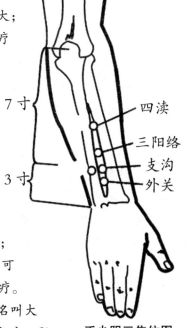

手少阴三焦位图

以上十五络脉，邪气实则血满脉中而明显可见，正气虚则脉络陷下而藏伏。
如果脉络看不见，就应在络脉的上下诸穴寻求。由于每个人的经脉不同，所以络
脉也有一定的差异。

经别篇第十一

【原文】黄帝问于岐伯曰：余闻人之合于天地道也，内有五脏，以应五音、
五色、五时、五味、五位也；外有六腑，以应六律。六律建阴阳诸经，而合之
十二月、十二辰、十二节、十二经水、十二时、十二经脉者，此五脏六腑之所以
应天道。夫十二经脉者，人之所以生，病之所以成，人之所以治，病之所以起，
学之所始，工之所止也。粗之所易，上之所难也。请问其离合，出入奈何？

岐伯稽首再拜曰：明乎哉问也！此粗之所过，上之所息也，请卒言之。

足太阳之正，别入于腘中，其一道下尻五寸，别入于肛，属于膀胱，散之
肾，循膂，当心入散；直者，从膂上出于项，复属于太阳，此为一经也。足少阴
之正，至腘中，别走太阳而合，上至肾，当十四椎出属带脉；直者，系舌本，复

出于项，合于太阳，此为一合。成以诸阴之别，皆为正也。

足少阳之正，绕髀入毛际，合于厥阴，别者入季胁之间，循胸里属胆，散之上肝贯心，以上挟咽，出颐颔中，散于面，系目系，合少阳于外眦也。足厥阴之正，别跗上，上至毛际，合于少阳，与别俱行，此为二合也。

【译文】 黄帝问岐伯道：我听说人与自然界的现象是相应的，人体属阴的五脏，以应五音、五色、五时、五味、五方；属阳的六腑，以应六律，六律分六阴六阳，合于人体十二经，以应十二月、十二辰、十二节、十二经水、十二时和十二经脉，这就是五脏六腑与自然界现象相应的情况。十二经脉在人体内是气血运行的通路，与人的生存，疾病的形成，以及人的健康，疾病的痊愈，都有着密切的关系。所以初学医者必须从十二经脉学起，就是知识渊博的医生，也要进一步研究它。粗劣的医生觉得经脉容易掌握，而高明的医生却认为经脉难以精通。请问，经脉在人体内的离合出入是怎样的呢？

岐伯很恭敬地行礼后回答说：你问得很高明啊！关于经脉的学问，技术低劣的医生容易忽略，而技术高明的医生才会尽心地去钻研。让我详细地讲一下吧。

足太阳膀胱经的正经，另出而行，并进入腘窝，其中一条至尻下五寸处后，另行入肛门，入属于膀胱本腑，再散行于肾脏，沿脊柱内侧上行，至心脏而分散；其本经之外别行的一条直行经，由脊上出于颈部，再入属于足太阳本经经脉。足少阴肾经的正经，由膝腘窝中，另出一脉，与足太阳之经相会合，又上行至肾脏，当十四椎处，再外出而联属于带脉；其直行的，系于舌根，又出于颈部与足太阳膀胱经相合。这是阴阳表里相配的第一合。诸阳经的正经，均流入诸阴经的别出经，称为别出的正经。

足少阳胆经的正经，绕大腿后进入阴毛中，与足厥阴肝经相合。其另行的，注入季肋之间，再沿着胸里，入属于胆腑，又散行上至肝脏，通过心部，挟于咽喉，出于腮部与颔中，散布在面部，系于目系，与足少阳本经会合于眼外角处。足厥阴肝经的正经，由足背另行，上至阴毛中，与足少阳胆经相合，与其另行的经脉并行，这就是阴阳表里相配的第二合。

【原文】 足阳明之正，上至髀，入于腹里属胃，散之脾，上通于心，上循咽出于口，上頞颜，还系目系，合于阳明也。足太阴之正，上至髀，合于阳明，与别俱行，上结于咽，贯舌中，此为三合也。

手太阳之正，指地，别于肩解，入腋走心，系小肠也。手少阴之正，别入于渊腋两筋之间，属于心，上走喉咙，出于面，合目内眦，此为四合也。

手少阳之正，指天，别于巅，入缺盆，下走三焦，散于胸中也。手心主之正，别下渊腋三寸，入胸中，别属三焦，出循喉咙，出耳后，合少阳完骨之下，此为五合也。

手阳明之正，从手循膺乳，别于肩髃，入柱骨，下走大肠，属于肺，上循喉咙，出缺盆，合于阳明也。手太阴之正，别入渊腋少阴之前，入走肺，散之大阳（肠），上出缺盆，循喉咙，复合阳明，此六合也。

【译文】足阳明胃经的正经，上行至髀部，进入腹里，入属于胃腑，散行至脾脏，通过心，沿咽喉而出于口部，再上行至鼻柱的上部和眼眶的下部，环绕目系，与足阳明本经相会合。足太阴脾经的正经，上行至髀部，与足阳明经另行的正经合并后上行，上至咽喉部，贯入舌中，这就是阴阳表里相配的第三合。

手太阳小肠经的正经，自下而上循行，并从肩后关节另行，进入腋下，经过心脏，下行入属于小肠本腑。手少阴心经的正经，另行而入腋下渊腋穴的两筋之间，入属心脏，再上行于喉咙，出于面部，与手太阳经的一条支脉会合于眼内角，这就是阴阳表里相配的第四合。

手少阳三焦经的正经，自上而下循行，起于巅部别行进入缺盆，向下行入三焦本腑，再散行于胸中。手厥阴心包经的正经，另起于渊腋下三寸处，进入胸中，再行入属于三焦，上沿喉咙，出于耳后，与手少阳三焦经会合于完骨之下，这就是阴阳表里相配的第五合。

手阳明大肠经的正经，起于乎并上行而沿侧胸部之间，另行出于肩髃穴处，进入大椎，再向下行至于大肠本腑。上属于肺脏，然后向上沿喉咙，出于缺盆，与手阳明本经相会合。手太阴肺经的正经，另行而入渊腋穴，行于手少阴经的前方，进入肺脏，散行至大肠，再上行出于缺盆，沿喉咙，再与手阳明大肠经相合，这就是阴阳表里相配的第六合。

经水篇第十二

【原文】黄帝问于岐伯曰：经脉十二者，外合于十二经水，而内属于五脏六腑。夫十二经水者，其有大小、深浅、广狭、远近各不同；五脏六腑之高下、大小、受谷之多少亦不等，相应奈何？夫经水者，受水而行之；五脏者，合神气魂魄而藏之；六腑者，受谷而行之，受气而扬之；经脉者，受血而营之。合而以治，奈何？刺之深浅，灸之壮数，可得闻乎？

岐伯答曰：善哉问也！天至高不可度，地至广不可量，此之谓也。且夫人生于天地之间，六合之内，此天之高，地之广也，非人力之所能度量而至也。若夫八尺之士，皮肉在此，外可度量切循而得之，其死可解剖而视之。其脏之坚脆，腑之大小，谷之多少，脉之长短，血之清浊，气之多少，十二经之多血少气，与其少血多气，与其皆多血气，与其皆少血气，皆有大数。其治以针艾，各调其经气，固其常有合乎。

黄帝曰：余闻之，快于耳，不解于心，愿卒闻之。

岐伯答曰：此人之所以参天地而应阴阳也，不可不察。足太阳外合清水，内属于膀胱，而通水道焉。足少阳外合于渭水，内属于胆。足阳明外合于海水，内属于胃。足太阴外合于湖水，内属于脾。足少阴外合于汝水，内属于肾。足厥阴外合于渑水，内属于肝。手太阳外合于淮水，内属于小肠，而水道出焉。手少阳外合于漯水，内属于三焦。手阳明外合于江水，内属于大肠。手太阴外合于河水，内属于肺。手少阴外合济水，内属于心。手心主外合于漳水，内属于心包。凡此五脏六腑十二经水者，外有源泉，而内有所禀，此皆内外相贯，如环无端，人经亦然。故天为阳，地为阴，腰以上为天，腰以下为地。故海以北者为阴，湖以北者为阴中之阴；漳以南者为阳，河以北至漳者为阳中之阴；漯以南至江者，为阳中之太阳，此一隅之阴阳也，所以人与天地相参也。

【译文】黄帝问岐伯道：人体的十二经脉，外与大地上的十二条河流相合，内则与人的五脏六腑相连。十二条河流，有大小、深浅、广狭和远近的不同；五脏六腑也有上下、大小和容纳饮食多少的差异，那么它们之间是怎样相应合的呢？经水受纳地面的水而流行于各地；五脏主管神、气、魂、魄等功能活动；六腑受纳水谷，经消化吸收水谷精气，输送布散于全身；经脉受纳血液，营运于周身。把以上这些内容相应地配合地来，运用在治疗上是怎样的呢？另外，针刺的深浅，施灸壮数的多少，能说给我听听吗？

岐伯回答说：你问得很好！天很高，则难以计算，地很广，也难以测量，就是讲的这个道理。人生活在天地之间，六合之内，这就说明天高地广，不是用人力所能计量准确的。但是人的身体，皮肉俱在，可从外部计算测量，用手指切按而获得各部的情况，死了以后可以通过解剖来观察内在的情况。人体五脏的坚脆，六腑的大小，纳谷的多少，脉道的长短，血液的清浊，气的多少，以及十二经是多血少气，少血多气，气血皆多，还是气血皆少等情况，都有一般的标准。运用针刺艾灸治病，调节各经的经气，也都有一定规律的。

黄帝说：你说的这些道理，乍听起来很清楚，但心里仍是不明了，希望你能详尽地讲一下。

岐伯回答说：这就是人与自然界相配合而与阴阳规律相适应的道理，不可不详细识别。足太阳经外合于清水，内联属于膀胱腑，主要功能是通利水道；足少阳经外合于渭水，内联属于胆腑；足阳明经外合于海水，内联属于胃腑；足太阴经外合于湖水，内联属于脾脏；足少阴经外合于汝水，内联属于肾脏；足厥阴经外合于渑水，内联属于肝脏；手太阳经外合于淮水，内联属于小肠，水道由此而出；手少阳经外合于漯水，内联属三焦；手阳明经外合于江水，内联属于大肠；手太阴经外合于河水，内联属于肺脏；手少阴经外合于济水，内联属于心脏；手厥阴经外合于漳水，内联属于心包络。以上所说的五脏六腑和十二经水，显现于外各有源泉，在内各有秉承，这都是内外相互贯通的，如圆环一样周而复始无有尽头，人的经脉循行也是如此。天气轻清属阳，地气重浊属阴；人体腰以上相应于天，属阳，腰以下相应于地，属阴。以十二经水分阴阳，海水以北属阴，湖水以北属阴中之阴；漳水以南属阳，河水以北至漳水之间属阳中之阴；漯水以南至江水之间属阳中之太阳。这是举大地一部分区域河流的阴阳属性，用来说明人与自然界密切相应的情况。

【原文】黄帝曰：夫经水之应经脉也，其远近浅深，水血之多少，各不同，合而以刺之奈何？

岐伯答曰：足阳明，五脏六腑之海也，其脉大，血多气盛，热壮，刺此者不深勿散，不留不泻也。足阳明刺深六分，留十呼。足太阳深五分，留七呼。足少阳深四分，留五呼。足太阴深三分，留四呼。足少阴深二分，留三呼。足厥阴深一分，留二呼。手之阴阳，其受气之道近，其气之来疾，其刺深者，皆无过二分，其留，皆无过一呼。其少长、大小、肥瘦，以心撩之，命曰法天之常，灸之亦然。灸而过此者，得恶火则骨枯脉涩，刺而过此者，则脱气。

黄帝曰：夫经脉之大小，血之多少，肤之厚薄，肉之坚脆及䐃之大小，可为量度乎？

岐伯答曰：其可为度量者，取其中度也。不甚脱肉，而血气不衰也。若夫度之人，消瘦而形肉脱者，恶可以度量刺乎。审、切、循、扪、按，视其寒温盛衰而调之，是谓因适而为之真也。

【译文】黄帝说：十二经水应于十二经脉，它们的远近、深浅以及水血的多少各不相同，如果把两者结合起来，用于针刺治疗是怎样的呢？

岐伯回答说：足阳明胃，是五脏六腑气血来源的"海"，其经脉最大而多气多血，发病时热势必甚，所以针刺这一经时，不深刺则邪不能散，不留针则邪气不能泻。足阳明经，针刺六分深，留针呼吸十次的时间；足太阳经，针刺五分深，留针呼吸七次的时间；足少阳经，针刺四分深，留针呼吸五次的时间；足太阴经，针刺三分深，留针呼吸四次的时间；足少阴经，针刺二分深，留针呼吸三次的时间；足厥阴经，针刺一分深，留针呼吸二次的时间。手三阴三阳经脉，均循行于人体上半身，接受心肺气血的距离较近，气行迅速，针刺深度一般不超过二分，留针时间一般不超过一次呼吸。但年岁有老少，身材有大小，体格有胖瘦的不同，医者必须心中有数，因人而施，这叫做顺从自然之理。灸法也是如此。如果施灸过度，变成"恶火"，就会骨髓枯槁，血脉凝涩；针刺过度，会发生正气虚脱的不良后果。

黄帝说：经脉的大小，血的多少，皮肤的厚薄，肌肉的坚脆，以及䐃肉的大小，都可以计量吗？岐伯回答说：可以进行计量的，要选择中等身材，以肌肉不甚消瘦，血气不甚衰弱的人为标准。如果被计量的人形体消瘦，以致肌肉脱削，怎么可以计量以作针刺的标准呢？所以必须通过切、循、扪、按等方法检查，根据证候的寒热虚实情况，给予适当调治，这才是各适其宜、对症施疗的真正法则。

灵枢译注卷四

经筋篇第十三

【原文】足太阳之筋，起于足小趾，上结于踝，邪上结于膝，其下循足外侧，结于踵，上循跟，结于腘；其别者，结于腨外，上腘中内廉，与腘中并上结于臀，上挟脊上项；其支者，别入结于舌本；其直者，结于枕骨，上头，下颜，结于鼻；其支者，为目上网，下结于頄；其支者，从腋后外廉结于肩髃；其支者，入腋下，上出缺盆，上结于完骨；其支者，出缺盆，邪上出于頄。其病小趾支跟肿痛，腘挛，脊反折，项筋急，肩不举，腋支缺盆中纽痛，不可左右摇。治在燔针劫刺，以知为数，以痛为俞，名曰仲春痹也。

足少阳之筋，起于小趾次趾，上结外踝，上循胫外廉，结于膝外廉；其支者，别起外辅骨，上走髀，前者结于伏兔之上，后者结于尻；其直者，上乘眇季胁，上走腋前廉，系于膺乳，结于缺盆；直者，上出腋，贯缺盆，出太阳之前，循耳后，上额角，交巅上，下走颔，上结于頄；支者，结于目眦为外维。其病小趾次指支转筋，引膝外转筋，膝不可屈伸，腘筋急，前引髀，后引尻，即上乘眇季胁痛，上引缺盆、膺乳、颈维筋急。从左之右，右目不开，上过右角，并蹻脉而行，左络于右，故伤左角，右足不用，命曰维筋相交。治在燔针劫刺，以知为数，以痛为俞，名曰孟春痹也。

足阳明之筋,起于中三指,结于跗上,邪外上加于辅骨,上结于膝外廉,直上结于髀枢,上循胁属脊;其直者,上循骭,结于膝;其支者,结于外辅骨,合少阳;其直者,上循伏兔,上结于髀,聚于阴器,上腹而布,至缺盆而结,上颈,上挟口,合于頄,下结于鼻,上合于太阳。太阳为目上网,阳明为目下网;其支者,从颊结于耳前。其病足中指支胫转筋,脚跳坚,伏兔转筋,髀前踵,癀疝,腹筋急,引缺盆及颊,卒口僻;急者,目不合,热则筋纵,目不开,颊筋有寒,则急,引颊移口,有热则筋弛纵,缓不胜收,故僻。治之以马膏,膏其急者;以白酒和桂,以涂其缓者,以桑钩钩之,即以生桑炭置之坎中,高下以坐等。以膏熨急颊,且饮美酒,啖美炙肉,不饮酒者,自强也,为之三拊而已。治在燔针劫刺,以知为数,以痛为俞,名曰季春痹也。

足太阴之筋,起于大趾之端内侧,上结于内踝;其直者,络于膝内辅骨,上循阴股,结于髀,聚于阴器,上腹结于脐,循腹里,结于肋,散于胸中;其内者,着于脊。其病足大趾支内踝痛,转筋痛,膝内辅骨痛,阴股引髀而痛,阴器纽痛,上引脐两胁痛,引膺中脊内痛。治在燔针劫刺,以知为数,以痛为俞,命曰孟秋痹也。

足少阴之筋,起于小指之下,并足太阴之筋,邪走内踝之下,结于踵,与太阳之筋合,而上结于内辅之下,并太阴之筋,而上循阴股,结于阴器,循脊内挟膂上至项,结于枕骨,与足太阳之筋合。其病足下转筋,及所过而结者皆痛及转筋。病在此者,主痫瘛及痉,在外者不能挽,在内者不能仰。故阳病者,腰反折不能俛,阴病者,不能仰。治在燔针劫刺,以知为数,以痛为俞。在内者熨引饮药,此筋折纽,纽发数甚者死不治,名曰仲秋痹也。

【译文】足太阳经的筋,起始于足小趾,上结于足外踝,再斜上结于膝;循行于足跗下,沿足外踝的外侧,结于足跟部,又沿足跟上行而结于膝腘内。它另行的一条支筋,结于腿肚的外侧,上行进入腘窝的内侧缘,与前一支筋并行,上结于臀部,再上行经过脊柱两旁,至头项;由此分出的支筋,另行入内并结于舌根。其直行的支筋,由项上行而结于枕骨,再至头顶,然后下至眉上,结于鼻的两旁。由鼻分出的支筋,像网络一样围绕而上至眼胞,然后向下结于颧骨处;又一支筋,由腋后外侧,上行而结于肩髃穴处;另一条支筋,由腋窝,向上出于缺盆处结于耳后完骨部;还有一条支筋,由缺盆部另出,斜行向上出于颧骨部。由本经筋所引起的病症表现为:足小拇指及足跟疼痛,膝部挛急,脊背反张,项筋发紧,肩不能抬举,腋部牵扯缺盆部辗转疼痛,肩部不能左右摇动。治疗时应用火针速刺疾出的方法。针刺的次数以病情好转为度,以痛处作为针刺的穴位。这种病叫孟春痹。

足少阳胆经的筋，起于足的无名趾端，上行而结于外踝，并沿着胫骨外侧，向上结于膝部外缘；其支筋，另起于外辅骨，上行至髀部时，分为两支，其行在前面的，结于伏兔之上，行在后面的，结于尻部；它的直行筋，上行至肋下空软处，再至腋部的前缘，挟胸旁乳部而结聚于缺盆；又一直行筋，向上出于腋部，经过缺盆，行于足太阳经筋的前面，沿着耳后，上抵额面，在头顶上相交，再下行到颔部，然后又向上结于颧部；另有一条支筋，结于眼外角，为眼的外维。本经筋所发生的病症表现为：足的无名趾抽筋牵引至膝的外侧，膝关节僵直，膝窝里的筋拘紧，并牵引到前后的髀部和尻部，又向上牵及肋下空软处和软肋部疼痛，再向上牵引缺盆部、胸旁乳部、颈部等处，使所有连接的筋都感到拘急。如果从左侧向右侧维络的筋拘急时，右眼就无法睁开，这是因为本筋上行而过头的右面与蹻脉并行的原因，另外左侧的筋与右侧的筋相连接，如左侧的筋受伤，右脚就不能活动。以上现象称为维筋相交。治疗时应采取火针速刺疾出的方法。针刺的次数以病情好转为度，以痛处作为针刺的穴位。这种病叫孟春痹。

足阳明胃经的筋，起于足的中趾，结聚于足背，沿足背的外侧斜行，上行至辅骨，结于膝的外侧，再直上而结于髀枢，然后沿胁部，联属于脊柱；其直行的一条支筋，向上沿胫骨而结于膝部；由此又分出的支筋，在外辅骨相结，并与足少阳经的筋相合；其直行的筋，上沿伏兔而结于髀，在阴器相会合，再向上散布于腹部，至缺盆部结聚，然后上沿颈部，挟口而行，至颧部会合后，又向下结于鼻部，上与足太阳经的筋相合，足太阳经的筋是上眼胞的纲维，足阳明经的筋是下眼胞的纲维；它的支筋由颊部结于耳前。本经筋所发生的病症表现在：足的中趾及胫部抽筋、足部颤动及强硬不适、伏兔部转筋、髀前部肿、阴囊肿大、腹筋拘急，并向上牵引缺盆及颊部，使口角突然歪斜。因受寒而引起筋拘急的，就会令眼闭合；因受热而导致筋弛缓的，就会使眼无法张开。颊筋受寒，就会牵引颊部，使口张开不能闭合；颊筋受热，

足部穴位图

就会使筋弛缓舒张、无力收缩，以致口角歪斜。治疗时可用马油膏涂擦拘急的面颊，用白酒调和桂末涂抹弛缓的面颊，用桑钩钩住口角，再将桑木炭火，放在地坑中，地坑的深度要与患者座位的高度相等。然后用马脂温熨拘急的面颊，同时饮点美酒，吃些熏肉之类的美味，就是不会喝酒的人，也要尽量喝一点，并在患处频频按摩。至于治疗患筋病的患者，就应采取火针速刺疾出的方法。针刺的次数，以见效为度，以痛处作为针刺的穴位。这种病叫季春痹。

足太阴脾经的筋，起于足的大拇指内侧的尖端，上行而结于内踝；其直行的一条支筋，向上结聚于膝内辅骨，再沿大腿内缘，于髀部交结后聚会于阴器，又上行至腹部，在脐部相结聚，然后沿着腹里，结聚于胁肋，并散布于胸中；其内部的支筋，附着于脊柱。本经筋所发生的病症表现为：足的大拇指疼痛牵引至内踝痛，或抽筋痛、膝内辅骨痛、大腿内侧及髀部作痛，阴器有扭转痛感，并向上牵引脐部和两胁作痛，甚至引起胸的两旁和脊内痛。治疗本病时，应采取火针速刺疾出的方法。针刺的次数以见效为度，以痛处作为针刺的穴位。这种病叫仲秋痹。

足少阴肾经的筋，起于足小拇指的下方，与足太阴脾经的筋合并后，沿内踝骨的下方斜行，结聚于足跟，又与足太阳膀胱经的筋相合而上行，结于内辅骨下，并在此与足太阴经的筋合并，再沿着大腿的内侧上行，结聚于阴器，然后沿脊内，夹脊柱骨上行至项，结于枕骨，与足太阳膀胱经的筋相合。本经筋所发生的病症表现为：足下转筋，以致本经筋所到之处都疼痛、抽筋。病在足少阴经筋的，以痛证、拘挛、痉证为主要症状；病在背侧的不能前俯；病在胸腹侧的不能后仰。所以患阳病则项背拘急，腰向后反折而身体不能前俯；阴病则腹部拘急，身体就不能后仰。治疗本病时，应采取火针速刺疾出的方法。针刺的次数以病情好转为度，以痛处作为针刺的穴位；病在胸腹内的，可用熨法、导引、汤药来治疗。如转筋发作次数过多而病情危重的，就为不治之症。这种病叫仲秋痹。

【原文】足厥阴之筋，起于大趾之上，上结于内踝之前，上循胫，上结内辅之下，上循阴股，结于阴器，络诸筋。其病足大趾支内踝之前痛，内辅痛，阴股痛转筋，阴器不用，伤于内则不起，伤于寒则阴缩入，伤于热则纵挺不收，治在行水清阴气；其病转筋者，治在燔针劫刺，以知为数，以痛为俞，命曰季秋痹也。

手太阳之筋，起于小指之上，结于腕，上循臂内廉，结于肘内锐骨之后，弹之应小指之上，入结于腋下；其支者，后走腋后廉，上绕肩胛，循颈出走太阳之前，结于耳后完骨；其支者，入耳中；直者，出耳上，下结于颔，上属目外眦。

其病小指支肘内锐骨后廉痛，循臂阴，入腋下，腋下痛，腋后廉痛，绕肩胛引颈而痛，应耳中鸣痛引颌，目暝良久乃得视，颈筋急，则为筋瘘颈肿，寒热在颈者。治在燔针劫刺之，以知为数，以痛为俞。其为肿者，复而锐之。本支者，上曲牙，循耳前属目外眦，上颌结于角，其痛当所过者支转筋。治在燔针劫刺，以知为数，以痛为俞，名曰仲夏痹也。

手少阳之筋，起于小指次指之端，结于腕，中循臂，结于肘，上绕臑外廉、上肩、走颈，合手太阳；其支者，当曲颊入系舌本；其支者，上曲牙，循耳前，属目外眦，上乘颌，结于角。其病当所过者，即支转筋，舌卷。治在燔针劫刺，以知为数，以痛为俞，名曰季夏痹也。

手阳明之筋，起于大指次指之端，结于腕，上循臂，上结于肘外，上臑，结于髃；其支者，绕肩胛，挟脊；直者，从肩髃上颈；其支者，上颊，结于頄；直者，上出手太阳之前，上左角，络头，下右颌。其病当所过者，肢痛及转筋，肩不举，颈不可左右视。治在燔针劫刺，以知为数，以痛为俞，名曰孟夏痹也。

手太阴之筋，起于大指之上，循指上行，结于鱼后，行寸口外侧，上循臂，结肘中，上臑内廉，入腋下，出缺盆，结肩前髃，上结缺盆，下结胸里，散贯贲，合贲下抵季胁。其病当所过者，支转筋，痛甚成息贲，胁急吐血。治在燔针劫刺，以知为数，以痛为俞。名曰仲冬痹也。

手心主之筋，起于中指，与太阴之筋并行，结于肘内廉，上臂阴，结腋下，下散前后挟胁；其支者，入腋，散胸中，结于臂。其病当所过者，支转筋前及胸痛息贲。治在燔针劫刺，以知为数，以痛为俞，名曰孟冬痹也。

手少阴之筋，起于小指之内侧，结于锐骨，上结肘内廉，上入腋，交太阴，挟乳里，结于胸中，循臂下系于脐。其病内急心承伏梁，下为肘网。其病当所过者，支转筋，筋痛。治在燔针劫刺，以知为数，以痛为俞。其成伏梁唾血脓者，死不治。经筋之病，寒则反折筋急，热则筋弛纵不收，阴痿不用。阳急则反折，阴急则俯不伸。焠刺者，刺寒急也，热则筋纵不收，无用燔针，名曰季冬痹也。

足之阳明，手之太阳，筋急则口目为僻，眦急不能卒视，治皆如右方也。

【译文】足厥阴肝经的筋，起于足的大拇指上，上行而结于内踝之前，再上行沿胫骨结于膝内辅骨的前方，然后沿大腿内侧，结于阴器，与其他经筋相联络。本经筋所发生的病症表现为：足的大拇指疼痛牵引内踝前疼痛、内辅骨痛、大腿内侧痛并且抽筋、前阴功能障碍。如伤于房室，就会导致阳痿；伤于寒邪则阴器缩入；伤于热则阴器挺长不收。治疗本病时，应该行水以治厥阴之气，如属抽筋疼痛之类的病症，就应用火针速刺疾出的方法，针刺的次数以病情好转为度，以痛处作为针刺的穴位。这种病叫季秋痹。

手太阳小肠经的筋，起于手的小拇指的上端，结于手腕，再沿前臂内侧上行，结于肘内高骨的后方，如用手指弹拨此处的筋，小指就会有酸麻的感觉，再上行入内结于腋下；它的支筋，向后沿腋窝后缘，上行绕过肩胛，经过颈部，出于足太阳经筋之前，结于耳后完骨处；由此处分出的支筋，进入耳中；其直行的筋，于耳上出，下行结于颔部，又上行联属于眼外角。本经筋所发生的病症表现为：手的小拇指疼痛牵引肘内侧高骨后缘疼痛、沿臂的内侧至腋下及腋下后侧都疼痛、肩胛周围及颈部疼痛，并引起耳中鸣痛，牵引颔部使眼睛无法睁开，要过许久才能看东西；若颈筋拘急过甚，就导致筋痿、颈肿等症。颈部受寒热之气而发病的，应用火针速刺疾出的方法。针刺的次数以见效为度，以痛处作为针刺的穴位。如针刺后肿仍不消除，就再用锐利的针刺治。这种病叫仲夏痹。

手少阳三焦经的筋，起于手的无名指端，结于手腕，沿臂上行并结于肘部，再向上绕的外侧，行至肩部，然后至颈部与手太阳小肠经的筋相合。它的支筋，由曲颊部深入，系于舌根；另有一条支筋，上行于曲牙，沿耳前，联属于眼外用，再向上经过额部，结于额角。本经筋所发生的病症表现为：经筋所过之处，出现疼痛、抽筋、舌卷等证。治疗时应采取火针速刺疾出的方法。针刺的次数以见效为度，以痛处作为针刺的穴位。将这种病症叫季夏痹。

手阳明大肠经的筋，起于手的食指之端，结于腕部，沿臂上行并结于肘部的外侧，再顺着臂而结于肩髃；它的支筋，绕过肩胛，挟脊柱两侧而行；其直行的筋，由肩髃上至颈部；出于手太阳小肠经筋的前方，再至左额角，络于头部，然后下行到右额。另一条支筋，上行于颊部，结于颧骨部。本经筋所发生的病症表现为：本筋经所经过的部位，出现疼痛、抽筋、肩不能抬、脖颈不能左右转动。治疗时应采取火针速刺疾出的方法。针刺的次数以见效为度，以痛处作为针刺的穴位。这种病叫孟夏痹。

手太阴肺经的筋，起于手的大拇指之端，沿指上行，结于鱼际部之后，经过寸口的外侧，沿臂内结于肘中，再上行经过上臂内侧，进入腋下，出于缺盆，又结于肩髃前方，然后上行结于缺盆，再下行结于胸里，分散而贯穿贲门下部，与手厥阴经的筋相合后，下行直抵季胁。本经筋所发生的病症表现为：循行经过的部位，出现抽筋、疼痛，严重的则发展为息贲之证（息贲：五脏积病之一，因肺气积于胁下，喘息上贲而得名。症状为：恶寒发热、右胁痛、背痛、呕逆等——译注）、两胁拘急、吐血。治疗时应采取火针速刺疾出的方法。针刺的次数以见效为度，以痛处作为针刺的穴位。这种病叫仲冬痹。

　　手厥阴心包络经的筋，起于手的中指之端，与手太阴肺经的筋并行，结于肘的内侧，再上行沿臂的内侧结于腋下，然后下行分散，前后夹胁肋；它的支筋，进入腋下，散布于胸中，结于贲门。本经筋所发生的病症表现为：其循行经过的部位，出现抽筋和胸部作痛，成为息贲证。治疗时应采取火针速刺疾出的方法。针刺的次数以见效为度，以痛处作为针刺的穴位。这种病叫孟冬痹。

　　手少阴心经的筋，起于手的小拇指的内侧，结聚于掌后高骨，再上行而结于肘部内侧，进入腋下，与手太阴肺经的筋相交叉，夹乳的内侧而结聚于胸中，然后沿着贲门，向下与脐部相连。本经筋所发生的病症表现为：胸内拘急、心下有积块坚伏而成伏梁（伏梁：五脏积病之一，起于心经气血凝滞，久治不愈，以致脐旁或脐上突起如手臂之物，伏而不动，如屋梁。——译注。），肘部拘急、本经筋所循行经过的部位，都会抽筋，疼痛。治疗时，应采取火针速刺疾出的方法。针刺的次数，以见效为度，以痛处作为针刺的穴位。如果已成伏梁之证而吐脓血的，为不治之症。大凡经筋的病，遇寒就曲折拘挛，遇热就松弛而不收，阴痿而不举。背部的筋拘急就会向后反张，腹部的筋拘急就会向前俯出而不能伸直。火针是用于刺治因寒而拘急的病，若因热而筋弛缓不收的，就不能再用火针了。这

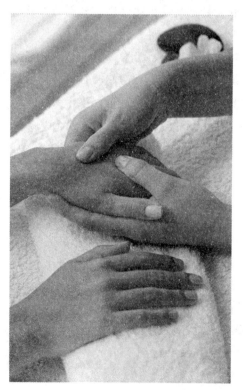

种病叫季冬痹。

　　足阳明胃经和手太阳小肠经的筋拘急，就会出现口眼歪斜、眼角拘急、视物模糊的症状，治疗可以采用上述的多种方法。

骨度篇第十四

　　【原文】黄帝问于伯高曰：《脉度》言经脉之长短，何以立之？

　　伯高曰：先度其骨节之大小、广狭、长短，而脉度定矣。

　　黄帝曰：愿闻众人之度。人长七尺五寸者，其骨节之大小长短各几何？

　　伯高曰：头之大骨围二尺六寸，胸围四尺五寸。腰围四尺二寸。发所覆者颅至项，尺二寸。发以下至颐，长一尺，君子终折。

结喉以下至缺盆中，长四寸。缺盆以下至髑骺，长九寸，过则肺大，不满则肺小。骺以下至天枢，长八寸，过则胃大，不及则胃小。天枢以下至横骨，长六寸半，过则回肠广长，不满则狭短。横骨，长六寸半。横骨上廉以下至内辅之上廉，长一尺八寸。内辅之上廉以下至下廉，长三寸半。内辅下廉，下至内踝，长一尺三寸。内踝以下至地，长三寸。膝腘以下至跗属，长一尺六寸。跗属以下至地，长三寸。故骨围大则太过，小则不及。

角以下至柱骨，长一尺。行腋中不见者，长四寸。腋以下至季胁，长一尺二寸。季胁以下至髀枢，长六寸，髀枢以下至膝中，长一尺九寸。膝以下至外踝，长一尺六寸。外踝以下至京骨，长三寸。京骨以下至地，长一寸。

耳后当完骨者，广九寸。耳前当耳门者，广一尺三寸。两颧之间，相去七寸。两乳之间，广九寸半。两髀之间，广六寸半。

足长一尺二寸，广四寸半。肩至肘，长一尺七寸；肘至腕，长一尺二寸半。腕至中指本节，长四寸。本节至其末，长四寸半。

项发以下至背骨，长二寸半，膂骨以下至尾骶，二十一节，长三尺，上节长一寸四分分之一，奇分在下，故上七节至于膂骨，九寸八分分之七。此众人骨之度也，所以立经脉之长短也。是故视其经脉之在于身也，其见浮而坚，其见明而大者，多血，细而沉者，多气也。

【译文】黄帝问伯高说：《脉度》篇所说的人身经脉的长短，怎样才能确定呢？

伯高说：先测量骨节的大小、宽窄、长短，再确定经脉的长度。

黄帝说：我想听听关于一般人的骨度。如成人以七尺五寸长计算，那么全身骨节的大小、长短各是多少？

伯高说：头颅大骨周围二尺六寸，胸围四尺五寸，腰围四尺二寸。头发所覆盖的部位，颅至项为一尺二寸，前发际以下至颐长一尺，后发际至颐共二尺二寸，君子则折中各一尺一寸。

喉结以下至缺盆中央长四寸，缺盆以下至剑骨突长九寸，如果超过九寸的是肺大，不满九寸的是肺小。剑骨突以下至天枢长八寸，超过八寸的是同大，不满八寸的是胃小。天枢向下至耻骨长六寸半，超过六寸半的是回肠宽而长，不满六寸半的是回肠狭而短。耻骨横长为六寸半，横骨的上缘向下至膝内辅骨的上缘长一尺八寸，内辅骨上缘向下至内辅骨下缘长三寸半，内辅骨下缘向下至内踝骨尖长一尺三寸，内踝骨尖至足底长三寸。膝腘窝向下至足跗两踝之周围所属长一尺六寸，跗属向下至足底长三寸。以上这些骨的尺寸数字，粗大的会超过，细小的会不及。

两侧头角向下至柱骨长一尺，肩骨行至腋中尽处长四寸，腋部向下至软肋长一尺二寸，软肋向下至髀枢长六寸，髀枢向下至膝盖中央长一尺九寸，膝向下至外踝骨尖长一尺六寸，外踝骨尖向下至小趾侧后的京骨长三寸，京骨向下至足底长一寸。

耳后两完骨部之间宽九寸，耳前两耳门之间宽一尺三寸，两颧骨之间宽七寸，两乳之间宽九寸半，两髀之间宽六寸半。

足长一尺二寸，宽四寸半。

肩峰至肘关节长一尺七寸，肘至腕关节长一尺二寸半，腕至中指本节长四寸，中指本节至中指端长四寸半。项后发际向下至背骨第一节的大椎处长二寸半，大椎骨向下至尾骶骨共二十一节长三尺，上面的七节每节长一寸四分一厘，零数在下，所以上七节共长九寸八分七厘。以上所述是一般人骨的长度，根据这个标准，然后来确定经脉的长短。所以，观察经脉在人体的情况，其呈现在体表浮浅而坚实或明显而粗大的是多血之经，细小而深伏的是多气之经。

五十营篇第十五

【原文】黄帝曰：余愿闻五十营奈何？

岐伯答曰：天周二十八宿，宿三十六分；人气行一周，千八分，日行二十八宿。人经脉上下左右前后二十八脉，周身十六丈二尺，以应二十八宿，漏水下百刻，以分昼夜。故人一呼脉再动，气行三寸，一吸，脉亦再动，气行三寸，吸呼吸定息，气行六寸；十息，气行六尺，日行二分。二百七十息，气行十六丈二尺，气行交通于中，一周于身，下水二刻，日行二十五分。五百四十息，气行再周于身，下水四刻，日行四十分。二千七百息，气行十周于身，下水二十刻，日行五宿二十分。一万三千五百息，气行五十营于身，水下百刻，日行二十八宿，漏水皆尽脉终矣。所谓交通者，并行一数也。故五十营备，得尽天地之寿矣，凡行八百一十丈也。

【译文】黄帝说：我想听你讲讲经脉之气在人体运行五十周的情况是怎样计算的？

岐伯回答说：周天有二十八宿，每宿的距离为三十六分；人体的经脉之气在一昼夜中运行五十周，合一千零八分。在一昼夜中太阳运行周历了二十八宿，而人体的经脉分布在上下、左右、前后，共二十八脉，脉气在全身运转一周共十六丈二尺，恰好与二十八宿相应。以铜壶漏水下注百刻为标准，来划分昼夜。

所以人呼气一次，脉就跳动两次，气行三寸；吸气一次，脉也跳动两次，气也行三寸。一呼一吸为一息，脉气共行六寸。十息，脉气共行六尺。以二十七息，气行一丈；尺六寸计算，则太阳运行为二分。二百七十息，气行共十六丈二尺，气行交流贯通于经脉之中，在全身运转一周，此时漏水下注二刻，太阳运行二十分有零；五百四十息，脉气在全身运行两周，这时漏水下注四刻，太阳运行四十分有零；二千七百息脉气在全身运行十周，此时漏水下注二十刻，太阳运行五宿二十分有零；一万三千五百息，脉气在全身运行五十周，漏水下注正好为一百刻，太阳运行二十八宿。漏水都滴尽时，经脉之气也正好走完五十周。所谓交流贯通，是指脉气在二十八脉通行一周的总数。因此，人的脉气如果能经常日夜运行五十周，就可使人保持健康，尽其天年。脉气在人体运行五十周的总长度共计八百一十丈。

营气篇第十六

【原文】黄帝曰：营气之道，内谷为宝。谷入于胃，乃传之肺，流溢于中，布散于外，精专者，行于经隧，常营无已，终而复始，是谓天地之纪。故气从太阴出注手阳明，上行注足阳明，下行至跗上，注大趾间，与太阴合；上行抵髀，从脾注心中；循手少阴，出腋下臂，注小指，合手太阳；上行乘腋，出䪼内，注目内眦，上巅，下项，合足太阳；循脊，下尻，下行注小指之端，循足心，注足少阴；上行注肾，从肾注心外，散于胸中；循心主脉，出腋，下臂，出两筋之间，入掌中，出中指之端，还注小指次指之端，合手少阳；上行注膻中，散于三焦，从三焦注胆，出胁，注足少阳；下行至跗上，复从跗注大指间，合足厥阴，上行至肝，从肝上注肺，上循喉咙，入颃颡之窍，究于畜门。其支别者，上额，循巅，下项中，循脊，入骶，是督脉也；络阴器，上过毛中，入脐中，上循腹里，入缺盆，下注肺中，复出太阴。此营气之所行也，逆顺之常也。

【译文】黄帝说：营气能运行全身，以纳入饮食为最宝贵。饮食入胃后，传输到肺，流溢于内营养脏腑，布散于外滋养形体。其中最精纯的部分，则行于脉道之中，经常营运不息，终而复始，这是自然的规律。营气的运行是从手太阴经脉出，注于手阳明经脉，上行传注足阳明经脉，下行达足跗，传注足大趾间，与足太阴经脉会合。上行股内入腹，从脾上传注心中，沿手少阴经脉，出腋窝，下臂，至手小指，会合于手太阳经脉。上行经过腋部，出眼下眶内，注于眼内角，再上行头顶中央，下走项后，与足太阳经脉会合。沿脊柱下行于尾骶部，再下行注于足小趾尖，斜入足心，注于足少阴经脉。上行注入肾脏，由肾转注心脏，向外布散于胸中，沿手厥阴经脉，出腋窝，下臂，经腕后两筋之间，入掌中，出中指尖，回出注无名指尖，合手少阳经脉。上行于两乳之间，膈膜之上，散布于三焦，从三焦注胆，出胁肋，注足少阳经脉。下行至足背，复从足背注足大趾，合足厥阴经脉。上行至肝脏，从肝脏上注于肺脏，再上沿喉咙，入上颚之窍，深入于鼻内通脑之处。别行的分支，由额沿头顶，下项后中线，沿脊柱入骶内，这是督脉；再由此环绕阴器，从阴毛中部上行，过脐中，上沿腹内，入缺盆，下注肺脏，复出于太阴经脉。这就是营气运行的路径，手足两经逆顺而行的规律。

脉度篇第十七

【原文】黄帝曰：愿闻脉度。

岐伯答曰：手之六阳，从手至头，长五尺，五六三丈。手之六阴，从手至胸中，三尺五寸，三六一丈八尺，五六三尺，合二丈一尺。足之六阳，从足上至头，八尺，六八四丈八尺。足之六阴，从足至胸中，六尺五寸，六六三丈六尺，五六三尺合三丈九尺。蹻脉从足至目，七尺五寸，二七一丈四尺，二五一尺，合一丈五尺。督脉、任脉，各四尺五寸，二四八尺，二五一尺，合九尺。凡都合一十六丈二尺，此气之大经隧也。

经脉为里，支而横者为络，络之别者为孙，盛而血者疾诛之，盛者泻之，虚者饮药以补之。

五脏常内阅于上七窍也。故肺气通于鼻，肺和则鼻能知臭香矣；心气通于舌，心和则舌能知五味矣；肝气通于目，肝和则目能辨五色矣；脾气通于口，脾和则口能知五谷矣；肾气通于耳，肾和则耳能闻五音矣。五脏不和，则七窍不通；六腑不合则留为痈。故邪在腑则阳脉不和，阳脉不和则气留之，气留之则阳气盛矣。阳气太盛，则阴不利，阴脉不利则血留之，血留之则阴气盛矣。阴气太盛则阳气不能荣也，故曰关。阳气太盛，则阴气弗能荣也，故曰格。阴阳俱盛，不得相荣，故曰关格。关格者，不得尽期而死也。

黄帝曰：蹻脉安起安止，何气荣水？

岐伯答曰：蹻脉者，少阴之别，起于然骨之后。上内踝之上，直上循阴股，入阴，上循胸里，入缺盆，上出人迎之前，入頄，属目内眦，合于太阳，阳蹻而上行，气并相还，则为濡目，气不荣，则目不合。

黄帝曰：气独行五脏，不荣六腑，何也？

岐伯答曰：气之不得无行也，如水之流，如日月之行不休，故阴脉荣其脏，阳脉荣其腑，如环之无端，莫知其纪，终而复始，其流溢之气，内溉脏腑，外濡腠理。

黄帝曰：蹻脉有阴阳，何脉当其数？

岐伯曰：男子数其阳，女子数其阴，当数者为阴，其不当数者为络也。

【译文】黄帝说：我希望了解关于经脉的长度。

岐伯回答说：手的左右六条阳经，从手到头部，每条经脉长五尺，五六合三丈，手的左右六条阴经，从手到胸，每条经脉长三尺五寸，三六合一丈八尺，五六为三尺，共合二丈一尺。足的左右六条阳经，由足到头，每条经脉长八尺，六八合四丈八尺。足的左右六条阴经，由足到胸，每条经脉长六尺五寸，六六合三丈六尺，五六合三尺，共计三丈九尺。左右蹻脉，由足到目，每条长七尺五寸，二七合一丈四尺，二五为一尺，共计一丈五尺。督脉、任脉各长四尺五寸，二四合八尺，二五为一尺，二条经脉共长九尺。以上各经总长共为一十六丈二尺，这就是脉气循行的大的经脉通道。

经脉在体内，从经脉分出而横行的支脉为络脉，从络脉分出的分支为孙络。如孙络满盛而有瘀血，就应该立即除去瘀血。经络中邪气盛的，可以用下泻法，正气虚的当饮汤药来补养。

五脏的精气，从体内显露于面部七窍。肺气与鼻相通，肺气调和，鼻就能辨别香臭；心气与舌相通，心气调和，舌就能辨别五味；肝气与目相通，肝气调和，目就能辨五色；脾气与口相通，脾气调和，口就能辨别五谷的味道；肾气外通于耳，肾气调和，耳就能辨别五音。如果五脏失调，就会导致七窍滞涩，六腑不和，则会导致邪气留积，气血郁阻，发为痈疡。所以六腑受邪，属阳的经脉就会失调，以致气留滞，使阳气偏盛。而阳气偏盛，就会使属阴的经脉失调，引起血留滞，使阴气偏盛。如果阴气太盛，就会阻碍阳气运行，这叫做关；阳气太盛，就会阻止阴气的运行，这叫做格。如果阴阳之气都偏盛，使阴阳不能相互营运调和，就称为关格。出现关格的情况后，人就会早亡。

黄帝说：蹻脉的起止之处在哪里呢？又是哪一条经的经气使它像流水一样地营运呢？

岐伯回答说：阴蹻脉是足少阴蹻经的支脉，起于然骨后的照海穴，上行至内

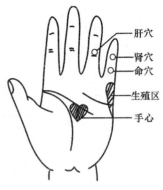

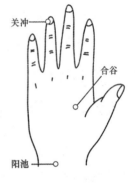

手部穴位图

踝上，再沿大腿内侧，进入阴器，并沿着腹部向上，经胸内，进入缺盆，然后向上出于人迎的前面，进入颧部，连于眼内角，与足太阳经、阳跷脉相合而上行，阴跷、阳跷的脉气并行回还而濡润眼目。如果脉气衰竭，那么眼睛就不能闭合。

黄帝说：阴脉之气，独行于五脏，而没有营运到六腑，这是为什么呢？

岐伯回答说：脉气的营运不会停息，如流动的水，又如运行的日月，永无止时。所以阴脉营运五脏的精气，阳脉营运六腑的精气，就像圆环一样没有尾端，也无从知道它的起点，因其总是周而复始地循环着。流溢的脉气，在内灌溉五脏六腑，在外濡润肌表皮肤。

黄帝说：跷脉有阴阳之分，究竟依据哪一条脉来计算呢？

岐伯说：男子以阳跷脉计算，女子以阴跷脉计算。要作为计数的为经脉，不作为计数的为络脉。

营卫生会篇第十八

【原文】黄帝问于岐伯曰：人焉受气？阴阳焉会？何气为营？何气为卫？营安从生？卫于焉会？老壮不同气，阴阳异位，愿闻其会。

岐伯答曰：人受气于谷，谷入于胃，以传与肺，五脏六腑，皆以受气，其清者为营，浊者为卫，营在脉中，卫在脉外，营周不休，五十度而复大会，阴阳相贯，如环无端，卫气行于阴二十五度，行于阳二十五度，分为昼夜，故气至阳而起，至阴而止。故曰日中而阳陇为重阳，夜半而阴陇为重阴，故太阴主内，太阳主外，各行二十五度分为昼夜。夜半为阴陇，夜半后而为阳衰，平旦阴尽而阳受气矣。日中而阳陇，日西而阳衰，日入阳尽而阴受气矣。夜半而大会，万民皆卧，命曰合阴，平旦阴尽而阳受气，如是无己，与天地同纪。

黄帝曰：老人之不夜瞑者，何气使然？少壮之人，不昼瞑者，何气使然？

岐伯答曰：壮者之气血盛，其肌肉滑，气道通，营卫之行不失其常，故昼精而夜瞑。老者之气血衰，其肌肉枯，气道涩，五脏之气相搏，其营气衰少而卫气内伐，故昼不精，夜不瞑。

【译文】黄帝问岐伯说：人从哪里接受精气？阴阳之气在何处交会？什么气叫"营"？什么气叫"卫"？营气是由哪里产生的？卫气又从哪里与营气相交会？老年人和壮年人气的盛衰不同，阴阳气行的位置各异，请你讲讲它们是怎样交会的。

岐伯回答说：人体精气受于水谷化生的精微，食古入胃，经过消化，再经脾吸收其精微之气，然后向上传注到肺，从而五脏六腑都能得到精微之气的供养。

这些精气中，精粹的部分叫"营"，悍的部分叫"卫"，营气运行于经脉之内，卫气运行于经脉之外，周流不息，各行五十周次而后大会，阴分和阳分互相贯通，终而复始，如圆环之无端始。卫气运行于阴分二十五周次，运行于阳分二十五周次，这是以白天和黑夜来划分的，所以气行到阳分为起始，行到阴分为终止。因此，当中午阳气隆盛时叫做"重阳"，到半夜阴气隆盛时叫做"重阴"。太阴主管人体内部，太阳主管人体外表，营卫在其中各运行二十五周次，都以昼夜来划分。半夜是阴分之气最隆盛的时候，自半夜以后，行于阴分之气就逐渐衰减，到早晨时，则行于阴分之气已尽，而阳分开始受气。中午是阳分之气最隆盛的时候，从日西斜，行于阳分之气就逐渐衰减，到日落时，则行于阳分之气已尽，而阴分开始受气。并且在半夜的时候，阴阳之气相会合，此时人们均已入睡，称为"合阴"。到早晨则行于阴分之气已尽，而阳分开始受气。如此循环不息，和自然界昼夜阴阳的变化规律相一致。

黄帝说：老年人往往夜间不易熟睡，是什么气使他们这样的？壮年人在白天往往不想睡，这又是什么气使他们这样的？

岐伯答道：壮年人的气血旺盛，肌肉滑利，气道畅通，营卫的运行都很正常，所以白天的精神饱满，而晚上睡得很熟。老年人的气血衰少，肌肉枯瘦，气道滞涩，五脏之气耗损，营气衰少，卫气内伐于阴，所以白天的精神不振，晚上也就不能熟睡了。

【原文】黄帝曰：愿闻营卫之所行，皆何道从来？

岐伯答曰：营出中焦，卫出下焦。

黄帝曰：愿闻三焦之所出。

岐伯答曰：上焦出于胃上口，并咽以上，贯膈，而布胸中，走腋，循太阴之分而行，还至阳明，上至舌，下足阳明，常与营俱行于阳二十五度，行于阴亦二十五度一周也。故五十度而复大会于手太阴矣。

黄帝曰：人有热，饮食下胃，其气未定，汗则出，或出于面，或出于背，或出于身半，其不循卫气之道而出，何也？

岐伯曰：此外伤于风，内开腠理，毛蒸理泄，卫气走之，固不得循其道，此气慓悍滑疾，见开而出，故不得从其道，故命曰漏泄。

黄帝曰：愿闻中焦之所出。

岐伯答曰：中焦亦并胃中，出上焦之后，此所受气者，泌糟粕，蒸津液，化其精微，上注于肺脉乃化而为血，以奉生身，莫贵于此，故独得行于经隧，命曰营气。

黄帝曰：夫血之与气，异名同类。何谓也？

岐伯答曰：营卫者，精气也，血者，神气也，故血之与气，异名同类焉。故夺血者无汗，夺汗者无血，故人生有两死而无两生。

黄帝曰：愿闻下焦之所出。

岐伯答曰：下焦者，别回肠，注于膀胱，而渗入焉；故水谷者，常并居于胃中，成糟粕，而俱下于大肠而成下焦，渗而俱下。济泌别汁，循下焦而渗入膀胱焉。

黄帝曰：人饮酒，酒亦入胃，谷未熟，而小便独先下，何也？

岐伯答曰：酒者，熟谷之液也。其气悍以清，故后谷而入，先谷而液出焉。

黄帝曰：善。余闻上焦如雾，中焦如沤，下焦如渎，此之谓也。

【译文】黄帝说：请教关于营气与卫气的运行，是从什么道路来的？

岐伯答道：营气出于中焦，卫气出于下（上）焦。

黄帝说：请教三焦之气的出发之处。

岐伯说：上焦出自胃的上口贲门，与食管并行向上至咽喉，贯穿于膈膜而分布于胸中，再横走至腋下，沿着手太阴经的路线循行，回复至手阳明，向上到舌，下循足阳明胃经，卫气与营气同样运行于阳分二十五周次，运行于阴分二十五周次，这就是昼夜一周，所以卫气五十周次行遍全身，再与营气大会于手太阴肺经。

黄帝说：人吃了热的饮食入胃，还没有化成精微的时候，就已出汗，有出于面部的，有出于背部的，有出于半身的，不循卫气通常的运行道路而出，这是什么缘故呢？

岐伯说：这是由于外表受了风邪的侵袭，腠理开发，毛窍疏泄，卫气趋向体表，就不能循常道而行，这是因为卫气的本性是悍滑疾的，见到何处疏张开来，就由此道而出行，所以不一定循于脉道，这种出汗过多的情况，名叫"漏泄"。

黄帝说：请你再谈谈中焦的出处。

岐伯答道：中焦的部位与胃相并列，在上焦之后，它的功能是吸收精气，通过泌去糟粕、蒸腾津液，而化成精微，然后向上传注于肺脉，再化为血液，奉养周身，这是人体内最宝贵的物质，所以能够独行于经脉之内，称为"营气"。

黄帝说：血与气，名虽不同而实是同类的物质，如何来理解呢？

岐伯答道：营和卫，都属于精气；而血是精气所化生的更高贵的物质，因此叫"神气"。所以说血与气名虽不同，而实质上是同类的物质。凡失血过多的人，其汗也少；出汗过多的人，其血亦少。所以说人体夺血或夺汗均可死亡，而血与汗缺一则不能生存。

黄帝说：请给我讲讲关于下焦的出处。

岐伯答道：下焦分别清浊，糟粕从回肠而下行，水液注于膀胱而渗入其中。所以说，水谷同在脾胃之中，经过消化吸收以后，糟粕传入大肠，水液渗入膀胱，这就是下焦的主要功能。总的来看，是经过分别清浊之后，循下焦而渗入于膀胱的。

黄帝说：人饮的酒也是入胃的，为什么五谷尚未消化，而尿液独先下行呢？

岐伯答道：由于酒是谷类已经蒸熟酿成的液体，其性悍而质清稀，因此，酒液虽在五谷之后入胃，但经过脾胃的迅速吸收，多余的水分反在五谷腐熟之前排出于体外。

黄帝说：很对。我听说上焦的作用是输布精气，像雾露蒸腾一样；中焦的作用是腐熟水谷，像沤渍东西一样；下焦的作用是排泄糟粕，像沟渠排水一样。就是这个意思吧！

四时气篇第十九

【原文】黄帝问于岐伯曰：夫四时之气，各不同形，百病之起，皆有所生，灸刺之道，何者为定？

岐伯答曰：四时之气，各有所在，灸刺之道，得气穴为定。故春取经、血脉、分肉之间，甚者，深刺之，间者，浅刺之；夏取盛经孙络，取分间绝皮肤；秋取经俞。邪在腑，取之合；冬取井荥，必深以留之。

温疟汗不出，为五十九痏，风㽷肤胀，为五十七痏。取皮肤之血者，尽取之。飧泄补三阴之上，补阴陵泉，皆久留之，热行乃止。

转筋于阳，治其阳；转筋于阴，治其阴。皆焠刺之。徒㽷先取环谷下三寸，以铍针针之，已刺而筩之，而内之，入而复之，以尽其㽷，必坚。来缓则烦悗，来急则安静，间日一刺之，㽷尽乃止。饮闭药，方刺之时徒饮之，方饮无食，方食无饮，无食他食，百三十五日。

着痹不去，久寒不已，焠取其三里。骨为干。肠中不便，取三里，盛泻之，虚补之。疠风者，素刺其肿上。已刺，以锐针针其处，按出其恶气，肿尽乃止。常食方食，无食他食。

【译文】黄帝问岐伯道：四时气候的变化，各有不同的性质，而百病的产生，又都有不同的原因，针灸治疗的原则应根据什么来决定呢？岐伯回答说：四时邪气，侵袭人体而使人发病，但各有一定的部位。灸刺的原则，也应当根据不同的发病季节来确定有关的穴位。所以在春天针刺，就取用络脉分肉的间隙，病重的深刺，病轻的浅刺；在夏天针刺，就取用阳经、孙络，或取分肉之间，以及透过皮肤浅刺；在秋天针刺，就取用各经的俞穴，如病邪在六腑的，可以取用合穴；在冬天针刺，就取用各经的井穴和荥穴，应深刺而且留针时间较长。

患温疟而不出汗的，可以取五十九个治疗热病的主要俞穴。患风水病，皮肤水肿的，可以取五十七个治疗水病的主要俞穴。如果皮肤有血络，就应针刺放血。患飧泄证，应补三阴交穴，同时上刺阴陵泉，都应长时间留针，待针下有热感才可止针。

患转筋在外侧部位的，取三阳经的俞穴；患转筋在内侧部位的，取三阴经的俞穴，都是用火针刺入。患水肿而不兼风邪的，首先用铍针刺脐下三寸的部位，然后再用中空如筒的针刺入针处，以吸出腹中的水。反复这样做，把水放尽。水去之后，则肌肉坚实。若排水时排泄缓慢，就会使患者烦躁满闷；若排泄得较快，则患者觉得舒适安静。用此法可隔天刺一次，直至水尽为止，并兼服利水的药物。一般在刚进行针刺时服药。服药时不可吃东西，吃东西时不可服药，开始禁食伤脾助湿的食物一百三十五天。

患各种痹症经久不愈的，是有寒湿久留在内，应用火针刺足三里；如腹中感觉不适，就取足三里穴针治。邪气盛的就用下泻法，正气虚的就用补溢法。患麻风病的，应经常用针刺其肿胀部位，然后再用锐利的针刺患处，并用手按压出毒气恶血，直到肿消为止。患者宜经常吃些适宜的食物，忌吃任何不利于调理的食物。

【原文】腹中常鸣，气上冲胸，喘不能久立。邪在大肠，刺肓之原，巨虚上廉、三里。小腹控睾，引腰脊，上冲心。邪在小肠者，连睾系，属于脊，贯肝肺，络心系。气盛则厥逆，上冲肠胃，熏肝，散于肓，结于脐，故取之肓原以散之，刺太阴以予之，取厥阴以下之，取巨虚下廉以去之，按其所过之经以调之。

善呕，呕有苦，长太息，心中憺憺，恐人将捕之；邪在胆，逆在胃，胆液泄，则口苦，胃气逆，则呕苦，故曰呕胆。取三里以下。胃气逆，则刺少阳血络，以闭胆逆，却调其虚实，以去其邪。

饮食不下，膈塞不通，邪在胃脘，在上脘，则刺抑而下之，在下脘，则散而去之。小腹痛肿，不得小便，邪在三焦，约取之太阳大络，视其络脉与厥阴小络结而血者，肿上及胃脘，取三里。

睹其色，察其目，知其散复者，视其目色，以知病之存亡也。一其形，听其动静者，持气口人迎以视其脉，坚且盛且滑者，病日进，脉软者，病将下，诸经实者，病三日已。气口候阴，人迎候阳也。

【译文】腹中时常鸣响，气上逆而冲向胸部，喘促，身体不能久立，说明邪在大肠，应用针刺气海、巨虚上廉、足三里。小腹部牵引睾丸作痛，连及腰脊上冲心而痛，表明邪在小肠而为小肠疝病，小肠下连睾系，向后附属于脊椎，与肝肺相通，联络心系。因此邪气盛时，就会使厥气上逆，冲犯肠胃，干扰肝脏，散布于肓膜，结聚于脐。所以治小肠病时应当取脐下的气海穴，以散邪气。针刺手太阴经以补肺经之虚；取足厥阴经，以泻肝经之实；取下巨虚穴以去小肠的病邪，并且按邪气所过的经脉取穴调治。

患者时常呕吐，且呕吐物有苦味，常叹息，心里恐惧不安，如人将捕捉他一般，这是邪气在胆，胃气上逆所致。胆汁外泄，就会口感苦味，胃气上逆，就会呕出苦水来，所以叫呕胆。治疗时应取足三里穴以降胃气之逆，刺足少阳经的血络，以抑制胆气之逆，然后根据病的虚实用补虚泻实的方法，调虚实去其邪。

饮食入咽后，如停滞不下，就会感觉胸膈闭塞不通，这是邪气在胃脘所致的。如邪气在上脘，就针刺上脘穴，使滞气下行；若邪气在下脘，就针刺下脘穴，用温而使其散行的方法，以散寒滞。小腹部肿痛，排尿不通，这是邪在膀胱，下焦阻塞不通所致的，应当取用足太阳经的大络。如发现足太阳经的络脉与足厥阴经的孙络有瘀血结聚，且肿势又向上延及胃脘，就应该取足三里穴刺治。

针刺时，应注意观察患者的气色和眼神，从而推知正气的散失或恢复。观察患者目色的变化，可推知病邪的存在或消失。诊病时，医生要形神专注，察看患者的神态举止，诊其气口脉和人迎脉。如果脉象坚硬并且洪大而滑，说明邪气正盛，是病症日渐加重的迹象；如果脉象软而和缓，表明正气正在恢复，是病势将退的征兆。如病在各经而且脉坚实有力，说明病再过三天左右就会痊愈。这就是所谓气口脉是候阴分的。人迎脉是候阳分的。

灵枢译注卷五

五邪篇第二十

【原文】邪在肺，则病皮肤痛，寒热，上气喘，汗出，咳动肩背。取之膺中外俞，背三节五脏之傍，以手疾按之，快然，乃刺之。取之缺盆中以越之。

邪在肝，则两胁中痛，寒中，恶血在内，行善掣节，时脚肿。取之行间，以引胁下，补三里以温胃中，取血脉以散恶血；取耳间青脉，以去其着痹。

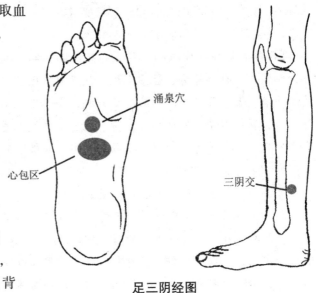

足三阴经图

邪在脾胃，则病肌肉痛，阳气有余，阴气不足，则热中善饥；阳气不足，阴气有余，则寒中肠鸣、腹痛；阴阳俱有余，若俱不足，则有寒有热，皆调于三里。

邪在肾，则病骨痛，阴痹。阴痹者，按之而不得，腹胀，腰痛，大便难，肩背颈项痛，时眩。取之涌泉、昆仑。视有血者，尽取之。

邪在心，则病心痛，喜悲时眩仆；视有余不足而调之其俞也。

【译文】病邪在肺脏，就会发生皮肤疼痛，恶寒发热，气上逆呃喘，出汗，剧烈咳嗽牵引到肩背作痛。治疗时可取侧胸上部的中腑、云门穴，以及背部第三椎骨旁的肺俞穴。针刺时，先用手快速按压，患者稍觉松快，即行进针。然后取任脉天突，以散肺中邪气。

病邪在肝脏，就会发生两胁中疼痛、寒气在中，恶血瘀留在内，走路时经常关节牵引作痛，并且时有脚肿的症状。治疗可取行间穴，以引胁肋间的郁结之气下行，并取足三里穴以温其胃中，同时对有瘀血的络脉，可用刺法以散其恶血，再取耳轮后青络上的瘰脉穴，以减去牵引性的病痛。

病邪在脾胃，就会发生肌肉疼痛，如果阳气有余，阴气不足，则热在中而易饥；阳气不足，阴气有余，则寒在中而肠鸣、腹痛；若阴阳均有余或均不足，则有寒有热。这些病症，都可取三里穴来调治。

病邪在肾脏，就会发生骨痛、阴痹。所谓阴痹，是说在形体表面按摩不到，证见腹胀，腰痛，大便难，肩、背、颈、项等处疼痛，以及经常目眩诸症。治疗时可取涌泉、昆仑穴；凡有瘀血的，都刺出其血。

病邪在心脏，就会引起心痛，悲伤动情时人会眩晕仆倒。应根据病的有余或不足加以调治和疏导其腧穴。

寒热病篇第二十一

【原文】皮寒热者，不可附席，毛发焦，鼻槁腊。不得汗，取三阳之络，以补手太阴。肌寒热者，肌痛，毛发焦而唇槁腊。不得汗，取三阳于下，以去其血者，补足太阴，以出其汗。

骨寒热者，病无所安，汗注不休。齿未槁，取其少阴于阴股之络；齿已槁，死不治。骨厥亦然。骨痹，举节不用而痛，汗注、烦心。取三阴之经，补之。

身有所伤，血出多及卒中寒，若有所堕坠，四肢懈惰不收，名曰体惰。取其小腹脐下三结交。三结交者，阳明太阴也，脐下三寸关元也。厥痹者，厥气上及腹。取阴阳之络，视主病也，泻阳补阴经也。

颈侧之动脉人迎。人迎，足阳明也，在婴筋之前。婴筋之后，手阳明也，名曰扶突。次脉，足少阳脉也，名曰天牖。次脉，足太阳也，名曰天柱。腋下动脉，臂太阴也，名曰天府。

阳迎头痛，胸满不得息，取之人迎。暴瘖气鞕，取扶突与舌本出血。暴袭气蒙，耳目不明，取天牖。暴挛痫眩，足不任身，取天柱。暴瘅内逆，肝肺相搏，血溢鼻口，取天府。此为天牖五部。

臂阳明，有入頄遍齿者，名曰大迎。下齿龋，取之臂。恶寒补之，不恶寒泻之。足太阳有入頄遍齿者，名曰角孙。上齿龋，取之在鼻与頄前。方病之时，其脉盛，盛则泻之，虚则补之。一曰取之出鼻外。

足阳明有挟鼻入于面者，名曰悬颅。属口，对入系目本，视有过者取之。损有余，益不足，反者益其。足太阳有通项入于脑者，正属目本，名曰眼系。头目苦痛，取之在项中两筋间。入脑乃别阴蹻、阳蹻，阴阳相交，阳入阴，阴出阳，交于目锐眦，阳气盛则瞋目，阴气盛则瞑目。

【译文】体表寒热，疼痛不能着席而卧，毛发枯燥，鼻内干枯，汗不得出，治疗时可取足太阳经的络穴，以补手太阴经诸穴的不足。肌肉寒热，则难免肌腱疼痛，毛发焦枯，唇舌干燥，汗不得出。可取足太阳经在下肢的络穴，散放出瘀血，以补足太阴经，汗就得出了。

骨骼寒热，患者烦躁不安，大汗淋漓，若是牙齿还没出现枯槁的现象，当取足少阴大腿内侧的络穴大钟，如牙齿已现枯槁，便是不治的死症。至于骨厥病的诊治也是这样。

患骨痹的，全身骨节不能自由活动，疼痛异常，汗出如注，心中烦乱。治疗时可取三阴经的穴位，针刺用补法。

身体被金属刮器所伤，血流甚多，且又受风寒的侵袭，或者从高处跌落，以致肢体懈怠无力，这叫做体惰，治疗时可取小腹脐下的三结交，（三结交，指胃经、脾经、任脉三经相交处的关元穴。——译注）厥痹，是厥逆之气上及腹部，治疗时可取阴经或阳经的络穴，但必须查明主病的所在，在阳经用泻法，在阴经用补法。

颈侧的动脉是人迎穴，人迎属足阳明胃经，在颈筋的前面。颈筋后面是手阳明经的腧穴，名叫扶突。再向后是手少阳经的天牖穴。天牖后面是足太阳经的天柱穴。腋下三寸处的动脉，是手太阴经的腧穴，名叫天府。

阳邪上逆而头痛，胸中满决，呼吸不利，当取人迎穴治之；突然失音，喉舌强硬的，当取扶突穴刺之，并针刺舌根出血；突然耳聋，经气蒙蔽，耳失聪，目不明的，治疗时取天牖穴。患者突然拘挛、癫痫、眩晕、足软支撑不住身体，治疗时取天柱穴。突然热渴，腹气上逆，肝肺二经内蕴的火邪相互搏击，以致血逆妄行，上溢鼻口，治疗时取天腑穴。以上五穴，即所谓的五后扁五部。

手阳明大肠经入于颧部而遍及全齿的，叫做大迎，所以下齿龋痛应取大迎穴，其恶寒的，用补法，不恶寒的，用泻法。足太阳膀胱经入于颧部而遍及全齿的，名叫角孙，所以治疗上齿龋痛，应取角孙穴及鼻和颧骨前面的穴，在刚发病的时候，如果脉气充盛，就要用泻法，反之则用补法。另有一说，可在鼻外侧取穴施治。

足阳明胃经有夹着鼻子循行而入于面部的，名叫悬颅。其经脉下行属于口，上行的由口入系于目本。应根据发病的部位取穴，泻有余，补不足；若取之不当，则可能泻不足，补有余，而适得其反了！足太阳膀胱经过颈入于脑部，直接连属于目本的叫做眼系。若头目疼痛，可在头项中两筋间取穴。此脉入脑后，分别联属于阴阳二蹻脉，阴阳交会，阳入里，阴出外，交会于眼的内角。如果阳气偏盛，则两目张开，如果阴气偏盛，则两目闭合。

【原文】热厥取足太阴、少阳，皆留之；寒厥取足阳明、少阴于足，皆留之。舌纵涎下，烦悗，取足少阴。振寒洒洒鼓颔，不得汗出，腹胀烦悗，取手太阴，刺虚者，刺其去也；刺实者，刺其来也。

春取络脉，夏取分腠，秋取气口，冬取经俞。凡此四时，各以时为齐。络脉治皮肤，分腠治肌肉，气口治筋脉，经俞治骨髓。五脏。身有五部：伏兔一；腓二，腓者腨也；背三，五脏之俞四；项五。此五部有痈疽者死。

病始手臂者，先取手阳明、太阴而汗出；病始头首者，先取项太阳而汗出；病始足胫者，先取足阳明而汗出。臂太阴可汗出，足阳明可汗出，故取阴而汗出甚者，止之于阳，取阳而汗出甚者，止之于阴。

凡刺之害，中而不去则精泄；不中而去则致气。精泄则病甚而恇，致气则生为痈疽也。

【译文】热厥症，取足太阴脾经、足少阳肝经进行治疗。寒厥症，取足阳明胃经、足少阴肾经进行治疗，都应该留针。舌纵缓不收，口角流涎，胸中烦闷的，当取手太阴肺经穴。针刺正气虚的病症，应顺着脉气的去向施以补法；针刺邪气实的病症，应迎着脉气的来向施以泻法。

春季用针取穴于络脉；夏季用针取穴于肌肉与皮肤间；秋季用针取穴于气口，冬季用针取穴于经脉。凡此四时行针，应与时令的特征相适应、相协调。取络穴脉穴可治皮肤，取肌肤间穴可治肌肉，取气口穴可治筋脉，取各经脉之穴则可治骨髓和五脏诸病。

身体有五个重要部位：伏兔其一，小腿其二，背部（督脉及膀胱经所行处——译注）其三，五脏腧穴其四，项部其五。此五部患痈疽者，为不治之症。

疾病始于手臂的，可先取手阳明大肠经、手太阴肺经的穴位，使其出汗；疾病始于头部的，可先取项部足太阳膀胱经的穴位，使其出汗；疾病开始发生在足部胫部的，可先取足阳明胃经的穴位，使其出汗。针刺手太阴经的诸穴可令其汗出，针刺足阳明经诸穴也可令其汗出。针刺阴经而出汗过多的，可取阳经穴来止汗；针刺阳经而出汗过多的，可取阴经穴来止汗。

大凡错误用针造成的危害有：一是刺中病邪而留针不去，使患者精气外泄；二是尚未刺中病邪就立即出针，使邪气内流。如精气外泄则会使病情加重而身体更加衰弱，如邪气内留则易发生痈疽外症。

癫狂篇第二十二

【原文】目眦外决于面者，为锐眦；在内近鼻者，为内眦；上为外眦，下为内眦。

癫疾始生，先不乐，头重痛，视举目赤，甚作极，已而烦心。候之于颜。取手太阳、阳明、太阴，血变为止。

癫疾始作，而引口啼呼喘悸者，候之手阳明、太阳。左强者，攻其右；右强者，攻其左，血变为止。癫疾始作，先反僵，因而脊痛，候之足太阳、阳明、太阴、手太阳，血变为止。

治癫疾者，常与之居，察其所当取之处。病至，视之有过者泻之，置其血于瓠壶之中，至其发时，血独动矣，不动，灸穷骨二十壮。穷骨者，骶骨也。

骨癫疾者，顑、齿诸俞、分肉皆满而骨居，汗出、烦悗，呕多沃沫，气下泄，不治。

筋癫疾者，身倦挛急大，刺项大经之大杼脉，呕多沃沫，气下泄，不治。

脉癫疾者，暴仆，四肢之脉皆胀而纵，脉满，尽刺之出血，不满，灸之挟项太阳，灸带脉于腰相去三寸，诸分肉本俞。呕吐沃沫，气下泄，不治。癫疾者，疾发如狂者，死不治。

狂始生，先自悲也，喜忘、苦怒、善恐者得之忧饥，治之取手太阳、阳明，血变而止，及取足太阴、阳明。狂始发，少卧不饥，自高贤也，自辩智也，自尊贵也，善骂詈，日夜不休，治之取手阳明、太阳、太阴、舌下、少阴，视之盛者，皆取之，不盛，释之也。

狂言，惊，善笑，好歌乐，妄行不休者，得之大恐，治之取手阳明、太阳、太阴。狂，目妄见，耳妄闻，善呼者，少气之所生也；治之取手太阳、太阴、阳明、足太阴、头两顑。

【译文】眼角向外凹陷于面颊一侧的，叫做目锐眦；在眼的内侧靠近鼻梁的，叫做目内眦。上眼胞属目外眦；下眼胞属目内眦。

癫病患者初染病时，患者先感到闷闷不乐，头重而痛，双眼直视，眼睛发红；染病较重时，就会出现心境烦乱，情绪不宁。可根据颜面部的色泽、表情，来推测疾病发展的程度，针刺手太阳、手阳明、手太阴三经的一些腧穴，等到患者面部的血色转为正常时停针。

癫病开始发作的时候，有口角牵引而歪斜，发出啼叫的声音，喘促、心悸的症状，应当候察手阳明、手太阳两经，根据其病变所在而治疗，凡左侧正常的，应刺右侧，右侧正常的，应刺左侧，等到患者面部的血色转为正常时停针。癫病开始发作时，先见腰脊反张而僵硬，因此会觉得脊柱作痛，候察其病变所在，可取足太阳、足阳明、足太阴、手太阳经的一些腧穴，等到患者面部的血色转为正常时停针。

治疗癫病时，医生应当常与病者住在一处，观察所应当取治的部位，当病发作时，根据其有病的经脉，使用泻法出血。将泻出的血放在葫芦内，等到再复发时，其血就会变动；如果没有变动，可灸穷骨二十壮。所谓"穷骨"，就是骶骨。

病已深入到骨的骨癫疾，颔齿部的腧穴及分肉之间，都充满了邪气，形体瘦弱而骨独留，常出汗，胸中烦闷；倘呕吐出很多的白沫，而又气泄于下，就是不治的死症了。

病已深入于筋的筋癫疾，筋肉拘挛而身体踡缩，筋脉拘急，脉大，治疗宜刺项后足太阳膀胱经的大杼穴；倘呕吐出很多的白沫，而又气泄于下的，就是不治的死症。病已深入于脉的脉癫疾，发病时突然跌倒，四肢的脉都胀满而弛纵不收。当脉满处，都可以针刺出血；如脉不满而陷下的，宜灸挟行于项后两侧足太阳经的腧穴，并可灸带脉穴，在与腰相距三寸许的地方，也可灸诸经的分肉之间与四肢的腧穴；倘呕吐出很多的白沫，而又气泄于下的，就是不治的死症。

上述各种癫疾，如发作时像狂症一样，就是不治的死症。

狂症开始发生的时候，患者先有悲伤的情绪，健忘，容易发怒，时常恐惧，这是由于过度的忧愁与饥饿所致的。治疗可取手太阴经、手阳明经的一些腧穴，等到患者面部的血变为正常时停针，并取足太阴经、足阳明经的一些腧穴。狂证开始发作的时候，患者不想睡眠，不知饥饿，自以为了不起，自以为最聪明，自以为最尊贵，好骂人，日夜吵闹不休。治疗可取手阳明、手太阳、手太阴、手少阴经的一些腧穴及舌下的廉泉穴。但要注意血脉盛的才可以施针，如血脉不盛就应放弃不用。

患者语言狂妄，易惊，好笑，喜欢歌唱，行动反常而不停止，这是由于大恐所致的。治疗可取手阳明、手太阳、手太阴经的一些腧穴。狂证发作时，有幻视幻听，好喊叫的症状，这是由于神气衰少所致的。治疗可取手太阳、手太阴、手阳明、足太阴经的一些腧穴，以及头部和两颌部的腧穴。

【原文】狂者多食，善见鬼神，善笑而不发于外者，得之有所大喜，治之取足太阴、太阳、阳明，后取手太阴、太阳、阳明。狂而新发，未应如此者，先取曲泉左右动脉，及盛者见血，有顷已，不已，以法取之，灸骨骶二十壮。

风逆，暴四肢肿，身漯漯，晞然时寒，饥则烦，饱则善变，取手太阴表里，足少阴、阳明之径，肉清取荥，骨清取井、经也。

厥逆为病也，足暴清，胸若将裂，肠若将以刀切之，烦而不能食，脉大小皆涩，暖取足少阴，清取足阳明，清则补之，温则泻之。厥逆腹胀满，肠鸣，胸满不得息，取之下胸二胁，咳而动手者，与背俞，以手按之，立快者是也。

内闭不得溲，刺足少阴、太阳，与骶上以长针。气逆，则取其太阴、阳明、厥阴，甚取少阴、阳明，动者之经也。

少气，身漯漯也，言吸吸也，骨酸体重，懈惰不能动，补足少阴。短气息短，不属，动作气索，补足少阴，去血络也。

【译文】发狂的人，多食而不知饱，疑神疑鬼，内心喜笑而不显露于外，这是由于喜乐过度所致的。治疗可先取足太阴、足太阳、足阳明的一些腧穴，后再取手太阴、手太阳、手阳明的一些腧穴。如狂症是新起的，还没有见到上述严重症状时，应先取左右曲泉，以及血脉盛的用针泻血，不久就可痊愈了；如果还没有治愈，再用上述的治法治疗，并灸骶骨二十壮。

外受风邪而厥气内逆的病，症状见四肢突然肿胀，身体像被水淋一样寒栗颤抖，时常因寒栗而发生唏嘘声，饥饿时心中就烦乱，吃饱后又多变而不安，治疗可取手太阴与手阳明表里两经，以及足少阴、足阳明经的一些腧穴，如果肌肉清冷的，可取荥穴，骨骼清冷的，应取井穴与经穴。

厥逆病的症状，是两足突然清冷，胸中痛得像要裂开一样，肠中痛得如刀切一样，心中烦乱而不能进食，脉搏无论大小都兼涩象，如身体温暖的，可取足少阴经的腧穴，如身体清冷的，可取足阳明经的腧穴，身体清冷的当用补法，身体温暖的当用泻法。厥逆病见腹胀，肠鸣，胸中闷而呼吸不利，治疗可取胸下两胁肋间，咳嗽则脉动应手的腧穴，再取背腧穴，用手按压就觉得轻快的，就是应刺的穴位。

下焦肾与膀胱气化不利而排尿不通，治疗可取足少阴与足太阳两经及骶上的一些腧穴，用长针刺之。气机上逆，就取足太阴、足阳明、足厥阴经的一些腧穴，病势重的，可取足少阴与足阳明经发生变动的腧穴。

如气衰而身体颤抖，言语不相连续、骨节发酸而身体沉重，身体懈惰无力而不能动作，治疗可取足少阴经的腧穴用补法。如果气息短促，呼吸不能连续，稍为活动就感到气虚而疲乏，治疗时可在足少阴肾上经施行补法，其脉有瘀血时，应针刺其血络，使之出血。

热病篇第二十三

【原文】偏枯，身偏不用而痛，言不变，志不乱，病在分腠之间，巨针取之，益其不足，损其有余，乃可复也。

痱之为病也，身无痛者，四肢不收；智乱不甚，其言微知，可治；甚则不能言，不可治也。病先起于阳，复入于阴者，先取其阳，后取其阴，浮而取之。

热病三日，而气口静、人迎躁者，取之诸阳，五十九刺，以泻其热，而出其汗，实其阴，以补其不足者。身热甚，阴阳皆静者，勿刺也；其可刺者，急取之，不汗出则泄。所谓勿刺者，有死征也。

热病七日八日，脉口动，喘而短者，急刺之，汗且自出，浅刺手大指间。

热病七日八日，脉微小，病者溲血，口中干，一日半而死。脉代者，一日死。

热病已得汗出，而脉尚躁，喘且复热，勿刺肤，喘甚者死。

热病七日八日，脉不躁，躁不散改，后三日中有汗；三日不汗，四日死。未曾汗者，勿腠刺之。

热病先肤痛，窒鼻充面，取之皮，以第一针，五十九，苛轸鼻，索皮于肺，不得索之火，火者，心也。

热病先身涩倚而热，烦悗，干唇口嗌，取之皮，以第一针，五十九；肤胀口干，寒汗出，索脉于心，不得，索之水，水者，肾也。

热病嗌干多饮，善惊，卧不能起，取之肤肉，以第六针，五十九，目眦青，索肉于脾，不得，索之木木者，肝也。

热病面青，脑痛，手足躁，取之筋间，以第四针于四逆；筋躄目浸，索筋于肝，不得索之金，金者，肺也。

热病数惊，瘛疭而狂，取之脉，以第四针，急泻有余者，癫疾毛发去，索血于心，不得索之水，水者，肾也。

热病身重骨痛，耳聋而好暝，取之骨，以第四针，五十九，刺骨；病不食，啮齿耳青，索骨于肾，不得索之土，土者，脾也。

【译文】 偏枯病的症状，表现为半身不遂并且疼痛，但言语如常，神志清楚，这是病邪在分肉腠理之间，治疗时宜温卧取汗，用大针刺，虚则补，实则泻，即可恢复正常。

风痱表现为身体不觉疼痛，四肢弛缓不收，意识错乱但尚属轻微，说起话来，声音虽小，但还可以听明白，如此则可治疗。病情严重不能说话的，就不可治疗了。风痱病先起于阳分，而后入于阴分，治疗时应当先刺其阳经，再刺其阴经，并用浅刺的方法。

热病已经三日，如气口部脉象平静而人迎部脉象躁动的，可随证选取各阳经治疗热病的五十九穴，以泻其表热，使邪气随汗而出，充实其阴而补不足。患者身体发热本很厉害，而寸口、人迎的脉象反现沉静的，就不可以针刺了。但凡还有针刺的可能，就当立即针刺，虽不能出汗，犹可泄其病邪。所谓不可以针刺者，是指有死亡征象的人。

患热病已七八天，寸口脉象躁动，并有气喘、头眩症状的，应尽快施治，汗将自出，浅刺手大拇指之间的穴位即可。

同样已经七八日，而脉象微小，现尿血，口干的，过一日半就会死亡。若出现代脉的，一天内就会死。热病已经出汗，而脉象仍呈现躁动，且呼吸喘促，身复发热时，就不要再刺其肌表，否则易导致气喘加重而死亡。

热病已经七八日，脉没有躁象，或虽有躁象，但力不大，也不数疾的，若三日中能有汗出，可望痊愈；若三日后仍不能出汗，第四天就会死亡。未曾出汗的，就不能通过肌腠进行针刺治疗。

热病，发展到皮肤疼痛，鼻塞不通，面部水肿的，应该用浅刺皮肤的针法，以九针中的针，在治热病的五十九个穴位里选穴针刺。如果鼻部生有小疹子，就同样用浅刺针法刺肺经穴，但不能针刺属火的心经穴位，因为心火能克制肺金。

热病开始就出现皮肤粗涩，烦躁不安而发热，咽干唇燥等症，当治血脉，用九针中的针，在五十九穴里，选取与脉有关的穴位进行针刺。如果出现皮肤肿胀、口干、出冷汗等现象，也是邪在心脉，当刺其血脉。但不能刺经穴，因肾水能克心火。

热病，有咽干、饮水多，时常惊悸不宁、不能安卧等症状的，当以针刺肌肉为主，用九针中的员利针，刺五十九穴中与肌肉有关的穴位。其间若有眼角发青的，同样以刺肌肉取脾经穴，但不能取肝经穴，因肝木能克脾土。

热病，有面色发青，头脑作痛，手足躁动等症状的，应当刺其筋结之间，用九针中的锋针，刺其四肢末端的腧穴。如有抽筋拘挛，目生白翳的症状，同样治筋病取肝经穴，但不能取肺经腧穴，因肺金能克肝木。

热病，有屡发惊悸、手足抽搐、精神狂乱等症状的，应当刺血络，用九针中的锋针，立泻热邪，如因癫狂而使毛发脱落的，同样针刺血脉，取心经腧穴，但不能取肾经穴位，因为肾水能克制心火。

热病，有身体沉重，骨节疼痛，耳聋而欲闭目的症状的，应刺于骨，可用九针中的锋针在五十九个有关的穴位上进行针刺。如果患骨病不愿吃东西、咬牙、耳呈青色，同样应取肾经穴，但不能刺脾经穴位，因脾土能克肾水。

【原文】热病不知所痛，耳聋，不能自收，口干，阳热甚，阴颇有寒者，热在髓，死不可治。

热病头痛，颞颥，目瘛脉痛，善衄，厥热病也，取之以第三针，视有余不足，寒热痔。

热病，体重，肠中热，取之以第四针，于其俞，及下诸趾间，索气于胃胳得气也。

热病挟脐急痛，胸胁满，取之涌泉与阴陵泉，取以第四针，针嗌里。

热病，而汗且出，及脉顺可汗者，取之鱼际、太渊、大都、太白。泻之则热去，补之则汗出，汗出大甚，取内踝上横脉以止之。

热病已得汗而脉尚躁盛，此阴脉之极也，死；其得汗而脉静者，生。

热病者，脉尚盛躁而不得汗者，此阳脉之极也，死；脉盛躁得汗静者，生。

热病不可刺者有九：一曰：汗不出，大颧发赤哕者死；二曰：泄而腹满甚者死；三曰：目不明，热不已者死；四曰：老人婴儿热而腹满者死；五曰：汗不出呕下血者死；六曰：舌本烂，热不已者死；七曰：咳而衄，汗不出，出不至足者死；八曰：髓热者死；九曰：热而痉者死。腰折，瘛疭，齿噤齘也。凡此九者，不可刺也。

所谓五十九刺者，两手外内侧各三，凡十二痏。五指间各一，凡八痏，足亦如是。头入发一寸旁三分各三，凡六痏。更入发三寸边五，凡十痏。耳前后口下者各一，项中一，凡六痏。巅上一，囟会一，发际一，廉泉一，风池二，天柱二。

气满胸中喘息，取足太阴大趾之端，去爪甲如薤叶，寒则留之，热则疾之，气下乃止。

心疝暴痛，取足太阴厥阴，尽刺去其血络。

喉痹舌卷，口中干，烦心，心痛，臂内廉痛，不可及头，取手小指次指爪甲下，去端如韭叶。

目中赤痛，从内眦始，取之阴蹻。

风痉身反折，先取足太阳及腘中及血络出血，中有寒，取三里。

癃，取之阴蹻及三毛上及血络出血。

男子如蛊，女子如怚，身体腰脊如解，不欲饮食，先取涌泉见血，视跗上盛者，尽见血也。

【译文】热病，有痛而不知其处，耳聋、四肢弛缓不收，口发干，时有阳气偏盛而热烦，时有阴气偏盛而畏冷的，此得热邪已深入骨髓，为不治之死症。

热病，有头痛，颥骨部位及眼区筋脉抽掣作痛，时常鼻出血的，此乃是热邪厥逆于上，应用九针中的镵针，根据病情的虚实，泻实邪之有余，补正气之不足。

热病，有身体沉重，胃肠中热的，应用九针中的锋针，取脾胃二经的腧穴，以及在下部的各足趾间的穴位，同时还可以针刺胃经的络穴，以调治脾胃之气。

热病，有脐周拘急疼痛，胸胁胀满的，可取涌泉穴与阴陵泉穴，并用九针中的锋针，刺廉泉穴。

热病而汗将出，以及脉症相合而认为可去汗出热的，当取手太阴经穴鱼际、太渊，足太阴经穴大都、太白刺之。针刺时用泻法就可以退热，用补法可使汗出。如出汗过多，可针刺内踝上横纹三阴交穴，以止汗。

热病，汗已出，而脉象仍呈躁盛实乃阴脉虚弱至极的，为死症；若出汗之后，脉象转为平静的，愈后良好。

若脉现躁象而不能出汗的，阴脉亢盛至极，亦是死症；若脉虽躁盛，而在汗出以后脉象转为平静的，愈后必良。

热病，不可以针刺治疗的死症有九种：一是汗不得出，两颧发赤，呃逆呕吐的；二是泄泻而腹部胀满极严重的；三是两眼视物不清、发热不退的；四是老年人和婴儿发热而腹部胀满的；五是汗不得出，呕吐而兼有下血的；六是舌根溃烂，发热不退的；七是咳嗽，鼻孔出血，汗不得出，或虽汗出而达不到足部的；八是热邪已深入骨髓的；九是发热而出现痉病情况的（痉病，就是脊背反张，手足抽搐，牙关紧闭以及牙齿相切等症状。——译注），凡上述九种证候都显热邪过盛真阴耗竭的死证，均不可以针刺。

治疗热病有五十九穴：两手外侧各三穴，两手内侧各有三穴，左右共十二个穴。五指之间，各有一穴，左右共八穴。足小拇指间也各有一穴。头部入发际一寸，向两侧旁开分为三处，每侧各有三穴，左右共六穴。再向上入发际三寸，两边各有五穴，左右共十穴。耳前耳后各有一穴，口下一穴，项中一穴，合起来共六穴。巅顶一穴，前发际一穴，后发际一穴，廉泉一穴，风池二穴，天柱二穴，共九穴。总计为五十九穴。

胸中气满而呼吸喘促的，可针刺足太阴脾经在足大拇指之端的穴位，距趾甲角像韭叶那样宽。症属寒的，留针宜久；症属热的，去针宜疾。一旦逆气下降，喘安气间，即可止针。

心疝病突发疼痛，可取足太阴经与足厥阴经，在这两经的血络上，针刺放血。咽喉肿痛，吞咽困难，舌体卷缩，口干，心烦，胸痛，手臂内侧作痛，不能上举，应刺无名指端的关冲穴，其穴距指甲角像韭叶那样宽。

眼球发红疼痛，病从眼内角开始的，取阴蹻脉的照海穴刺之。

风痉出现颈项强直、角弓反张症状，当先取足太阳经在腘窝中央的委中穴，并在表浅的血络上针刺出血。如腹中有寒，就兼取足阳明经的足三里穴。

排尿不通，治疗时可取用阴蹻以及足大拇指外侧三毛上的大敦穴，并在肝肾二经的血络上针刺出血。

男子腹胀如蛊，女腹阻塞如妊娠，全身无力，食欲缺乏，可先取涌泉穴针刺出血，再刺脚面上有充血的血络脉，同样针刺出血。

厥病篇第二十四

【原文】厥头痛，面若肿起而烦心，取之足阳明、太阴。厥头痛，头脉痛，心悲，善泣，视头动脉反盛者，刺尽去血，后调足厥阴。

厥头痛，贞贞头重而痛，泻头上五行，行五，先取手少阴，后取足少阴。厥头痛，意善忘，按之不得，取头面左右动脉，后取足太阴。

厥头痛，项先痛，腰脊为应，先取天柱，后取足太阳。厥头痛，头痛甚，耳前后脉涌有热，泻出其血，后取足少阳。

真头痛，头痛甚，脑尽痛，手足寒至节，死不治。

头痛不可取于俞者，有所击堕，恶血在于内，若肉伤，痛未已，可则刺，不可远取也。头痛不可刺者，大痹为恶，日作者，可令少愈，不可已。头半寒痛，先取手少阳、阳明，后取足少阳、阳明。

厥心痛，与背相控，善瘛，如从后触其心，伛偻者，肾心痛也，先取京骨、昆仑，发狂不已，取然谷。厥心痛，腹胀胸满，心尤痛甚，胃心痛也，取之大都、太白。

厥心痛，痛如以锥针刺其心，心痛甚者，脾心痛也，取之然谷、太溪。

厥心痛，色苍苍如死状，终日不得太息，肝心痛也，取之行间、太冲。

厥心痛，卧若徒居，心痛间，动作，痛益甚，色不变，肺心痛也，取之鱼际、太渊。

【译文】厥气上逆的头痛，如见面部水肿和心中烦躁的，可取足阳明与足太阴经的腧穴。厥气上逆的头痛，如见头部一定的经脉处疼痛，心中悲观，好哭泣，可以诊察其头部动脉，在跳动过盛处刺出血，然后取足厥阴经的腧穴。

厥气上逆的头痛，痛处固定不移，并有沉重感，应用泻法，取头部中行督脉与两旁的足太阳、足少阳经，共计五行，每行五穴，合计二十五穴；先取手少阴经，后取足少阴经的腧穴。厥气上逆的头痛，健忘，按摩不到痛点所在，可先取在头面部左右的动脉，然后再取足太阴经的腧穴。

厥气上逆的头痛，如从项部先痛，而后腰脊部也相应疼痛的，可先取天柱穴，后取足太阳经的腧穴。厥气上逆的头痛，痛得很剧烈的，耳前耳后的脉络都怒张而有热，应先取局部泻出其血，后取足少阳经的腧穴。

邪气在脑的真头痛，痛得很剧烈，如果满脑都疼痛，手足发冷至关节的，这是不治的死症。

有一种不可取固定腧穴施治的头痛，是因为被击伤或从高处跌落后，有瘀血留阻于内或肌肉受伤而痛势不止的，可在受伤的局部针刺，不可取用远距离的腧穴。又有一种头痛不可用针刺的，是由严重的痹证为患，假使每天发作的，用针刺治疗可使痛势减轻一些，但无法根治。头一侧发冷而痛的偏头痛，应先取手少阳、手阳明经的腧穴，后取足少阳、足阳明经的腧穴。

厥气上逆的心痛，牵引至背部，并有拘急感，似从背后触动心脏一样，以致背屈腰弯，这是肾邪厥逆的心痛，应当先取京骨、昆仑穴，针后可以立即止痛。如痛不止，可再取然谷穴。厥气上逆的心痛，胸腹胀满，心口疼痛剧烈，这是胃邪厥逆的心痛，可取大都、太白穴。

厥气上逆的心痛，痛如锥针刺其心一样，心口疼痛剧烈，这是脾气厥逆的心痛，可取然谷、太溪穴。

厥气上逆的心痛，面色苍白如死人，整天不能深呼吸，这是肝气厥逆的痛，可取行间、太冲穴。

厥气上逆的心痛，当安卧和休息时，疼痛比较轻，而活动时疼痛就加重，但面色不变，这是肺气厥逆的心痛，可取鱼际、太渊穴。

【原文】 真心痛，手足清至节，心痛甚，旦发夕死，夕发旦死。心痛不可刺者，中有盛聚，不可取于俞。

肠中有虫瘕及蛟蛕，皆不可取以小针；心肠痛，憹作痛，肿聚，往来上下行，痛有休止，腹热喜渴涎出者，是蛟蛕也。以手聚按而坚持之，无令得移，以大针刺之，久持之，虫不动，乃出针也。悲腹憹痛，形中上者。

耳聋无闻，取耳中；耳鸣，取耳前动脉；耳痛不可刺者，耳中有脓，若有干耵聍，耳无闻也；耳聋取手小指次指爪甲上与肉交者，先取手，后取足；耳鸣取手中指爪甲上，左取右，右取左，先取手，后取足。

足髀不可举，侧而取之，在枢合中，以员利针，大针不可刺。病注下血，取曲泉。

风痹淫泺，病不可已者，足如履冰，时如入汤中，股胫淫泺，烦心头痛，时呕时悗，眩已汗出，久则目眩，悲以喜恐，短气，不乐，不出三年死也。

【译文】 邪气在心的真心痛，手足冷至肘膝关节，心部痛势剧烈，早上发作的到晚上就会死亡，晚上发作的到次日早上就会死亡。凡心痛不可用刺法治疗的，是因为内有积聚或瘀血停聚，所以这种病不可以取穴治疗。

肠内有虫积或蛔虫一类的病，都不适宜用小针治疗。脘腹疼痛，发作时痛苦难忍，内有肿块，上下游走不定，时痛时止，腹部热，经常口渴流涎，这是有蛔虫的征象。针刺时用手按紧结块，不让它移动，然后用大针刺之，手仍捏住，等虫不动才可以出针。一般来说，脘腹作痛，并有结块在中而上冲的，就是有虫的征象。

耳聋不能闻声，可取耳中的听宫穴。耳内鸣响，可取耳前动脉处的耳门穴。

耳内疼痛，不适宜针刺治疗的是指耳中有脓，或有干耳垢，以致听觉失聪的疾患。治疗耳聋，可先取无名指爪甲上的关冲穴，后取足第四趾的窍阴穴。治疗耳鸣，可取手中指爪甲上端的中冲穴，左侧耳鸣取右侧穴，右侧耳鸣取左侧穴，先取手上的腧穴，以后再取足部的大敦穴。

足部腿股部不能抬起的，可以侧卧取髀枢中的环跳穴，用员利针，不可用大针。下血如注的病，可取曲泉穴。

风痹证邪气浸淫，身体日渐消瘦，病重不愈，两足忽冷忽热，大小腿部因邪气浸淫而肌肉瘦削，并见心烦不安，头痛，时作呕吐或饱闷，目眩才定就出虚汗，停一会儿又发生目眩，时悲伤时恐惧，呼吸短促，闷闷不乐，出现这些症状的，不出三年就可能死亡。

病本篇第二十五

【原文】先病而后逆者，治其本；先逆而后病者，治其本；先寒而后生病者，治其本；先病而后生寒者，治其本；先热而后生病者，治其本。

先泄而后生他病者，治其本，必且调之，乃治其他病；先病而后中满者，治其标；先病后泄者，治其本；先中满而后烦心者，治其本。

有客气，有同气。大小便不利治其标，大小便利，治其本。

病发而有余，本而标之，先治其本，后治其标；病发而不足，标而本之，先治其标，后治其本，谨详察间甚，以意调之，间者并行，甚为独行；先小大便不利而后生他病者，治其本也。

【译文】先患某病而后气血违逆不和的，应先治其本病；若先因气血违逆不和而后发生某种病变的，应先治其气血不和的本病。先患寒性病，而后发生其他病变的，当治疗其先寒。

先有某病，而后出现寒症的，当治疗其先病；先患热症，而后发生其他病变的，当治疗其先热；先有某病而后发生泄泻的，当治其原病以为本；先有泄泻而后发生其他疾病的，应以先治泄泻为本，必须先治好泄泻，然后才可治其他病。先有了某种病后发生腹中满闷的，则应先治中满之标；先有中满，而后导致心烦不舒畅的，则应治中满之本。

病有忌外邪（客气）者，有忌内邪（人体内固有之邪气——译注）者，凡出现大小便不通利的症状时，先治大小便不利之标；大小便通利的，则以治其先病为本。

疾病发作而实证有余，说明邪气变本为标，当先治邪气有余的，后治其他的症候。疾病发作而出现正气不足的虚证现象，则说明正气不足变标为本，应当先扶人体的正气，再祛除病邪。总之，必须谨慎地详察病情，根据病症的轻重缓急而精心调治。病情轻缓的可以标本兼治，病情急重的，则分步治疗，或先治标，或先治本。例如先见大小便不利，而后发生其他病变的，应当先治其本病。

杂病篇第二十六

【原文】厥挟脊而痛者，至顶，头沉沉然，目𥆨𥆨然，腰脊强。取足太阳腘中血络。

厥胸满面肿，唇漯漯然，暴言难，甚则不能言，取足阳明。

厥气走喉而不能言，手足清，大便不利，取足少阴。

厥而腹响响然，多寒气，腹中𣪠𣪠，便溲难，取足太阴。

嗌干，口中热如胶，取足少阴。

膝中痛，取犊鼻，以员利针，发而间之。针大如牦，刺膝无疑。

喉痹不能言，取足阳明；能言，取手阳明。

疟不渴，间日而作，取足阳明；渴而日作，取手阳明。

齿痛，不恶清饮，取足阳明；恶清饮，取手阳明。

聋而不痛者，取足少阳；聋而痛者，取手阳明。

衄而不止，衃血流，取足太阳；衃血，取手太阳。不已，刺宛骨下；不已，刺腘中出血。

腰痛，痛上寒，取足太阳阳明；痛上热，取足厥阴；不可以俛仰，取足少阳。中热而喘，取足少阴腘中血络。

喜怒而不欲食，言益小，刺足太阴；怒而多言，刺足少阳。

顑痛，刺手阳明与顑之盛脉出血。

项痛不可俛仰，刺足太阳；不可以顾，刺手太阳也。

小腹满大，上走胃，至心，淅淅身时寒热，小便不利，取足厥阴。

腹满，大便不利，腹大，亦上走胸嗌，喘息喝喝然，取足少阴。

腹满食不化，腹响响然，不能大便，取足太阴。

【译文】经气厥逆，在夹脊两旁作痛，连及头顶，头昏沉重，两眼视物不清，腰脊强直，应取足太阳经的委中穴刺络脉出血。

经气厥逆，胸中满闷，面部水肿，口唇肿起而流涎，突然讲话困难，甚至不能言语，应取足阳明经的腧穴治疗。

经气厥逆，行及喉部以致不能言语，手足发冷，大便不利，应取足少阴经的俞穴治疗。

经气厥逆，腹部膨胀弹之有声，寒气滞留，腹中有水声，大小便不利，应取足太阴经的腧穴治疗。

咽喉干燥，口中热而唾液胶黏，应取足少阴经的腧穴治疗。

膝关节疼痛，应取犊鼻穴，用员利针刺之，出针后隔些时候还可再刺。这种针身大如牛尾的长毛，用来刺膝部无疑是最为适宜的。

喉痹肿痛，如不能说话的，应取足阳明经的腧穴治疗；还能够讲话的，应取手阳明经的腧穴治疗。

疟疾口不渴，隔日发作一次的，应取足阳明经的腧穴治疗；如口渴，每日发作的，应取手阳明经的腧穴治疗。

牙齿疼痛，不怕冷饮的，应取足阳明经的腧穴治疗；如怕冷饮的，应取手阳明经的腧穴治疗。

耳聋并不疼痛的，应取足少阳经的腧穴治疗；如耳聋兼有疼痛的，应取手阳明经的腧穴治疗。

鼻出血不止，如有黑色血流出的，应取足太阳经的腧穴治疗；如血结滞，可取手太阳经的腧穴治疗。如果没有治腧，应刺腕骨下的腕骨穴治疗；再不愈，可刺腘中出血。

腰痛，痛处发寒的，应取足太阳、足阳明两经的腧穴治疗；如痛处发热的，应取足厥阴经的腧穴治疗；如腰痛不能俯仰的，应取足少阳经的腧穴治疗；如果内有热而气喘的，应取足少阴经的腧穴与委中处络脉刺血。

容易发怒而不思饮食，少讲话的，应刺足太阴经的腧穴；如果易怒而讲话特别多的，应刺足少阳经的腧穴。

下巴部疼痛，应取手阳明经的腧穴与足阳明经的颊车穴泻血。

项部疼痛，不能俯仰的，应刺足太阳经的腧穴；如果不能左右盼顾的，应刺手太阳经的腧穴。

小腹部胀满膨大，向上波及胃脘以至心胸部，恶寒战栗时常有寒热，排尿不利，应取足厥阴经的腧穴治疗。

腹部胀满，大便不利，腹膨大向上影响到胸部与喉咙，气喘有声，应取足少阴经的腧穴治疗。

腹中胀满，食物积滞不化，腹中鸣响，大便不通，应取足太阴经的腧穴治疗。

【原文】心痛引腰脊，欲呕，取足少阴。

心痛，腹胀，啬啬，大便不利，取足太阴。

心痛，引背不得息，刺足少阴；不已，取手少阳。

心痛引小腹满，上下无常处，便溲难，刺足厥阴。

心痛，但短气不足以息，刺手太阴。

心痛，当九节刺之，按，已刺按之，立已；不已，上下求之，得之立已。

颠痛，刺足阳明曲周动脉，见血，立已；不已，按人迎于经，立已。

气逆上，刺膺中陷者，与下胸动脉。

腹痛，刺脐左右动脉，已刺按之，立已；不已，刺气街，已刺按之，立已。

痿厥为四末束悗，乃疾解之，日二；不仁者，十日而知，无休，病已止。

哕以草刺鼻，嚏，嚏而已；无息，而疾迎引之，立已；大惊之，亦可已。

【译文】心痛牵引到腰脊作痛，恶心欲吐，应取足少阴经的腧穴治疗。

心痛，腹中作胀，肠中涩滞不通，大便不利，应取足太阴经的腧穴治疗。

心痛牵引到背部作痛，呼吸不利，应刺足少阴经的腧穴；如没有治愈，应取手少阴经的腧穴治疗。

心痛牵引到小腹胀满，上下窜痛无定处，大小便不利，应刺足厥阴经的腧穴。

心痛，但见气短，呼吸困难，应刺手太阴经的腧穴。

心痛，可在第九胸椎棘突下的筋缩穴刺之，先在穴位上按揉，刺后再继续按揉，可以立即止痛；如痛仍不止，再在该处上下寻求痛点刺治，就可立即止痛。

下巴痛，应刺足阳明经在曲周部的颊车穴处出血，可以立即止痛；如果痛仍不止，再按摩人迎部，就可立即止痛。

气逆上冲，应刺胸膺中凹陷处的膺窗穴，以及胸前下方的动脉处。

腹中疼痛，应刺脐左右动脉处的天枢穴，刺后再按摩该处，可以立即止痛；如痛仍未止，应刺气冲穴，刺后再按摩，就可立即止痛。

痿与厥病，可将四肢束缚起来，待病者感觉气闷，就立即解开，每天两次，不知痛痒的，治疗十天就可恢复感觉，但不可中止，需继续至病愈为止。

对于患哕逆证的患者，可用草茎刺激鼻孔，使其打喷嚏，打了喷嚏后则哕逆止；或闭口停住呼吸，待哕逆上冲时，迅速吸气以迎其逆气，就可止住；当它发作时，突然使其大吃一惊，也可以治愈。

周痹篇第二十七

【原文】黄帝问于岐伯曰：周痹之在身也，上下移徙随脉，其上下左右相应，间不容空，愿闻此痛，在血脉之中邪？将在分肉之间乎？何以致是？其痛之移也，间不及下针，其惼痛之时，不及定治，而痛已止矣。何道使然？愿闻其故？

岐伯答曰：此众痹也，非周痹也。

黄帝曰：愿闻众痹。

岐伯对曰：此各在其处，更发更止，更居更起，以右应左，以左应右，非能周也。更发更休也。

黄帝曰：善。刺之奈何？

岐伯对曰：刺此者，痛虽已止，必刺其处，勿令复起。

帝曰：善。愿闻周痹何如？

岐伯对曰：周痹者，在于血脉之中，随脉以上，随脉以下，不能左右，各当其所。

黄帝曰：刺之奈何？

岐伯对曰：痛从上下者，先刺其下以过之，后刺其上以脱之。痛从下上者，先刺其上以过之，后刺其下以脱之。

【译文】 黄帝问岐伯说：人体患了周痹病，病邪随血脉上下移动，其疼痛的症状上下左右相应，遍身无处不到。请问这种邪气引起的疼痛，是在血脉之中呢？还是在分肉之间？其形成的机理是怎样的？疼痛的时候，速度很快，以致来不及下针；当某处疼痛比较集中的时候，还未及下针去治，而疼痛就停止了，这是什么道理？请你讲讲其中的缘由。

岐伯回答说：这是众痹，而不是周痹。

黄帝说：就说众痹吧。

岐伯回答说：众痹，病邪分布在人体的各处，时发时止，此起彼伏，左侧会影响到右侧，右侧也会影响到左侧，但不能遍及全身。其疼痛容易发作，也容易停止。

黄帝说：说得好。那么怎样针刺治疗呢？

岐伯回答说：这种病，当疼痛已停止时，仍应针刺原处。以免其重复发作。

黄帝说：讲得好。我希望再听你说说周痹是怎么回事？

岐伯回答说：周痹，就是邪气在血脉之中，随着血脉或上或下，不能左右流动，邪气流窜到哪里，哪里就发生疼痛的病症。

黄帝说：应该用什么方法来针治呢？

岐伯回答说：疼痛从上部发到下部的，先刺其下部，以阻遏病邪的进一步发展，后刺其上部以解除痛源；疼痛从下部发展到上部的，先刺其上部，以阻遏病邪的进展，后刺其下部以解除痛源。

【原文】黄帝曰：善。此痛安生？何因而有名？

岐伯对曰：风寒湿气，客于外分肉之间，迫切而为沫，沫得寒则聚，聚则排分肉而分裂也，分裂则痛，痛则神归之，神归之则热，热则痛解，痛解则厥，厥则他痹发，发则如是。

帝曰：善。余已得其意矣。此内不在脏，而外未发于皮，独居分肉之间，真气不能周，故名曰周痹。故刺痹者，必先切循其下之六经，视其虚实，及大络之血结而不通，及虚而脉陷空者而调之，熨而通之。其瘛坚转引而行之。

黄帝曰：善。余已得其意矣，亦得其事也。九者经巽之理，十二经脉阴阳之病也。

【译文】黄帝说：对。那么这种疼痛是怎样产生的呢？为什么称作周痹？

岐伯回答道：风、寒、湿三气侵入肌肉皮肤之间，将分肉间的津液压迫为涎沫，受寒后凝聚不散，进一步就会排挤分肉使它分裂。肉裂就会发生疼痛，则使精神集中在痛的部位，精神集中的地方就会发热，发热则寒散而疼痛缓解，疼痛缓解后，就会引起厥气上逆，厥逆就容易导致其闭阻之处发生疼痛，周痹就是这样上下移行，反复发作的。

黄帝说：好，我知道这个道理了。此病在内未深入脏腑，在外没有散发到皮肤，而留滞在分肉之间，致使真气不能周流全身，所以叫做周痹。因此，针刺痹症，必须首先按压并沿着足六经的分布部位，观察它的虚实，以及大络的血行有无郁结不通，以及因虚而脉络下陷于内的情况，然后加以调治，并可用熨法温通经络，如有筋脉拘急坚劲的现象，可转用按摩导引之法，以行其气血。

黄帝接着说：是啊，明白了这种病的机制，也就懂得了治疗的方法。九针可使经气顺达，从而治疗十二经脉虚实阴阳的各种病症。

口问篇第二十八

【原文】黄帝闲居，辟左右而问于岐伯曰：余已闻九针之经，论阴阳逆顺，六经已毕，愿得口问。

岐伯避席再拜曰：善乎哉问也，此先师之所口传也。

黄帝曰：愿闻口传。

岐伯答曰：夫百病之始生也，皆生于风雨寒暑，阴阳喜怒，饮食居处，大惊卒恐。则血气分离，阴阳破败，经络厥绝，脉道不通，阴阳相逆，卫气稽留，经脉虚空，血气不次，乃失其常。论不在经者，请道其方。

黄帝曰：人之欠者，何气使然？

岐伯答曰：卫气昼日行于阳，夜半则行于阴，阴者主夜，夜者卧；阳者主上，阴者主下；故阴气积于下，阳气未尽，阳引而上，阴引而下，阴阳相引，故数欠。阳气尽，阴气盛，则目瞑；阴气尽而阳气盛，则寤矣。泻足少阴，补足太阳。

黄帝曰：人之哕者，何气使然？

岐伯曰：谷入于胃，胃气上注于肺。今有故寒气与新谷气，俱还入于胃，新故相乱，真邪相攻，气并相逆，复出于胃，故为哕。补手太阴，泻足少阴。

黄帝曰：人之唏者，何气使然？

岐伯曰：此阴气盛而阳气虚，阴气疾而阳气徐，阴气盛而阳气绝，故为唏。补足太阳，泻足少阴。

黄帝曰：人之振寒者，何气使然？

岐伯曰：寒气客于皮肤，阴气盛，阳气虚，故为振寒寒栗，补诸阳。

黄帝曰：人之噫者，何气使然？

岐伯曰：寒气客于胃，厥逆从下上散，复出于胃，故为噫。补足太阴阳明。

黄帝曰：人之嚏者，何气使然？

岐伯曰：阳气和利，满于心，出于鼻，故为嚏。补足太阳荣眉本，一曰眉上也。

黄帝曰：人之亸者，何气使然？

岐伯曰：胃不实则诸脉虚；诸脉虚则筋脉懈惰；筋脉懈惰则行阴用力，气不能复，故为亸。因其所在，补分肉间。

黄帝曰：人之哀而泣涕出者，何气使然？

岐伯曰：心者，五脏六腑之主也；目者，宗脉之所聚也，上液之道也；口鼻者，气之门户也。故悲哀愁忧则心动，心动则五脏六腑皆摇，摇则宗脉感，宗脉感则液道开，液道开，故泣涕出焉。液者，所以灌精濡空窍者也，故上液之道开则泣，泣不止则液竭；液竭则精不灌，精不灌则目无所见矣，故命曰夺精。补天柱经侠颈。

黄帝曰：人之太息者，何气使然？

岐伯曰：忧思则心系急，心系急则气道约，约则不利，故太息以伸出之，补手少阴心主，足少阳留之也。

【译文】黄帝闲居无事，屏退左右的人，对岐伯说：九针在医经上所论及的属阴属阳、或逆或从以及手足六经的诸种道理都已经讲完了，我还想听你讲一些口口相传的医学知识。

岐伯离开座位，再行礼以后说：您问得好极了啊！这些知识都是先师口传给我的。

黄帝说：我希望听听这些口传的内容。

岐伯回答说道：大凡疾病的发生，都由于风雨寒暑，房劳过度，喜怒不节，饮食不调，居处不适，大惊猝恐等原因造成的。从而导致了血气分离，阴阳衰竭，经络闭塞，脉道不通，阴阳逆乱，卫气滞留，经脉空虚，气血循行紊乱，于是人体就失去正常状态。古代医经上没有记载的，请让我来说明这些方术。

黄帝说：人打哈欠，是什么原因所致的呢？

岐伯答道：卫气白天行于阳分，夜间行于阴分。阴气主夜主静，入夜则多睡眠；阳气主升发而向上，阴气主沉降而向下。故阴气聚集于下，阳气开始入于阴分，阳引阴气向上，阴引阳气向下，阴阳上下相引，于是连连呵欠。等到阳气都入于阴分，阴气盛时，就能闭目安眠；若阴气尽而阳气盛，人就醒了。对于这样的病，应该泻足少阴肾经，补足太阳膀胱经。

黄帝问道：人患呃逆证，是什么原因所致的呢？

岐伯说：正常情况下，饮食物入胃，经过胃的腐熟、脾的运化，将精微上注到肺。现在患者原已感受寒邪，又新进饮食，寒邪与食滞都留于胃中，新进的饮食与原有的寒邪两相扰乱，邪正相争，邪气与胃气搏结而同时上逆，再从胃中出，所以发生呃逆。治疗时，应补手太阴肺经，泻足少阴肾经。

黄帝问：人有哀叹，这是什么原因所致的呢？

岐伯说：人是由于阴气盛而阳气虚，阴气运行快速，阳气运行缓慢，甚至阴气过盛，阳气衰微，所以造成哀叹。治疗时，应补足太阳经，泻足少阴经。

黄帝问：人发冷战抖，是什么原因所致的呢？

岐伯说：由于寒邪侵入皮肤，阴寒之邪偏盛，体表阳气偏虚，所以出现发冷、战抖的症状。治疗时，当采用温补各阳经的方法。

黄帝问：人发生嗳气，是什么原因所致的呢？

岐伯回答说：寒邪侵入胃中，厥逆之气从下向上扩散，再从胃中出，所以出现嗳气。治疗时，应该补足太阴脾经和足阳明胃经。

黄帝说：人打喷嚏，是什么原因所致的呢？

岐伯说：阳气和利，布满于心胸而上出于鼻，成为喷嚏。治疗时，应补足太阳荥穴通谷，以及眉根部的攒竹穴。

黄帝问：人发生全身无力、疲困懈惰，是什么原因所致的呢？

岐伯说：胃气虚，以致各经脉皆虚；各经脉的虚衰就导致筋脉懈惰无力；筋脉懈惰，若再强力入房，则元气不能恢复，于是出现懈惰无力的軃证。治疗时，应根据病变发生的重点部位，在分肉间施以补法。

黄帝问：人因哀伤而涕泪俱出，这是什么原因呢？

岐伯答道：心是五脏六腑的主宰；眼睛是许多经脉聚会的地方，也是津液由上而外泄的道路；口鼻是气出入的门户。大凡悲哀忧愁等情志变化，首先激动了心神，心神不安则影响到其他脏腑和波及各经脉，从而使眼及口鼻的液道开经，涕泪就由此而出。人体的液，有渗灌精微物质，濡养孔窍的作用，所以上液之道开张就流泪，而哭泣不止则可耗竭精液，不能渗灌精微以濡养空窍，所以目无所见，这叫做"夺精"。治疗时应补足太阳经在项部的天柱穴。

黄帝说：人会叹气，是什么原因所致的呢？岐伯说：忧愁思虑则心系急迫，心系急迫就约束气道，气道约束就呼吸不利，所以不时做深呼吸以伸展其气。治疗时，应补手少阴经、手厥阴经、足少阳经，采用留针的方法。

【原文】黄帝曰：人之涎下者，何气使然？

岐伯曰：饮食者，皆入于胃，胃中有热则虫动，虫动则胃缓，胃缓则廉泉开，故涎下，补足少阴。

黄帝曰：人之耳中鸣者，何气使然？

岐伯曰：耳者，宗脉之所聚也，故胃中空则宗脉虚，虚则下溜，脉有所竭者，故耳鸣，补客主人，手大指爪甲上与肉交者也。

黄帝曰：人之自啮舌者，何气使然？

岐伯曰：此厥逆走上，脉气辈至也。少阴气至则啮舌，少阳气至则啮颊，阳明气至则啮唇矣。视主病者，则补之。

凡此十二邪者，皆奇邪之走空窍者也。故邪之所在，皆为不足。故上气不足，脑为之不满，耳为之苦鸣，头为之苦倾，目为之眩。中气不足，溲便为之变，肠为之苦鸣。下气不足，则乃为痿厥心悗。补足外踝下留之。

黄帝曰：治之奈何？

岐伯曰：肾主为欠，取足少阴；肺主为哕，取手太阴、足少阴；唏者，阴与阳绝，故补足太阳，泻足少阴；振寒者，补诸阳；噫者，补足太阴阳明；嚏者，补足太阳眉本；軃，因其所在，补分肉间；泣出，补天柱经侠颈，侠颈者，头中分也；太息，补手少阴、心主、足少阳，留；涎下补足少阴；耳鸣，补客主人，手大指爪甲上与肉交者；自啮舌，视主病者，则补之；目眩头倾，补足外踝下留之；痿厥心悗，刺足大趾间上二寸，留之，一曰足外踝下留之。

【译文】黄帝问：人流涎，是什么原因所致的呢？

岐伯说：饮食入胃，若胃中有热，寄生虫因热而蠕动，会使胃气弛缓，胃缓则舌下廉泉开张而流涎。治疗时，应补足少阴肾经。

黄帝问：人发生耳鸣，是什么原因所致的呢？

岐伯答道：耳部是宗脉聚集的地方，若胃中空虚，水谷精气供给不足，则宗脉必虚，宗脉虚则阳气不升，精微不得上奉，上入耳部的经脉气，血不充而有耗竭的趋势，所以耳中鸣响。治疗时，应在足少阳胆经的客主人穴及位于手大指爪甲角的手太阴肺经少商穴施以补法。

黄帝说：人有时自咬其舌，是什么原因所致的呢？

岐伯说：这是由于厥气上逆，影响到各经脉之气分别上逆而致。如少阴脉气上逆，就会咬舌；少阳脉气上逆，就会咬颊部；阳明脉气上逆，就会咬唇。治疗时，应诊视发病部位，确定属于何经，而施以补法。

上述十二种病邪，都是奇邪侵入孔窍造成的。故邪气侵害的部位，都由于正气的不足。凡上气不足，则脑髓不充，症见耳鸣、头倾、目眩；中气不足，症见二便失常、肠中鸣响；下气不足，两足痿弱无力、厥冷、心胸窒闷。治疗时，补足太阳经位于足外踝后部的昆仑穴，并用留针法。

黄帝说：上述各病，怎样治疗？

岐伯说：肾主哈欠，故哈欠应取足少阴肾经。肺主呃逆，故呃逆应取手太阴肺经以及足少阴肾经。哀叹是由于阴盛阳衰，所以要补足太阳膀胱经、泻足少阴肾经。发冷战抖，要补各阳经。嗳气，应补足太阴脾经和足阳明胃经。喷嚏，当补足太阳膀胱经的攒竹穴。肢体懒惰无力，根据发病部位，补分肉间。哭泣涕泪俱出，当补位于项后中行两旁的足太阳经天柱穴。叹气，当补手少阴心经、手厥阴心包经和足少阳胆经，用留针法。流涎，补足少阴肾经。耳鸣，补足少阳胆经的客主人穴，以及位于手大指爪甲角部的手太阴肺经的少商穴。自咬舌颊等部位，应据发病部位的所属经脉分别施用补法。目眩、头倾，补足外踝后的昆仑穴，用留针法。肢痿无力而厥冷、心胸窒闷的，刺足大趾本节后二寸处，用留针法，另可用针刺足外踝后的昆仑穴，也用留针法。

灵枢译注卷六

师传篇第二十九

【原文】黄帝曰：余闻先师，有所心藏，弗着于方，余愿闻而藏之，则而行之，上以治民，下以治身，使百姓无病，上下和亲，德泽下流，子孙无忧，传于后世，无有终时，可得闻乎？

岐伯曰：远乎哉问也。夫治民与自治，治彼与治此，治小与治大，治国与治家，未有逆而能治之也，夫惟顺而已矣。顺者，非独阴阳脉，论气之逆顺也，百姓人民皆欲顺其志也。

黄帝曰：顺之奈何？

岐伯曰：入国问俗，入家问讳，上堂问礼，临患者问所便。

黄帝曰：便患者奈何？

岐伯曰：夫中热消瘅，则便寒；寒中之属，则便热。胃中热则消谷，令人悬心善饥。脐以上皮热，肠中热，则出黄如糜。脐以下皮寒，胃中寒，则腹胀；肠中寒，则肠鸣飧泄。胃中寒，肠中热，则胀而且泄，胃中热，肠中寒，则疾饥，小腹痛胀。

黄帝曰：胃欲寒饮，肠欲热饮，两者相逆，便之奈何？且夫王公大人，血食之君，骄恣纵欲轻人，而无能禁之，禁之则逆其志，顺之则加其病，便之奈何？治之何先？

岐伯曰：人之情，莫不恶死而喜生，告之以其败，语之以其善，导之以其所便，开之以其所苦，虽有无道之人，恶有不听者乎？

黄帝曰：治之奈何？

岐伯曰：春夏先治其标，后治其本；秋冬先治其本，后治其标。

黄帝曰：便其相逆者奈何？

岐伯曰：便此者，食饮衣服，亦欲适寒温，寒无凄怆，暑无出汗。食饮者，热无灼灼，寒无沧沧。寒温中适，故气将持，乃不致邪僻也。

黄帝曰：《本藏》以身形肢节䐃肉，候五脏六腑之大小焉。今夫王公大人，临朝即位之君，而问焉，谁可扪循之，而后答乎？

岐伯曰：身形肢节者，脏腑之盖也，非面部之阅也。

【译文】黄帝说：听说先师有许多心得体会，但没有记载于版简上。我希望听听并牢牢记住，以作为准则加以推广应用，上可以治疗民众的疾病，下可以保养自己的身体，使百姓不为疾病所困，上下亲善，造福后人，让子子孙孙不为疾病所忧虑，并让这些经验世代流传，朝夕常鉴。你可以告诉我吗？

岐伯说：你的思想真深邃啊！不论治民、治身、治彼、治此，治小还是治大，治国还是理家，从来没有用逆行倒施的方法能治理好的，只有顺应客观规律，才行得通。所谓顺，不仅仅是指医学上阴阳、经脉、气血的顺，还指对待人民也要顺应民心。

黄帝说：怎样才能做到顺呢？

岐伯说：到达一个国家后，要先问清楚当地的风俗习惯；进入人家时，要先问清楚他家的忌讳；登堂时更要先问清楚人家的礼节；医生临症时也要先询问患者怎样才觉得适宜。

黄帝问：使患者觉得适宜又该怎样做呢？

岐伯说：由热而致多食易饥的消渴患者，适宜于寒的治法；属于寒邪内侵一类的病症，就适宜于热的治法。胃里有热，就会很快地消化谷物，叫人心似悬挂，总有饥饿感。脐以上的皮肤有热感，说明肠中有热，就会排出像糜粥一样的粪便。觉得脐以下的皮肤寒冷，就表明肠中有寒，会产生肠鸣飧泄的症状。如胃中有寒，肠中有热，就会导致胀满泄泻；胃中有热，肠中有寒，就会使人易于饥饿，而小腹胀痛。

黄帝说：胃热宜食寒物，肠寒宜食热物，寒热两者性质相反，应该怎样治疗呢？尤其那些王公大人，肉食之君，都是性情骄傲、恣意妄行、轻视别人的，无法劝阻他们，且劝阻就算违背他们的意志，但如顺着他们的意志，就会加重病情。在这种情况下，如何顺适其宜？治疗时又应先从哪里着手呢？

岐伯说：人没有不怕死的，谁不喜欢活着？如果医生告诉他哪些对身体有害，哪些对人身体有益，并指导他怎样做，那么虽有不太懂情理的人，哪里还有不听劝告的呢？

黄帝问：怎样治疗呢？

岐伯说：春夏时节，应先治在外的标病，后治在内的本病；秋冬之季，应先治在内的本病，后治在外的标病。

黄帝问：对那种习惯与病情相矛盾的又如何使其适宜呢？

岐伯说：顺应这样的患者，但在日常生活中，应注意使他寒温适中。天冷时，要加厚衣服，不要使他冻得发抖；天热时，要减少衣服，不要使他热得出汗。在饮食方面，也不要吃过热过凉的食物。这样寒温适中，真气就能内守，邪气也就无法侵入人体而致病了。

黄帝说：《本脏》篇认为，根据人的形体、四肢、关节、肌肉等情况，可以测知五脏六腑的形态大小。但对于王公大人，他们想知道自己的身体状况，而医生又不能随便检查，该怎么回答呢？

岐伯说：人的身形肢节，覆盖在五脏六腑的外部，观察它们也能了解内脏情况，但它不像望面色那样简单。

【原文】黄帝曰：五脏之气，阅于面者，余已知之矣，以肢节知而阅之，奈何？

岐伯曰：五脏六腑者，肺为之盖，巨肩陷咽，候见其外。

黄帝曰：善。

岐伯曰：五脏六腑，心为之主，缺盆为之道，骷骨有余，以候髑骬。

黄帝曰：善。

岐伯曰：肝者，主为将，使之候外，欲知坚固，视目小大。

黄帝曰：善。

岐伯曰：脾者，主为卫，使之迎粮，视唇舌好恶，以知吉凶。

黄帝曰：善。

岐伯曰：肾者，主为外，使之远听，视耳好恶，以知其性。

黄帝曰：善。愿闻六腑之候。

岐伯曰：六腑者，胃为之海，庞骸、大颈、张胸，五谷乃容。鼻隧以长，以候大肠。唇厚、人中长，以候小肠。目下果大，其胆乃横。鼻孔在外，膀胱漏泄。鼻柱中央起，三焦乃约，此所以候六腑者也。上下三等，藏安且良矣。

【译文】黄帝说：五脏精气的情况，可以由人的面部观察得知，我已经懂得了这些道理。但从肢节而察知内脏的情况，该怎样观察呢？

岐伯说：五脏六腑中，肺所处的部位最高，如伞盖一样。根据肩的上下动态和咽喉的凸凹情况，就能测知肺脏是怎样的。

黄帝说：讲得好。

岐伯继续说：五脏六腑，心是主宰。以缺盆作为血脉的通道，观察两肩端骨距离的远近，再结合胸骨剑突的长短等，就可测知缺盆骨的部位，从而了解心脏的大小脆坚。

黄帝说：很有道理。

岐伯说：肝在五脏中，像位将军，开窍于目，要从外面测知肝是否坚固，就应观察眼睛的大小。

黄帝说：很好。

岐伯说：脾脏捍卫全身，接受水谷的精微，并输送到身体各部。所以了解唇舌味口的好坏，就可知道脾病的吉凶。

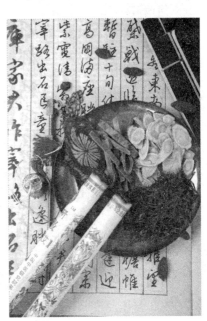

黄帝说：对。

岐伯说：肾脏主水液，观察耳的听力的强弱，可以测知肾脏的虚实。

黄帝说：讲得好，请再讲讲测候六腑的方法。

岐伯说：六腑之中，胃为水谷之海，凡颊部肌肉丰满，颈部粗壮，胸部开阔的，说明胃容纳水谷的量很大。如鼻道深长，就可测知大肠的状况；如口唇厚而人中沟长，就可测候小肠的情况。下眼胞宽大的可知其胆气刚强；鼻孔掀露于外的，可知其膀胱易于漏泄。鼻柱中央高起的，可知其三焦固密。这就是用来测候六腑的一般方法。总之，人体和面部外形的上中下三部相称，其内脏腑一定是安定健康的。

决气篇第三十

【原文】黄帝曰：余闻人有精、气、津、液、血、脉，余意以为一气耳，今乃辨为六名，余不知其所以然。

岐伯曰：两神相搏，合而成形，常先身生，是谓精。

何谓气？

岐伯曰：上焦开发，宣五谷味，熏肤、充身、泽毛，若雾露之溉，是谓气。

何谓津？

岐伯曰：腠理发泄，汗出溱溱，是谓津。

何谓液？

岐伯曰：谷入气满，淖泽注于骨，骨属屈伸，泄泽补益脑髓，皮肤润泽，是谓液。

何谓血？

岐伯曰：中焦受气，取汁变化而赤，是谓血。

何谓脉？

岐伯曰：壅遏营气，令无所避，是谓脉。

【译文】黄帝说：听说人身有精、气、津、液、血、脉，而我原认为这些是"一气"，现在把它分成六种，这是什么道理呢？

岐伯说：男女交媾，便会产生新的生命，这种产生形体的物质在形体尚未形成之前就已经有了，叫做"精"。

什么叫"气"？

岐伯说：五谷所化生的精微物质，从上焦散布，熏蒸于皮肤，充养周身，滋润毛发，好像雾露一样溉养万物，这就叫做"气"。

什么叫"津"？

岐伯说：肌腠疏泄，像汗液一样溱溱地流出来的，叫做"津吸"。

什么叫"液"？

岐伯说：水谷精气充满到周身，外溢部分注于骨，使关节的屈伸滑利，渗出的部分能补益脑髓；散布到皮肤，使皮肤润泽，这叫做"液"。

什么叫"血"？

岐伯说：饮食物经中焦所吸收的精气，取其精微部分再经气化而变化成的液体，这叫做"血"。

什么叫"脉"？

岐伯说：像隧道一样约束着营气的运行，不使它泛滥妄行，这叫做"脉"。

【原文】黄帝曰：六气有，有余不足，气之多少，脑髓之虚实，血脉之清浊，何以知之？

岐伯曰：精脱者，耳聋；气脱者，目不明；津脱者，腠理开，汗大泄；液脱者，骨属屈伸不利，色夭，脑髓消，胫酸，耳数鸣；血脱者，色白，夭然不泽，其脉空虚，此其候也。

黄帝曰：六气者，贵贱何如？岐伯曰：六气者，各有部主也，其贵贱善恶，可为常主，然五谷与胃为大海也。

【译文】黄帝说：六气在人体有余不足，如气的多少，脑髓的虚实，血脉的清浊，怎样才能知道呢？

岐伯说：精的大量耗损，会使人耳聋。气的大量耗损，则使人视觉不明。津脱的，腠理开，汗大泄。液的大量耗损，使人关节屈伸不利，面色憔悴，脑髓消减，小腿酸软，常常耳鸣。血的大量耗损，可见面色白，枯槁无华，最后脉象也空虚无神。这就是六气不足的主要征候。

黄帝说：六气的主次是怎样的呢？

岐伯说：六气在人体各有其分布部位，并且由不同脏器所主。其在人体的主次区别，只是从它们经常发挥的专门作用而分，但其来源，都依赖于脾胃的功能和饮食物的不断供给。

肠胃篇第三十一

【原文】黄帝问于伯高曰：余愿闻六腑传谷者，肠胃之大小长短，受谷之多少奈何？

伯高曰：请尽言之，谷所从出入浅深远近长短之度：唇至齿长九分，口广二寸半；齿以后至会厌，深三寸半，大容五合；舌重十两，长七寸，广二寸半；咽门重十两，广一寸半，至胃长一尺六寸，胃纡曲屈，伸之，长二尺六寸，大一尺五寸，径五寸，大容三斗五升。小肠后附脊，左环回周迭积，其注于回肠者，外附于脐上。回运环十六曲，大二寸半，径八分分之少半，长三丈二尺。回肠当脐左环，回周叶积而下，回运环反十六曲，大四寸，径一寸寸之少半，长二丈一尺。广肠传脊，以受回肠，左环叶脊上下，辟大八寸，径二寸寸之大半，长二尺八寸。肠胃所入至所出，长六丈四寸四分，回曲环反，三十二曲也。

【译文】黄帝问伯高道：我想知道六腑传化水谷的情况，以及肠胃的大小、长短和受纳水谷的容量。

伯高说：请允许我详细地说明饮食从其入口到变成废物而排出所经过的有关的消化器官的深浅、远近、长短的情况。唇与牙齿间长九分，口的宽度为二寸半，从牙齿后到会厌，深三寸半，能容纳食物；舌的重量为十两，长七寸，宽二寸半；咽门重十两，宽一寸半；自咽门到胃长一尺六寸；胃呈弯曲状，伸直了长二尺六寸，周长一尺五寸，直径五寸，能容食物三斗五升；小肠的后部附于脊部，从左向右环绕，层层折叠，接回肠，与回肠相接部分的外侧附着于脐的上方，再回运环绕十六曲，周长二寸半，直径不到八分半，长三丈二尺；回肠在脐部向左回屈环绕，像树叶一样重叠而下，回行环绕，也有十六个弯曲，周长四寸，直径接近一寸半，长二丈一尺；广肠附着于脊部，接受来自回肠的代谢物，并向左环绕盘叠脊部上下，周长八寸，直径二寸半有余，长二尺八寸。胃肠共长六丈零四寸四分，有三十二个弯曲。

平人绝谷篇第三十二

【原文】黄帝曰：愿闻人之不食，七日而死，何也？

伯高曰：臣请言其故。

胃大一尺五寸，径五寸，长二尺六寸，横屈受水谷三斗五升，其中之谷，常留二斗，水一斗五升而满，上焦泄气，出其精微，慓悍滑疾，下焦下溉诸肠。

小肠大二寸半，径八分分之少半，长三丈二尺，受谷二斗四升，水六升三合合之大半。

回肠大四寸，径一寸寸之少半，长二丈一尺，受谷一斗，水七升半。

广肠大八寸，径二寸寸之大半，长二尺八寸，受谷九升三合八分合之一。

肠胃之长，凡五丈八尺四寸，受水谷九斗二升一合合之大半，此肠胃所受水谷之数也。平人则不然，胃满则肠虚，肠满则胃虚，更虚更满，故气得上下，五脏安定，血脉和利，精神乃居，故神者，水谷之精气也。故肠胃之中，当留谷二斗，水一斗五升；故平人日再后，后二升半，一日中五升，七日五七三斗五升，而留水谷尽矣；故平人不食饮七日而死者，小谷精气津液皆尽故也。

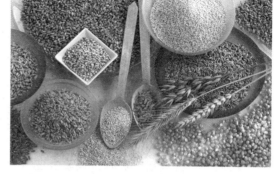

【译文】黄帝说：我想听一听一般人不进饮食，七天后就会死亡，这是什么原因呢？

伯高说：让我讲讲其中的道理吧。

胃周长一尺五寸，直径五寸，长二尺六寸，其形弯曲，横于上腹，能受纳水谷三斗五升，其中经常容纳二斗谷物，一斗五升水液就满了。上焦主布散精气，将中焦化生的精微布散出去，其运行快速滑利；其余的向下焦传入大肠。

小肠周长二寸半，直径八分又三分之一分，长三丈二尺，能容纳谷物二斗四升，水六升三合又三分之二合。

回肠周长四寸，直径一寸又三分之一寸，长二丈一尺，能容纳谷物一斗，水七升半。

直肠击长八寸，直径二寸又三分之二寸，长二尺八寸，能容纳谷物九升三合又八分之一合。

肠胃的总长度，共计五丈八尺四寸，能容纳水谷九斗二升一合又三分之二合，这就是肠胃能够受纳水与谷物的总数。可是人在日常的生活中并不如此，因为当胃中纳满水谷时，肠内是空虚的，等到水谷注满肠中，则胃内又空虚了。肠胃交替地虚和满，所以气机才能上下畅行，五脏功能正常，血脉通利，精神内守。因此，神就是水谷精微之气所化。由于肠胃之内，经常容留谷物二斗，水一斗五升，所以一般健康人，每天都要解大便两次，每次排出二升半，一天共排出五升，七天内总计为三斗五升，将肠胃所留的水谷完全排尽。因此，正常人如果七天不进饮食就会死亡，是由于体内的水谷、精气、津液都消耗竭尽的缘故。

海论篇第三十三

【原文】黄帝问于岐伯曰：余闻刺法于夫子，夫子之所言，不离于营卫血气。夫十二经脉者，内属于腑脏，外络于肢节，夫子乃合之于四海乎？

岐伯答曰：人亦有四海，十二经水。经水者，皆注于海，海有东西南北，命曰四海。

黄帝曰：以人应之奈何？

岐伯曰：人有髓海，有血海，有气海，有水谷之海，凡此四者，以应四海也。

黄帝曰：远乎哉，夫子之合人天地四海也，愿闻应之奈何？

岐伯曰：必先明知阴阳、表里、荥俞所在，四海定矣。

黄帝曰：定之奈何？

岐伯曰：胃者水谷之海，其输上在气街（冲），下至三里；冲脉者，为十二经之海，其输上在于大杼，下出于巨虚之上下廉；膻中者，为气之海，其输上在于柱骨之上下，前在于人迎，脑为髓之海，其输上在于其盖，下在风府。

黄帝曰：凡此四海者，何利何害？何生何败？

岐伯曰：得顺者生，得逆者败；知调者利，不知调者害。

【译文】黄帝问岐伯道：我听到先生谈过刺法，总是离不开营卫气血。人体中运行营卫气血的十二经脉，在内联属于五脏六腑，在外联络于肢体关节，你能把它们归纳起来，配合于"四海"吗？

岐伯答说：人体也有四海与十二经水，自然界的经水都流注于海的，海有东、南、西、北之分，所以将此称为"四海"。

黄帝说：人体是与自然界相应的情况是怎样的呢？

岐伯说：人体有髓海、血海、气海、水谷之海，这四处就是与自然界的四海相应的。

黄帝说：这实在是一个很精深的问题，你把人身的四海与自然界的四海联系在一起，它们是怎样相应的呢？

岐伯回答说：必须先明确人身的阴阳、表里及经脉荥、腧穴等的分布情况，才可以确定人身的四海。

黄帝说：怎样确定四海及经脉重要穴位的位置呢？

岐伯说：胃受纳水谷，故为水谷之海。胃的气血所输注的重要穴位，在上为气冲穴，在下为足三里穴；冲脉与十二经联系密切，故为十二经之海。冲脉的气血所输注的重要穴位，在上为大杼穴，在下为上巨虚和下巨虚；膻中是宗气汇聚的地方，所以称为气海。膻中的气血所输注的重要穴位，在上部为天柱骨上的痖门穴和天柱骨下的大椎穴，在前面的有人迎穴；脑中充满髓液，所以脑为髓，脑的气血所输注的重要穴位，在上部脑盖中央的百会穴，在下为风府穴。

黄帝说：这四海，怎样滋助和损害人体呢？又是怎样促进和耗败生命活动的呢?

岐伯说:如人身四海功能正常,生命力就旺盛;若四海功能失常,人的生命活动就会减弱。调养四海,就有利于身体健康,不善于调养四海,身体就会遭受损害。

【原文】黄帝曰:四海之逆顺奈何?

岐伯曰:气海有余者,气满胸中,悗息面赤;气海不足,则气少不足以言。血海有余,则常想其身大,怫然不知其所病;血海不足,亦常想其身小,狭然不知其所病。水谷之海有余,则腹满;水谷之海不足,则饥不受谷食。髓海有余,则轻劲多力,自过其度;髓海不足,则脑转耳鸣,胫酸眩冒,目无所见,懈怠安卧。

黄帝曰:余已闻逆顺,调之奈何?

岐伯曰:审守其俞,而调其虚实,无犯其害,顺者得复,逆者必败。

黄帝曰:善。

【译文】黄帝说:四海的正常和反常情况是怎样的呢?

岐伯说:如人的气海邪气有余,就会出现胸中满闷,呼吸急促,面色红赤的症状;如气海正气不足,就会出现气少而说话无力。如人的血海邪气有余,就会常常感到自己身体庞大,郁闷不舒,但又不知道是什么病。若人的水谷之海邪气有余,就会得腹满的病;如水谷之海正气不足,就会出现饥饿但却不欲进食的症状。如髓海邪气有余,动作就会表现为过于轻快有力,行动无度;髓海正气不足,就会出现头晕眩、耳鸣、目眩、腿酸软无力、目盲,周身懈怠懒动,常欲安卧等症状。

黄帝说:又怎样治疗四海的疾病呢?

岐伯说:应诊察四海输注的各个要穴,并调节它们的虚实,但不要违反虚补、实泻的治疗原则,以免造成严重的后果。按照这条原则去治疗,就能使身体康复,否则,就会有死亡的危险。

黄帝说:讲得真对!

五乱篇第三十四

【原文】黄帝曰:经脉十二者,别为五行,分为四时,何失而乱?何得而治?

岐伯曰:五行有序,四时有分,相顺则治,相逆则乱。

黄帝曰:何谓相顺?

岐伯曰：经脉十二者，以应十二月。十二月者，分为四时。四时者，春秋冬夏，其气各异，营卫相随，阴阳已和，清浊不相干，如是则顺之而治。

黄帝曰：何为逆而乱，岐伯曰：清气在阴，浊气在阳，营气顺脉，卫气逆行，清浊相干，乱于胸中，是谓大悗。故气乱于心，则烦心密嘿，俯首静伏；乱于肺，则俯仰喘喝，接手以呼；乱于肠胃，是为霍乱；乱于臂胫，则为四厥；乱于头，则为厥逆，头重眩仆。

【译文】黄帝说：人体的十二经脉，分别属于五行，又与四时的变化有密切联系，但不知因何失调而引起脉气运行的逆乱？又是什么缘故保证了它的正常运行？

岐伯说：五行的内在联系是有一定顺序的，四时气候的变化是有季节之分的，大凡经脉的运行，与四时五行的规律相适应，就可保持正常的活动，违反了这个规律，就会引起运行的逆乱。

黄帝说：什么才是相互顺应的呢？

岐伯说，十二经脉，与十二个月相应。十二个月分为四时，四时就是春、夏、秋、冬，其气候各不相同。人体营气与卫气，是内外相随，阴阳互相协调的，清气与浊气不致互相干犯，这样就能顺应四时而保持健康。

黄帝说：什么是逆乱的反常情况呢？

岐伯说：清之营气本在阴分，浊之卫气本在阳分，营气在脉内顺脉而行，卫气在脉外与脉逆行。如果清浊之气受邪干犯而乱于胸中的，就叫做大悗。乱于心，可见心中烦扰，沉默不言，低头静伏而不欲动；乱于肺，可见俯仰不安，喘息喝喝有声，两手按于胸前而呼吸；乱于肠胃，则发为霍乱；乱于手臂与足胫，就会见四肢厥冷；乱于头，就会见厥气上逆，头重眩晕，甚至仆倒。

【原文】黄帝曰：五乱者，刺之有道乎？

岐伯曰：有道以来，有道以去，审知其道，是谓身宝。

黄帝曰：善。愿闻其道。

岐伯曰：气在于心者，取之手少阴、心主之俞；气在于肺者，取之手太阴荥、足少阴俞，气在于肠胃者，取之足太阴、阳明，不下者，取之三里，气在于头者，取之天柱、大杼，不知，取足太阳、荥俞；气在于臂足，取之先去血脉，后取其阳明、少

• 阴陵泉 ——

—— 大溪 •

阳之荥俞。

黄帝曰：补泻奈何？

岐伯曰：徐入徐出，谓之导气。补泻无形，谓之同精。是非有余不足也，乱气之相逆也。

黄帝曰：允乎哉道，明乎哉论，请着之玉版，命曰治乱也。

【译文】黄帝说：上述五种逆乱的病症，刺治时有一定的原则吗？

岐伯说：营卫之气的往来运行，都有一定的规律，能掌握这种规律，实是养生的要点。

黄帝说：很对。请你讲讲治疗的原则。

岐伯说：气乱于心，取治手少阴心经与手厥阴心包络经的"输"穴神门、大陵。气乱于肺，取手太阴经的"荥"穴鱼际和足少阴经的"输"穴太溪。气乱于肠胃，取足太阴、足阳明的经穴太白、陷谷；如果不能见效的，可以取用足三里穴。气乱于头，取天柱、大杼二穴；如果病仍不减，再取足太阳经的"荥"穴通谷与"输"穴束骨。气乱于手臂与足胫，应先刺淤结不通的血脉，以后再取阳明、少阳两经的"荥"穴与"输"穴；凡是气乱在臂的，取手少阳、阳明的液门、中渚、二间、三间；气乱在足的，取足少阳、阳明的侠溪、临泣、内庭、陷谷。

黄帝说：补泻的手法是怎样的呢？

岐伯说：慢进针，慢出针，以导引逆乱的经气，使其恢复正常，这叫做"导气"。这种补和泻，手法轻巧无形，其总的目的都在调和精气。因为这些病症，并不属于有余的实证和不足的虚证，而仅是气机一时的混乱而致违逆的。

黄帝说：这些道理的确精辟恰当，论述也很清楚明白！让我把它记录在珍贵的玉版上，命名为"治乱"吧！

胀论篇第三十五

【原文】黄帝曰：脉之应于寸口，如何而胀？

岐伯曰：其脉大坚以涩者，胀也。

黄帝曰：何以知脏腑之胀也。

岐伯曰：阴为脏，阳为腑。

黄帝曰：夫气之令人胀也，在于血脉之中耶，脏腑之内乎？

岐伯曰：三者皆存焉，然非胀之舍也。

黄帝曰：愿闻胀之舍。

岐伯曰：夫胀者，皆在于脏腑之外，排脏腑而郭胸胁，胀皮肤，故命曰胀。

黄帝曰：脏腑之在胸胁腹里之内也，若匣匮之藏禁器也，名有次舍，异名而同处，一域之中，其气各异，愿闻其故。

黄帝曰：未解其意，再问。

岐伯曰：夫胸腹，脏腑之郭也。膻中者，心主之宫城也；胃者，太仓也；咽喉、小肠者，传送也；胃之五窍者，闾里门户也；廉泉、玉英者，津液之道也。故五脏六腑者，各有畔界，其病各有形状。营气循脉，卫气逆为脉胀；卫气并脉循分为肤胀。三里而泻，近者一下，远者三下，无问虚实，工在疾泻。

黄帝曰：愿闻胀形。

岐伯曰：夫心胀者烦心短气，卧不安；肺胀者，虚满而喘咳；肝胀者，胁下满而痛引小腹；脾胀者，善哕，四肢烦悗，体重不能胜衣，卧不安；肾胀者，腹满引背央央然，腰髀痛。六腑胀，胃胀者，腹满，胃脘痛，鼻闻焦臭，妨于食，大便难；大肠胀者，肠鸣而痛濯濯，冬日重感于寒，则飧泄不化；小肠胀者，少腹䐜胀，引腰而痛；膀胱胀者，少腹而气癃；三焦胀者，气满于皮肤中，轻轻然而不坚；胆胀者，胁下痛胀，口中苦，善太息。

凡此诸胀者，其道在一，明知逆顺，针数不失，泻虚补实，神去其室，致邪失正，真不可定，麤之所败，谓之天命；补虚泻实，神归其室，久塞其空，谓之良工。

【译文】黄帝说：寸口脉出现什么样的脉象就表明为胀病呢？

岐伯说：脉洪盛坚实而滞涩的，就是胀病。

黄帝说：如何鉴别脏胀和腑脏呢？

岐伯说：病在阴分属于脏，病在阳分属于腑。

黄帝说：气机异常可使人患胀病，那么胀病是在血脉之中呢？还是在脏腑之内呢？

岐伯说：血脉、脏、腑三者都有不正常的气，但并不是胀病产生的部位。

黄帝说：我想了解胀病产生的部位。

岐伯说：胀病都在脏腑的外面产生，向内压迫脏腑，向外扩张胸胁，使皮肤发胀，所以叫做胀病。

黄帝说：五脏六腑深居在胸腔、腹腔之内，就像是珍品被深藏在匣柜中一样，并各自按照一定的次序居守，虽然名字不同，但共同居守于一定的领域。我想知道它们的功能不相同的原因。岐伯说：胸廓、腹廓是脏腑的外卫；膻中是心脏的宫城；胃是容纳水谷的仓库；咽喉和小肠，是传送饮食的道路；消化道的咽门、贲门、幽门、阑门、魄门五个窍门，就像闾巷邻里的门户一样，廉泉、玉英，是津液运行的通路。所以说五脏六腑都有固定的位置界限，并且它们所表现出的症状也各不相同。如营气在脉中正常循行，而卫气运行紊乱，就会引起脉胀；如卫气并入脉中，循行于分肉之间，就会引起肤胀。用针刺治疗时就应取足阳明胃经的足三里穴，且用泻法。若胀的部位离足三里穴较近，针泻一次就可以了；若胀的部位离足三里穴较远，就应针泻三次。不论虚实，胀病初起时都应赶快施行泻法，以治其标。

黄帝说：我想听你讲一下胀病所表现出的症状。

岐伯说：五脏中心患胀病的表现为：心烦气短，睡卧不安；肺患胀病表现为胸中虚满，喘息咳嗽；肝患胀病表现为胁下胀满疼痛牵引小腹；脾患胀病表现为呃逆呕吐，四肢闷胀不舒，肢体沉重，不能胜衣，而且睡卧不安；肾患胀病表现为腹胀满，牵引背部闭闷不畅，腰髀部疼痛。六腑中胃患胀病表现为腹部胀满，胃脘疼痛，鼻中常常闻到焦臭的气味，不思饮食，大便困难；大肠患胀病表现为肠中濯濯鸣响而作痛，若冬季再受寒邪侵犯，就会导致完谷不化的飧泄；小肠患胀病表现为小腹胀满，牵引腰部疼痛；膀胱患胀病表现为小腹胀满，排尿不通；三焦患胀病表现为气充塞皮肤，轻浮空虚，松弛；胆患胀病表现为胁下疼痛胀满，口中发苦，经常叹息。

以上这些脏腑的胀病，在产生和治疗原则上都有相同的规律，只有明确营卫气血运行逆顺的情况，从而运用恰当的针刺方法，才能治愈疾病。如果患虚证用泻法，患实证用补法，就会使神气不能内守，正气不能安定，真气动摇，易至人夭折。如果患虚证用补法，患实证是泻法，就能使神气内守，经脉、肌腠充实，这样做的人才可以被称为高明的医生。

【原文】黄帝曰：胀者焉生？何因而有？

岐伯曰：卫气之在身也，常然并脉，循分肉，行有逆顺，阴阳相随，乃得天和，五脏更始，四时循序，五谷乃化。然后厥气在下，营卫留止，寒气逆上，真邪相攻，两气相搏，乃合为胀也。

黄帝曰：善。何以解惑？

岐伯曰：合之于真，三合而得。

帝曰：善。

黄帝问于岐伯曰：胀论言无问虚实，工在疾泻，近者一下，远者

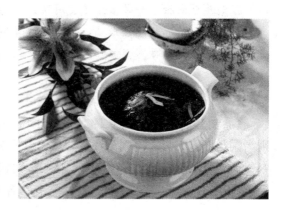

三下，今有其三而不下者，其过焉在？

岐伯对曰：此言陷于肉肓，而中气穴者也。不中气穴，则气内闭，针不陷肓，则气不行，上越中肉，则卫气相乱，阴阳相逐。其于胀也，当泻不泻，气故不下，三而不下，必更其道，气下乃止，不下复始，可以万全，乌有殆者乎？其于胀也，必审其眹，当泻则泻，当补则补，如鼓应桴，恶有不下者乎？

【译文】黄帝说：胀病的产生和根源是什么？

岐伯说：人体内的卫气，在正常情况下，常常伴随着血脉循行于分肉之间，其循行有逆顺的不同，且昼行于阳，夜行于阴，与脉中的营气相随而行，与自然界的规律相适应。营气行于脏腑的经脉，周而复始，也顺应自然界四季的次第变化，使水谷得以正常地化生精微。如果阴阳不相随，气厥于下，使营卫不能正常循行而凝滞，寒气上逆，邪气与正气相搏集结，就会形成胀病。

黄帝说：很好！如何才能将这个问题讲述得更清楚浅显呢？

岐伯说：邪气趁营卫循行紊乱时侵入，与真气相合便互相搏结，以致有的存在于血脉，有的存在于五脏，有的存在于六腑，从而形成胀病。

黄帝说：讲得真好！

黄帝问岐伯道：前面讲过，胀病初起之时，不论虚实，一律应用泻法针刺，离病位较近的针刺一次，离病位较远的针刺三次。而有的针刺三次后胀病仍不见减轻，这是什么原因呢？

岐伯回答说：这是指针刺时深入到肌肉的空隙，刺中了气血输注的穴位，故针刺一次或三次胀病即愈。如果针刺时没有深入到肌肉的空隙并刺中穴位，就会使经脉之气不能畅行，邪气闭留在内。如果妄中皮肉，则使卫气更加逆乱，阴阳营卫之气相互排斥。对于胀病而言，当用针刺泻法而不用，所以上逆之气不能下行。针刺三次后气仍不行的，就必须调换其他的穴位，使上逆之气得以下行，这样胀病就可消除。如果胀病还没消除，可再换穴位针刺，直至治愈疾病，不再有什么危险。对那些慢性胀病，一定要认真审察症状，当泻则泻，当补则补，就像以槌击鼓必有响声，胀病哪还有不消退的道理？

五癃津液别篇第三十六

【原文】黄帝问于岐伯曰：水谷入于口，输于肠胃，其液别为五，天寒衣薄，则为溺与气，天热衣厚则为汗，悲哀气并则为泣，中热胃缓则为唾。邪气内逆，则气为之闭塞而不行，不行则为水胀，余知其然也，不知其何由生？愿闻其道。

岐伯曰：水谷皆入于口，其味有五，各注其海。津液各走其道，故三焦出气，以温肌肉，充皮肤，为其津，其流而不行者为液。

天暑衣厚则腠理开，故汗出，寒留于分肉之间，聚沫则为痛。天寒则腠理闭，气湿不行，水下留于膀胱，则为溺与气。

【译文】黄帝问岐伯道：水谷进入口中，再输送到肠胃，它化生的津液分为五种：天气寒冷，衣服单薄，就化为尿与气；天气炎热，衣服过厚，就化为汗；情绪悲哀，气并于上，就变为眼泪；中焦有热而胃功能弛缓，就化为唾液；邪气内犯，阳气闭塞，水气就会成为水胀病。这许多现象，我虽已经知道，但还不明白其中的缘由，请讲解一下。

岐伯说：水谷都从口入，它有五种味道，各归其所喜的五脏，津液亦随其所喜而各走其道，故由三焦输出其气，来温养肌肉，充实皮肤，这就叫做"津"；其留而不行的叫做"液"。

炎暑之时，穿的衣服过厚，则腠理开张，故而汗出，如果寒邪稽留于分肉之间，将津液凝聚为沫汁而发生疼痛；天寒时腠理闭密，气湿不能从汗窍排泄，向下流于膀胱，就为尿液与气。

【原文】五脏六腑，心为之主，耳为之听，目为之候，肺为之相，肝为之将，脾为之卫，肾为之主外。故五脏六腑之津液，尽上渗于目，心悲气并，则心系急。心系急则肺举，肺举则液上溢。夫心系与肺，不能常举，乍上乍下，故咳而泣出矣。

中热则胃中消谷，消谷则虫上下作。肠胃充郭，故胃缓，胃缓则气逆，故唾出。

五谷之津液，和合而为膏者，内渗入于骨空，补益脑髓，而下流于阴股。

阴阳不和，则使液溢而下流于阴，髓液皆减而下，下过度则虚，虚，故腰背痛而胫酸。

阴阳气道不通，四海闭塞，三焦不泻，津液不化，水谷并行肠胃之中，别于回肠，留于下焦，不得渗膀胱，则下焦胀，水溢则为水胀，此津液五别之逆顺也。

【译文】五脏六腑以心为主宰，耳主听觉，眼主占候，肺像宰相，肝像将军，脾像护卫，肾脏主骨而成形体。所以五脏六腑的津液，向上渗灌于眼睛，当心有悲哀气并时，心系就会引急，心系引急则肺叶上举，肺叶上举使津液向上泛溢。但心系急，肺叶不能经常上举，而是忽上忽下，故发生咳嗽与泪出。

中焦有热，胃中消化谷物过快，肠中寄生虫上下蠕动。若水谷使肠胃充廓，则胃的活动弛缓，胃弛缓则气上逆，而为唾液出。

五谷的津液，和合而成为脂膏，向内渗灌于骨孔，上行补益脑髓，向下流于生殖器。

如果阴阳不能调和，则使液下溢于阴窍，髓液也同时减少，流泄过度使真阴虚，虚则发现腰背疼痛、胫部酸软。

如果阴阳气道不通，则四海闭塞，三焦不能输泻，津液不能化生，所受的水谷并聚于肠胃之中，最后别出于大肠，停留在下焦，不能将水分渗入膀胱，则下焦作胀，水液泛溢于外则为水胀。以上所说就是津液分为五路而后运行的正常与反常的一般情况。

五阅五使篇第三十七

【原文】黄帝问于岐伯曰：余闻刺有五官五阅，以观五气。五气者，五脏之使也，五时之副也。愿闻其五使当安出？

岐伯曰：五官者，五脏之阅也。

黄帝曰：愿闻其所出，令可为常。

岐伯曰：脉出于气口，色见于明堂，五色更出，以应五时，各如其常，经气入脏，必当治理。

帝曰：善。五色独决于明堂乎？

岐伯曰：五官已辨，阙庭必张，乃立明堂，明堂广大，蕃蔽见外，方壁高基，引垂居外，五色乃治，平搏广大，寿中百岁，见此者，刺之必已，如是之人者，血气有余，肌肉坚致，故可苦以针。

【译文】黄帝问岐伯道：我听说针刺法有五官五阅（五官，即眼、耳、鼻、舌、唇。阅，是显现于外面而可以看到的意思。五官五阅，就是五脏的内在变化在五官方面的表象。——译注）法，可用来观察五种气色。五种气色，是五脏的外在表现，并与五时气候相配合。我想知道五脏是怎样表现在外的。

岐伯回答说：五官是五脏的外部表现。

黄帝说：我想了解五脏所表现出的征象，并将它作为诊病的常理。

岐伯回答说：脉象反应在气口，气色表现在鼻部，五色的交替显现，与五时相对应，且各有一定的规律。由经脉传入内脏的，必当调治于里。

黄帝说：讲得好。那么五色的表现仅反映在鼻吗？

岐伯回答说：五官之色，已经分明，天庭部位必须开阔饱满，才可由明堂（鼻）测五色。若明堂宽阔，频部和耳门部显露于外，肌肉高厚隆满，耳垂向下向外，明显开豁，五色正常，五官位置平阔，就可享得百年高寿。这样的人患有疾病时，使用针刺一定能治愈，因为其气血充足，肌肉坚实，腠理致密。

【原文】黄帝曰：愿闻五官。

岐伯曰：鼻者，肺之官也；目者，肝之官也；口唇者，脾之官也；舌者，心之官也；耳者，肾之官也。

黄帝曰：以官何候？

岐伯曰：以候五脏。故肺病者，喘息鼻张；肝病者，眦青；脾病者，唇黄；心病者，舌卷短，颧赤；肾病者，颧与颜黑。

黄帝曰：五脉安出，五色安见，其常色殆者如何？

岐伯曰：五官不辨，阙庭不张，小其明堂，蕃蔽不见，又埤其墙，墙下无基，垂角去外。如是者，虽平常殆，况加疾哉。

黄帝曰：五色之见于明堂，以观五脏之气，左右高下，各有形乎？

岐伯曰：脏腑之在中也，各以次舍，左右上下，各如其度也。

【译文】黄帝说：五官与五脏的关系是怎样的？

岐伯说：鼻是肺脏的官窍；眼睛是肝脏的官窍；口唇为脾脏的官窍；舌为心脏的官窍；耳为肾脏的官窍。

黄帝说：由五官可以测知什么症候呢？

岐伯回答说：可以测知五脏的病变。肺脏有病时喘息急促，鼻翼扇动；肝脏有病时，眼角发青；脾脏有病时，口唇发黄；心脏有病时，则舌卷而短缩，两颧红赤；肾脏有病时，两颧及额部发黑。

黄帝说：五脏的脉象正常时，五色的表现也就正常，有的人气色和正常人一样，但一旦有病则会较严重，这是为什么？

岐伯回答说：五官功能失常，天庭不开阔，明堂狭小，颊部和耳门部狭窄不显，肌肉瘦削，耳垂和耳上角向外反出。即使平时色脉正常，也是很衰弱的，何况患有疾病呢！

黄帝说：五色显现于明堂，通过观察可推知五脏之气的变化，那么在明堂的左右上下各有一定的显象吗？

岐伯说：脏腑在胸腹的里面，且各有一定的位置，所以反映在明堂的五色，也有左右上下一定的分寸。

逆顺肥瘦篇第三十八

【原文】黄帝问于岐伯曰：余闻针道于夫子，众多毕悉矣。夫子之道，应若失，而据未有坚然者也。夫子之问学熟乎，将审察于物而心生之乎？

岐伯曰：圣人之为道者，上合于天，下合于地，中合于人事，必有明法，以起度数，法式检押，乃后可传焉。故匠人不能释尺寸而意短长，废绳墨而起平水也，工人不能置规而为圆，去矩而为方。知用此者，固自然之物，易用之教，逆顺之常也。

黄帝曰：愿闻自然奈何？

岐伯曰：临深决水，不用功力，而水可竭也。循掘决冲，而经可通也。此言气之滑涩，血水清浊，行之逆顺也。

黄帝曰：愿闻人之白黑肥瘦小长，各有数乎？

岐伯曰：年质壮大，血气充盈，肤革坚固，因加以邪，刺此者，深而留之，此肥人也。广肩腋，项肉薄厚皮而黑色，唇临临然，其血黑以浊，其气涩以迟。其为人也，贪于取与，刺此者，深而留之，多益其数也。

黄帝曰：刺瘦人奈何？

岐伯曰：瘦人者，皮薄色少，肉廉廉然，薄唇轻言，其血清气滑，易脱于气，易损于血，刺此者，浅而疾之。

黄帝曰：刺常人奈何？

岐伯曰：视其白黑，各为调之，其端正敦厚者，其血气和调，刺此者，无失常数也。

【译文】黄帝问岐伯道：听先生讲解针道后，我理解了很多。据先生所讲的针刺理论去治病，全都手到病除，病邪从来没有顽固停留不去的。先生的学问究竟是由勤学好问而熟能生巧呢，还是由于缜密地观察而后思考得来的呢？

岐伯说：圣人所行的针道，符合于天地自然与社会人事的变化规律，所以必定有明确的法则，作为推理研究的标准，订立各种方式、方法与规则，然后才可流传于后世。犹如匠人不能离开尺寸而猜测长短，废除绳墨而求得平直；工人不能放弃圆规而画出圆形，丢开矩尺而画出方形。懂得了运用这些法则，便可根据客观事物，教导人们用简易的方法，来掌握经脉逆顺的常规。

黄帝问：希望听你讲讲怎样适应自然？

岐伯说：譬如从深处决堤放水，不需要用多大的工夫和劳力，就可以将水放尽；沿着窟洞来决开要塞，则直行的大道，就很容易通行了。用这些例子，就可以说明人体气机的滑涩，血液的清浊，经气运行的逆顺了。

黄帝问：希望听你讲讲人的皮肤黑白、形体肥瘦、年龄长幼，在针刺时的深浅和次数上有一定的标准吗？

岐伯说：壮年而体格魁梧的人，气血充盛，皮肤坚固，因感受邪气而发病，可以深刺而留针，这是肥壮人的刺法。病者肩腋部宽阔，项部的肌肉瘦薄，皮肤粗厚而色黑，口唇肥厚下垂；他的血色深而浓厚，气行涩而迟滞，性格好胜而勇于进取，对这种患者可深刺留针，并且可以增加针刺的次数。

黄帝问：刺瘦人是怎样的？

岐伯说：瘦人的皮肤薄，颜色淡，肌肉消瘦，口唇薄，言语声音轻，他的血清稀，气滑利，既容易脱气，也容易损血，对这种患者应该浅刺而出针要快。

黄帝道：刺一般的人是怎样的？

岐伯说：这要辨别他肤色的黑白，用不同的方法调治。对于端正敦厚的人，他的血气也是调和的，对这种患者不要违反常规针法。

【原文】黄帝曰：刺壮士真骨者，奈何？

岐伯曰：刺壮士真骨，坚肉缓节，监监然，此人重则气涩血浊，刺此者，深而留之，多益其数；劲则气滑血清，刺此者，浅而疾之。

黄帝曰：刺婴儿奈何？

岐伯曰：婴儿者，其肉脆，血少气弱，刺此者，以豪刺，浅刺而疾拔针，日再可也。

黄帝曰：临深决水，奈何？

岐伯曰：血清气浊（滑），疾泻之则气竭焉。黄帝曰：循掘决冲，奈何？

岐伯曰：血浊气涩，疾泻之，则经可通也。

黄帝曰：脉行之逆顺，奈何？

岐伯曰：手之三阴，从脏走手；手之三阳，从手走头；足之三阳，从头走足；足之三阴，从足走腹。

黄帝曰：少阴之脉独下行，何也？

岐伯曰：不然，夫冲脉者，五脏六腑之海也，五脏六腑皆禀焉。其上者，出于颃颡，渗诸阳，灌诸精；其下者，注少阴之大络，出于气街，循阴股内廉入腘中，伏行骭骨内，下至内踝之后属而别。其下者，并于少阴之经，渗三阴；其前者，伏行出跗属，下循跗，入大趾间，渗诸络而温肌肉。故别络结则跗上不动，不动则厥，厥则寒矣。

黄帝曰：何以明之？

岐伯曰：以言导之，切而验之，其非必动，然后仍可明逆顺之行也。

黄帝曰：窘乎哉！圣人之为道也。明于日月，微于毫厘，其非夫子，孰能道之也。

【译文】黄帝问：针刺壮年骨骼坚固的人是怎样的呢？

岐伯说：针刺壮年骨骼坚固的人，肌肉结实，关节舒缓，坚强有力。这种患者，如果是稳重不好动的人，多属气涩血浊，针刺时应当深刺而留针，并且要增加针刺的次数；如果是活泼好动的人，多属气滑血清，针刺时应当用浅刺法，出针要快。

黄帝问：针刺婴儿是怎样的？

岐伯说：婴儿的肌肉柔脆，血少气弱，针刺时应当用毫针，浅刺而快出针，一天可以针刺两次。

黄帝问："临深决水"在针刺上是怎样的？

岐伯说：血清而气浊的，应迅速用泻法，则邪气就可去尽了。

黄帝道："循掘决冲"又是什么意思呢？

岐伯说：血浊而气涩的，迅速用泻法，则经血就可畅通了。

黄帝问：经脉循行的逆顺情况是怎样的？

岐伯说：手三阴经脉，是从内脏走向手部；手三阳经脉，是从手部走向头部；足三阳经脉，是从头部走向足部；足三阴经脉，是从足部走向腹部。

黄帝问：唯独足少阴经脉下行，是什么缘故？

岐伯说：不是这样的。大凡冲脉，是五脏六腑气血汇聚的地方，而五脏六腑都禀受它的气血的濡养。它上行的部分，出于咽后壁上的后鼻道，能渗入阳经，灌注精气；下行的部分，输注于足少阴经的大络，由气街部出行，沿大腿内侧，下入膝腘窝中，伏行于胫骨之内，再下至内踝后跟骨上缘而别行；下行的又一支，与足少阴经相并而行，渗入三阴经；行于前面的，从内踝后的深部出于跟骨结节上缘，下沿足背走入足大趾内，渗入该部的诸络脉而温养肌肉。所以该脉的别络瘀结时，在足背上的脉就不跳动，以致经气厥逆而足胫寒冷。

黄帝道：用什么方法能查明经气的逆顺呢？岐伯说：开导患者问明症状，用手切足背动脉验其是否跳动，如果它不是厥逆，该处必定有脉跳动，然后就可辨明经脉循行的逆顺情况。

黄帝说：圣人论述的针道真深奥难懂啊！比日月还光明，比毫厘还细微，而能讲解这些道理的，又非您莫属了！

血络论篇第三十九

【原文】黄帝曰：愿闻其奇邪而不在经者。

岐伯曰：血络是也。

黄帝曰：刺血络而仆者，何也？血出而射者，何也？血少黑而浊者，何也？

血出清而半为汁者，何也？拔针而肿者，何也？血出若多若少而面色苍苍者，何也？拔针而面色不变而烦悗者，何也？多出血而不动摇者，何也？愿闻其故。

岐伯曰：脉气盛而血虚者，刺之则脱气，脱气则仆。

血气俱盛而阴气多者，其血滑，刺之则射；阳气蓄积，久留而不泻者，其血黑以浊，故不能射。

新饮而液渗于络，而未合和于血也，故血出而汁别焉；其不新饮者，身中有水，久则为肿。阴气积于阳，其气因于络，故刺之血未出而气先行，故肿。

阴阳之气，其新相得而未和合，因而泻之，则阴阳俱脱，表里相离，故脱色而苍苍然。

刺之血出多，色不变而烦悗者，刺络而虚经，虚经之属于阴者，阴脱，故烦悗。

阴阳相得而合为痹者，此为内溢于经，外注于络。如是者，阴阳俱有余，虽多出血而弗能虚也。

【译文】黄帝说：希望听你讲解一下由奇邪所导致的，但不在经脉中的病变情况。

岐伯回答说：这是一种在络脉之中的病变。

黄帝说：刺血络放血时患者昏倒，是什么原因？针刺后血液喷射而出，是什么原因？放出的血色黑浓厚，又是什么原因？放出的血清稀，有一半像水汁，是什么原因？出针后局部皮肤肿起，是什么原因？放出的血或多或少，面色苍白，是什么原因？出针后面色无变化，但心胸烦闷，是什么原因？出血虽多但无痛苦，是什么原因？

岐伯回答说：脉气盛但血虚的人，针刺时就会脱气，气脱人就会昏倒。

血气虽然俱盛但经脉中阴气较多，所以它的血行滑利，刺络放血时就会血出如喷；阳气蓄积于血络之中，长时间不能外泄，所以血色黑浓厚，不能喷射而出。

刚刚喝过水，水液渗入络脉，尚未与血混合时，针刺出的血便清稀；如果不是刚饮过水，那就说明患者体内积有水气，日久便会形成水肿；阴气积蓄于阳分，困

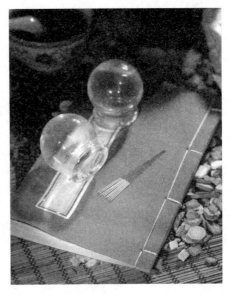

滞在络脉，故针刺时血未出而气先行，阴气闭于肉腠则使皮肤发肿。

阴阳二气刚刚相合而尚未协调，此时用泻法针刺，就会使阴阳耗散，表里相离，出现面色苍白的现象。

刺络时血出较多，但面色不变而心胸烦闷的，是由于刺络使经脉变虚，而虚的经脉连属于五脏之阴，脏虚则阴虚，所以心胸烦闷。

阴邪阳邪相合而形成痹症，使邪气内溢于经，外注于络，这样阴分阳分的邪气都有余，所以针刺时虽出血较多，经脉也不会变虚。

【原文】黄帝曰：相之奈何？

岐伯曰：血脉者，盛坚横以赤，上下无常处，小者如针，大者如筋，则而泻之万全也，故无失数矣。失数而反，各如其度。

黄帝曰：针入而肉着者，何也？

岐伯曰：热气因于针，则针热，热则内着于针，故坚焉。

【译文】黄帝说：怎样观察血络呢？

岐伯回答说：血脉盛的，络脉坚硬胀满而发赤，或上或下，无固定的部位，小的像针，大的像筷子。在这种情况下，用刺络放血的方法会万无一失。但施治时，切不可违反针刺的原则，否则，就会导致上述不良后果。

黄帝说：在针刺后，被肌肉裹住针身，是什么原因？

岐伯回答说：由于人机体的热气使针发热，针身发热，就会使肌肉和针裹在一起了，所以使针坚涩不易转动。

阴阳清浊篇第四十

【原文】黄帝曰：余闻十二经脉，以应十二经水者，其五色各异，清浊不同，人之血气若一，应之奈何？

岐伯曰：人之血气，苟能若一，则天下为一矣，恶有乱者乎？

黄帝曰：余问一人，非问天下之众。

岐伯曰：夫一人者，亦有乱气，天下之众，亦有乱人，其合为一耳。

黄帝曰：愿闻人气之清浊。

岐伯曰：受谷者浊，受气者清。清者注阴，浊者注阳。浊而清者，上出于咽，清而浊者，则下行。清浊相干，命曰乱气。

黄帝曰：夫阴清而阳浊，浊者有清，清者有浊，清浊别之奈何？

岐伯曰：气之大别，清者上注于肺，浊者下走于胃。胃之清气，上出于口；肺之浊气，下注于经，内积于海。

【译文】黄帝道：我听说人体的十二经脉与自然界的十二经水相应，而十二经水的色泽和清浊各不相同，而人身的十二经脉气血都是一样的，它们是怎样相应的呢？

岐伯说：人体内的血气，如果都是一样的话，那么推及天下的人也就相合为一了，哪里还会有变乱发生呢？

黄帝说：我所问的是一个人的情况，并不是问天下众多的人啊！

岐伯说：一个人的体内也是有气乱情况的，而在天下众多人之内，也有变乱的人，总的看来其道理都是一样的。

黄帝说：请你讲一讲人身之气的清浊情况。

岐伯说：人所受谷物化生之气是浊的，所受饮料与空气化生之气是清的。清气注入于阴分，浊气输布于阳分。但水谷浊气之中的清气可上升于咽喉，清气之中的浊气可以下行。如果清气与浊气互相混淆，不能分别而行，升降失却其常，这就叫做"乱气"。

黄帝说：所谓阴清而阳浊，浊气之中有清气，清气之中有浊气，究竟清气与浊气怎样来分别呢？

岐伯说：气的大致区别：清气是先上注于肺脏的，浊气是先下行而走入于胃腑的。胃腑的浊气所化生的清气，又能上升于口。肺脏的清气所化生的浊气，又能下注于经脉，内积于气海。

【原文】黄帝曰：诸阳皆浊，何阳浊甚乎？

岐伯曰：手太阳独受阳之浊，手太阴独受阴之清；其清者上走空窍，其浊者下行诸经。诸阴皆清，足太阴独受其浊。

黄帝曰：治之奈何？

岐伯曰：清者其气滑，浊者其气涩，此气之常也。故刺阴者，深而留之；刺阳者，浅而疾之；清浊相干者，以数调之也。

【译文】黄帝说：所有阳经都是浊的，哪一经的浊气为最甚呢？

岐伯说：所有阳经中以手太阳经的浊气为最甚，因其独受诸阳经的浊气；所有阴经中以手太阴经的清气为最甚，因其独受诸阴经的清气。大体上说，清气上走于空窍，浊气下行于诸经。而在诸阴经中都是清气，只有足太阴经独受阴经的浊气，是为清中之浊。

黄帝说：如何治疗呢？

岐伯说：一般情况是，清气滑利，浊气滞涩。所以针刺阴经时要深刺而留针；针刺阳经时要浅刺而出针快；如果清浊之气互相干扰紊乱，就要根据当时的具体情况，采取相应的针刺方法治疗。

灵枢译注卷七

阴阳系日月篇第四十一

【原文】黄帝曰：余闻天为阳，地为阴，日为阳，月为阴，其合之于人，奈何？

岐伯曰：腰以上为天，腰以下为地，故天为阳，地为阴，故足之十二经脉，以应为十二月，月生于水，故在下者为阴；手之十指，以应十日，日生于火，故在上者为阳。

黄帝曰：合之于脉，奈何？

岐伯曰：寅者，正月之生阳也，主左足之少阳；未者，六月，主右足之少阳。卯者，二月，主左足之太阳；午者，五月，主右足之太阳。辰者，三月，主左足之阳明；巳者，四月，主右足之阳明。此两阳合于前，故曰阳明。申者，七月之生阴也，主右足之少阴；丑者，十二月，主左足之少阴；酉者，八月，主右足之太阴；子者，十一月，主左足之太阴；戌者，九月，主右足之厥阴；亥者，十月，主左足之厥阴；此两阴交尽，故曰厥阴。

甲主左手之少阳，己主右手之少阳；乙主左手之太阳；戊主右手之太阳；丙主左手之阳明，丁主右手之阳明，此两火并合，故为阳明。庚主右手之少阴，癸主左手之少阴，辛主右手之太阴，壬主左手之太阴。

故足之阳者，阴中之少阳也；足之阴者，阴中之太阴也。手之阳者，阳中之太阳也；手之阴者，阳中之少阴也。腰以上者为阳，腰以下者为阴。

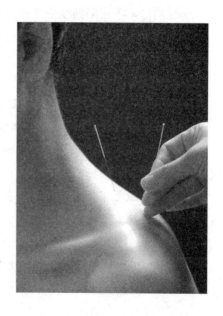

【译文】黄帝说：我听说在上的天为阳，在下的地为阴，日为阳，月为阴，它们是怎样与人相应的？

岐伯说：人体的腰以上称为天，属阳，腰以下称为地，属阴。故人体上部为阳，下部为阴。足的十二经脉，分别与一年中的十二个月相应，因月生于水，属阴，所以在下的属阴；手的十指，分别与十日相应，日生于火，属阳，所以在上的为阳。

黄帝说：上面所说的十二月和十日，怎样与经脉相配合？

岐伯回答说：正月建寅，是阳气生发的月份，应合于左足的少阳经；六月建未，应合于右足的少阳经；二月建卯，应合于左足的太阳经；五月建午，应合于右足的太阳经；三月建辰，应合于左足的阳明经；四月建巳，应合于右足的阳明经。因三、四月所应合的经脉夹在太阳、少阳经之间，而为两阳合明，所以叫阳明。七月建申，是阴气生发的月份，应合于右足的少阴经；十二月建丑，应合于左足的少阴经；八月建酉，应合于右足的太阴经；十一月建子，应合于左足的太阴经；九月建戌，应合于右足的厥阴经；十月建亥，应合于左足的厥阴经。因为九月、十月所应合的经脉夹在两阴经的中间，两阴交会，所以称为厥阴。

甲日与左手的少阳经相应，己日与右手的少阳经相应，戊日与右手的太阳经相应，丙日与左手的阳明经相应，丁日与右手的阳明经相应。丙丁都属火，丙、丁日两火合并，所以称为阳明。庚日与右手的少阴经相应，癸日与左手的少阴经相应，辛日与右手的太阴经相应，壬日与左手的太阴经相应。

足在下属阴，所以足的阳经，为阴中的少阳；足的阴经，为阴中的太阴。手在上属阳，手的阳经，为阳中的太阳；手的阴经，为阳中的少阴。腰部以上属阳位，腰部以下属阴位。

【原文】其于五脏也，心为阳中之太阳，肺为阴中之少阴，肝为阴中少阳，脾为阴中之至阴，肾为阴中之太阴。

黄帝曰：以治之奈何？

岐伯曰：正月二月三月，人气在左，无刺左足之阳；四月五月六月，人气在右，无刺右足之阳，七月八月九月，人气在右，无刺右足之阴，十月十一月十二月，人气在左，无刺左足之阴。

黄帝曰：五行以东方为甲乙木主春。春者，苍色，主肝，肝者，足厥阴也。今乃以甲为左手之少阳，不合于数，何也？

岐伯曰：此天地之阴阳也，非四时五行之以次行也。且夫阴阳者，有名而无形，故数之可十，离之可百，散之可千，推之可万，此之谓也。

【译文】以五脏来说，心脏为阳中的太阳，肺脏为阳中的少阴，肝脏为阴中的少阳，脾为阴中的至阴，肾脏为阴中的太阴。

黄帝说：如何将这些应用在治疗上呢？

岐伯说：在正月、二月、三月，人的阳气偏重在左，不要针刺左足的三阳经；

四月、五月、六月，人的阳气偏重在右，不要针刺右足的三阳经；七月、八月、九月，人的阴气偏重在右，不要针刺右足的三阴经；十月、十一月、十二月，人的阴气偏左，不要针刺左足的三阴经。

黄帝说：五行中东方甲乙木与春季相应，春季的颜色为青色，在内与肝脏相应，肝的经脉是足厥阴经，现在以甲日作为左手的少阳经，不就与五行配天干的规律不符了吗？

岐伯说：这是根据天地阴阳的变化规律来说明手足经脉的阴阳属性的，不是按照四时五行的次序来划分阴阳的。并且阴阳是抽象的概念，是有名无形的，所以用阴阳对立统一的观点说明事物，可以由一到十，也可以由百到千，推演至万，就是这个意思。

病传篇第四十二

【原文】黄帝曰：余受九针于夫子，而私览于诸方，或有导引行气，乔摩、灸、熨、刺、焫、饮药之一者，可独守耶，将尽行之乎？

岐伯曰：诸方者，众人之方也，非一人之所尽行也。

黄帝曰：此乃所谓守一勿失，万物毕者也。今余已闻阴阳之要，虚实之理，倾移之过，可治之属，愿闻病之变化，淫传绝败而不可治者，可得闻乎？

岐伯曰：要乎哉问也，昭乎其如日醒，窘乎其如夜瞑，能被而服之，神与俱成，毕将服之，神自得之，生神之理，可着于竹帛，不可传于子孙。

黄帝曰：何谓日醒？

岐伯曰：明于阴阳，如惑之解，如醉之醒。

黄帝曰：何谓夜瞑？

岐伯曰：瘖乎其无声，漠乎其无形，折毛发理，正气横倾，淫邪泮衍，血脉传溜，大气入脏，腹痛下淫，可以致死，不可以致生。

黄帝曰：大气入脏，奈何？

岐伯曰：病先发于心，一日而之肺，三日而之肝，五日而之脾，三日不已，死。冬夜半，夏日中。

病先发于肺，三日而之肝，一日而之脾，五日而之胃，十日不已，死。冬日入，夏日出。

【译文】黄帝说：我从先生这里学习了九针的知识后，自己又阅读了一些方书，得知治疗方法上有导引行气、按摩、灸、熨、针刺、火针及服药等，但不知这些方法是只采取一种呢，还是综合使用呢？

岐伯说：这些疗法是为适应治疗各种疾病的，不是全都用在一个患者身上的。

黄帝说：这就是掌握了一个总的原则而不轻易放弃，就能解决各种事情。现在我已经懂得了阴阳的要点，虚实的理论，因失于调护而造成的疾病，以及治愈疾病的各种方法，我希望了解疾病变化的情况，以及病邪转变致使脏气败绝而不易救治的道理，你能告诉我吗？

岐伯说：这个问题至关重要。这些医学道理，明白了它就像在白天一样头脑清醒，如不明白就像在黑夜中闭上眼睛，什么都难以察觉，所以不但要接受和掌握这些道理，还要按照它去实际运用，聚精会神地体验和探索，就能达到全部理解的境地，而在实际应用的过程中，也就能抓住要领，运用起来出神入化，得心应手。这些理论，应当写在竹帛上传于后世，不应据为私有而只传给自己的子孙。

黄帝说：什么是日醒？

岐伯说：明白了阴阳的道理，就好像迷惑的难题得到明确的解答，又像在酒醉后清醒过来一样。

黄帝说：什么是夜瞑？

岐伯说：病邪侵入人体后所引起的内部变化，既没有声音，也没有形象，看不见、摸不着，就像在黑夜闭上眼睛一样，什么都看不见，常在不知不觉之中出现了毛发毁折、腠理开泄多汗的症状。若正气大伤，而邪气弥漫，可经过血脉传到内脏，就会引起腹痛，脏腑功能逆乱。到了邪盛正虚的严重阶段，就不易救治了。

黄帝说：邪气侵入内脏后，会发生什么样的病变？

岐伯说：邪气入脏，若疾病先发生在心，过一天就传到肺，三天就传到肝，五天就传到脾，如再过三天不愈，就会死亡，冬天死于半夜，夏天死于中午。

若疾病先发生在肺，过三天就传到肝，一天就传到脾，五天就传到胃，如再过十天不愈，就会死亡，冬天死在日落的时候，夏天死在日出的时候。

【原文】病先发于肝，三日而之脾，五日而之胃，三日而之肾，三日不已，死。冬日入，夏蚤食。

病先发于脾，一日而之胃，二日而之肾，三日而之脊膀胱，十日不已，死。冬人定，夏晏食。

病先发于胃，五日而之肾，三日而之脊膀胱，五日而上之心，二日不已，死，冬夜半，夏日昳。

病先发于肾，三日而之脊膀胱，三日而上之心，三日而之小肠，三日不已，死。冬大晨，夏晏晡。

病先发于膀胱，五日而之肾，一日而之小肠，一日而之心，二日不已，死。冬鸡鸣，夏下晡。

诸病以次相传，如是者，皆有死期，不可刺也；问一脏及二、三、四脏者，乃可刺也。

【译文】若疾病先发生在肝，过三天就传到脾，五天就传到胃，三天就传到肾，如再过三天不愈，就会死亡，冬天死在日落的时候，夏天死在吃早餐的时候。

若疾病先发生在脾，过一天就传到胃，两天就传到肾，三天就传到脊背和膀胱，如再过十天不愈，就会死亡，冬天死在夜晚，人们刚入睡的时候，夏天死在吃晚饭的时候。

若疾病首先发生在胃，过五天就传到肾，三天就传到脊背和膀胱，五天就上传到心，如再过两天不愈，就会死亡，冬天死在半夜，夏天死在午后。

若疾病首先发生在肾，过三天就传到脊背和膀胱，三天就上传到心，三天就传到小肠，如再三天不愈，就会死亡，冬天死在天亮的时候，夏天死在黄昏的时候。

若疾病首先发生在膀胱，过五天就传到肾，一天就传到小肠，一天就传到心，如再过两天不愈，就会死亡，冬天死在鸡鸣的时候，夏天死在午后。

各种疾病都是依照一定的次序相互转移的，像以上转变，都有一定的死亡时间，所以不可用针刺治疗；只有一日间隔一脏，或三四脏的，才可以用针刺治疗。

淫邪发梦篇第四十三

【原文】黄帝曰：愿闻淫邪泮衍，奈何？

岐伯曰：正邪从外袭内，而未有定舍，反淫于脏，不得定处，与营卫俱行，而与魂魄飞扬，使人卧不得安而喜梦；气淫于腑，则有余于外，不足于内；气淫于脏，则有余于内，不足于外。

黄帝曰：有余不足，有形乎？

岐伯曰：阴气盛，则梦涉大水而恐惧；阳气盛，则梦大火而燔灼；阴阳俱盛，则梦相杀。上盛则梦飞，下盛则梦堕；甚饥则梦取，甚饱则梦予；肝气盛，则梦怒，肺气盛，则梦恐惧、哭泣、飞扬；心气盛，则梦善笑恐畏；脾气盛，则梦歌乐、身体重不举；肾气盛，则梦腰脊两解不属。凡此十二盛者，至而泻之，立已。

【译文】黄帝说：我想听听邪气弥漫体内的变化情况。

岐伯说：正邪（指能够刺激身心正常活动的各种因素，如情志活动、饥饱、劳逸等。——译注）从外侵袭体内，有时没有固定的部位，却流窜于内脏，也不固定处所，而与营卫之气一起流行，随着魂魄一起游荡，使人睡卧不宁而多梦。如果它侵扰于腑，在外的阳气就有余，在内的阴气就不足；如果它侵扰于脏，在内的阴气就有余，在外的阳气就不足。

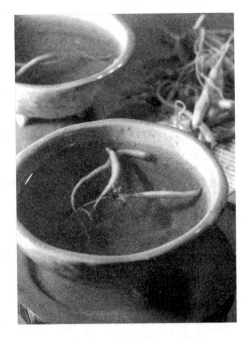

黄帝说：有余与不足，有什么表现呢？

岐伯说：如阴气盛，就会梦见蹚渡大水而害怕；如阳气盛，就会梦见大火而感到灼热；如阴阳二气俱盛，就会梦见相互格斗残杀。如上体邪盛，就会梦见自己飞腾向上；如下体邪盛，就会梦见自己向下坠堕。过度饥饿时，会梦见索取食物；过饱时，会梦见予他人食物。肝气盛的人，会梦见发怒；肺气盛的人，会梦见恐惧、哭泣；心气盛的人，会梦见喜笑或恐怖畏惧；脾气盛的人，会梦见歌唱、欢乐或身体沉重不能举动；肾气盛的人，会梦见腰和脊背分离不相连属。这十二种因气盛引起的病，治疗时可分别根据梦境察知邪的所在而用针刺泻之。

【原文】厥气客于心，则梦见丘山烟火；客于肺，则梦飞扬，见金铁之奇物；客于肝，则梦山林树木；客于脾，则梦见丘陵大泽，坏屋风雨；客于肾，则梦临渊，没居水中；客于膀胱，则梦游行；客于胃，则梦饮食；客于大肠，则梦田野；客于小肠，则梦聚邑冲衢；客于胆，则梦斗讼自刳；客于阴器，则梦接内；客于项，则梦斩首；客于胫，则梦行走而不能前，及居深地窌苑中；客于股肱，则梦礼节拜起；客于胞膑，则梦溲便。凡此十五不足者，至而补之立已也。

【译文】如邪气侵犯到心脏，就会梦见山丘烟水；如侵犯到肺脏，就会梦见飞扬腾越，或见到金铁制成的奇怪的东西；如邪气侵犯到肝脏，就会梦见山林树木；如邪气侵犯到脾脏，就会梦见丘陵大泽和被风雨损坏的房屋；如邪气侵犯到肾脏，就会梦见自己身临深渊，或浸没在水中；如邪气侵犯到膀胱，就会梦见自己到处游荡；如邪气侵犯到胃，就会梦见饮食；如邪气侵犯到大肠，就会梦见广阔的田野；如邪气侵犯到小肠，就会梦见拥挤的交通要道；如邪气侵犯到胆，就会梦见与人争斗诉讼，破腹自杀；如邪气侵犯到生殖器，就会梦中性交；如邪气侵犯到项部，就会梦见自己被斩首；如邪气侵犯到足胫，就会梦见自己行而不前，以及被困于窖苑之中；如邪气侵犯到大腿和肘臂，就会梦见行跪拜的礼节；如邪气侵犯到膀胱和直肠，就会梦见自己排尿和排便。根据上述十五种因气虚而导致的梦境，针刺时可分别察知气虚的所在而施以补法，就能使疾病很快痊愈。

顺气一日分为四时篇第四十四

【原文】黄帝曰：夫百病之所始生者，必起于燥温寒暑风雨、阴阳喜怒、饮食居处，气合而有形，得脏而有名，余知其然也。夫百病者，多以旦慧昼安，夕加夜甚，何也？

岐伯曰：四时之气使然。

黄帝曰：愿闻四时之气。

岐伯曰：春生，夏长，秋收，冬藏，是气之常也，人亦应之，以一日分为四时，朝则为春，日中为夏，日入为秋，夜半为冬。朝则人气始生，病气衰，故旦慧；日中人气长，长则胜邪，故安；夕则人气始衰，邪气始生，故加；夜半人气入脏，邪气独居于身，故甚也。

黄帝曰：有时有反者何也？

岐伯曰：是不应四时之气，脏独主其病者，是必以脏气之所不胜时者甚，以其所胜时者起也。

黄帝曰：治之奈何？

岐伯曰：顺天之时，而病可与期。顺者为工，逆者为麤。

【译文】黄帝说：各种疾病的产生，都由于燥湿、寒暑、风雨等外感，或阴阳、喜怒、饮食、居处的失常所引起的。邪气侵入后，与正气相搏就会出现各种病态，邪气入脏都有一定的病名，这些情况我已经知道了。许多患者多在早晨病情减轻而神志清爽，白昼较安静，傍晚病势渐渐增重，夜间病势最甚，这是什么道理呢？

岐伯说：这是由于四时气候的变化造成的。

黄帝说：想听你讲讲关于四时之气的问题。

岐伯说：春天阳气生发，夏天阳气隆盛，秋天阳气收敛，冬天阳气闭藏，这是一年中四时之气变化的一般规律，人体的阳气变化也与此相应。以一昼夜来分四时，早晨就像春天，中午就像夏天，傍晚就像秋天，半夜就像冬天。人体早晨阳气生发，邪气衰退，所以患者感到神志清爽；中午人的阳气逐渐隆盛，正气能胜邪气，所以患者较安静；傍晚人的阳气开始收敛，邪气就会逐渐嚣张，所以病情加重；半夜人的阳气闭藏于内，只有邪气处于身形，所以疾病就甚重。

黄帝说：疾病在一天中的轻重变化，有时没有旦慧、昼安、夕加、夜甚的情况，这是为什么呢？

岐伯说：这是疾病变化不和四时之气相应，而由内脏单独对疾病发生决定性的影响，这样的疾病，必定在受病内脏被时日所克的时候就加重，若受病内脏能克制时日的时候病就轻减。

黄帝说：怎样进行治疗呢？

岐伯说：治疗时，根据时日与受病脏气的五行关系施以补泻，使病脏不被时日克伐太过，疾病就可以预期治愈。能这样做的，就是高明的医生，相反，就是粗率的医生。

【原文】黄帝曰：善，余闻刺有五变，以主五俞。愿闻其数。

岐伯曰：人有五脏，五脏有五变。五变有五俞，故五五二十五俞，以应五时。

黄帝曰：愿闻五变。

岐伯曰：肝为牡藏，其色青，其时春，其音角，其味酸，其日甲乙；心为牡藏，其色赤，其时夏，其日丙丁，其音徵，其味苦；脾为牝藏，其色黄，其时长夏，其日戊己，其音宫，其味甘；肺为牝藏，其色白，其音商，其时征，其日庚辛，其味辛；肾为牝藏，其色黑，其时冬，其日壬癸，其音羽，其味咸。是为五变。

黄帝曰：以主五俞奈何？

岐伯曰：藏主冬，冬刺井；色主春，春刺荥；时主夏，夏刺俞；音主长夏，长夏刺经；味主秋，秋刺合。是谓五变，以主五俞。

黄帝曰：诸原安和，以致六俞。

岐伯曰：原独不应五时，以经合之，以应其数，故六六三十六俞。

黄帝曰：何谓藏主冬，时主夏，音主长夏，味主秋，色主春。愿闻其故。

岐伯曰：病在藏者，取之井；病变于色者，取之荥；病时间时甚者，取之俞；病变于音者，取之经；经满而血者，病在胃，及以饮食不节得病者，取之于合，故命曰味主合。是谓五变也。

【译文】黄帝说：讲得好。我听说刺法中有根据五变以决定井、荥、输、经、合五腧穴的，请讲一讲其中的规律。

岐伯说：人有五脏，五脏各有相应的色、时、日、音、味的五种变化，每种变化都有井、荥、输、经、合五种腧穴分别与之相应，五五相乘，所以就有二十五个腧穴，又分别与五季相应。

黄帝说：想听你讲讲什么叫五变？

岐伯说：肝属木，为阴中之少阳，所以称为牡脏，在色为青，在时为春，在日为甲乙，在音为角，在味为酸；心属火，为阳中之太阳，所以称为牡脏，在色为赤，在时为夏，在日为丙丁，在音为徵，在味为苦；脾属土，为阴中之至阴，所以称为牝脏，在色为黄，在时为长夏，在日为戊己，在音为宫，在味为甘；肺属金，为阳中之少阴，所以称为牝脏，在色为白，在时为秋，在日为庚辛，在音为商，在味为辛；肾属水，为阴中之太阴，所以称为牝脏，在色为黑，在时为冬，在日为壬癸，在音为羽，在味为咸。这就是五变。

以五变分主五腧穴是什么情况？

岐伯说：五脏主冬，冬季刺井穴；五色主春，春刺荥穴；五时主夏，夏季刺输穴；五音主长夏，长夏刺经穴；五味主秋，秋季刺合穴。这是五变分主五腧的情况。

黄帝说：六腑的原穴是怎样配合成六腧的呢？

岐伯说：只有原穴不与五时相配合，而把它归在经穴之中，以应五时六腧之数，所以六六三十六个腧穴。

黄帝问：什么叫做脏主冬，时主夏，音主长夏，味主秋，色主春？我想知道其中的道理。

岐伯说：病在脏的邪气深，治疗时应刺井穴；疾病变化显现于面色的，治疗时应刺荥穴；病情时轻时重的，治疗时应刺输穴；疾病影响到声音发生变化的，应刺经穴；经脉盛满而有瘀血，病在阳明胃，以及因饮食不节引起的疾病，治疗时都应刺合穴，所以说味主合。这就是与五变相应的针治法则。

外揣篇第四十五

【原文】余闻九针九篇，余亲受其调，颇得其意。夫九针者，始于一而终于九，然未得其要道也。夫九针者，小之则无内，大之则无外，深不可为下，高不可为盖，恍惚无穷，流溢无极，余知其合于天道人事四时之变也，然余愿杂之毫毛，浑束为一，可乎？

岐伯曰：明乎哉问也，非独针道焉，夫治国亦然。

黄帝曰：余愿闻针道，非国事也。

岐伯曰：夫治国者，夫惟道焉，非道，何可小大深浅，杂合而为一乎。

【译文】黄帝说：我读过关于九针的九篇论文，亲自验证了它的规律，感到很有体会。九针从第一针开始，到第九针终止，都隐藏了许多深刻的道理，我还没能真正掌握它的要领。九针的道理，精微宏大，高深玄妙，应用无穷。我知道它符合天道、人事以及四时的变化，想把这复杂如牛毛的论述归纳成一个纲要，不知是否可以？

岐伯说：你问得真高明啊！不但针刺的道理如此，就是治理国家，也应如此。

黄帝说：我想听的是针刺的道理，不是谈论国事。

岐伯说：治理国家，应该有个总的纲领，如果没有总的纲领，怎么能将大、小、深、浅各种复杂的事物统一在一起呢？

【原文】黄帝曰：愿卒闻之。

岐伯曰：日与月焉，水与镜焉，鼓与响焉。夫日月之明，不失其影，水镜之察，不失其形，鼓响之应，不后其声，动摇则应和，尽得其情。

黄帝曰：窘乎哉！昭昭之明不可蔽，其不可蔽，不失阴阳也。合而察之，切而验之，见而得之，若清水明镜之不失其形也。五音不彰，五色不明，五脏波荡，若是则内外相袭，若鼓之应桴，响之应声，影之似形。故远者，司外揣内，近者，司内揣外，是谓阴阳之极，天地之盖，请藏之灵兰之室，弗敢使泄也。

【译文】黄帝说：希望您把有关问题都讲给我听听。

岐伯说：这可用日和月、水和镜、鼓和响来做比喻。日月照耀物体，必定会有物体的影子出现；水和镜可以清楚地反映物体的形态；击鼓时会发出响声，声音和击鼓的动作几乎是同时发生的。凡形影、声响是相应的，懂得了这些，也就能完全理解针刺的道理了。

黄帝说：这个问题说起来真很困难呀！日月的光明不可遮蔽，它之所以不可遮蔽，是因为不失阴阳的道理。临床上要把各种情况结合起来观察，并通过切脉来验证，以望诊来获知外部的病象，就像清水、明镜不失真一样。若人的五音不响亮，五色不鲜明，就说明五脏的功能有了异常变动，这就是内外相互影响的道理，就如同以桴击鼓，响声随之而发生，也像影子跟随形体而又与形体相似一样。所以通过观察患者体表的变化，就可测知内脏的变化；检查出内脏的变化，也可以推测显现于外表的症候。这就是阴阳理论的重点。天地之大，无不包括在阴阳的范围之内。请让我把它珍藏在灵兰之室，不致使它流失掉。

五变篇第四十六

【原文】黄帝问于少俞曰：余闻百疾之始期也，必生于风雨寒暑，循毫毛而入腠理，或复还，或留止，或为风肿汗出，或为消瘅，或为寒热，或为留痹，或为积聚。奇邪淫溢，不可胜数，愿闻其故。夫同时得病，或病此，或病彼，意者天之为人生风乎，何其异也？

少俞曰：夫天之生风者，非以私百姓也，其行公平正直，犯者得之，避者得无殆，非求人而人自犯之。

黄帝曰：一时遇风，同时得病，其病各异，愿闻其故。

少俞曰：善乎其问！请论以比匠人。匠人磨斧斤，砺刀削断材木。木之阴阳，尚有坚脆，坚者不入，脆者皮弛，至其交节，而缺斤斧焉。夫一木之中，坚脆不同，坚者则刚，脆者易伤，况其材木之不同，皮之厚薄，汁之多少，而各异耶。夫木之蚤花先生叶者，遇春霜烈风，则花落而叶萎；久曝大旱，则脆木薄皮者，枝条汁少而叶萎；久阴淫雨，则薄皮多汁者，皮溃而漉；卒风暴起，则刚脆之木，枝折杌伤；秋霜疾风，则刚脆之木，根摇而叶落。凡此五者，各有所伤，况于人乎！

黄帝曰：以人应木，奈何？

少俞答曰：木之所伤也，皆伤其枝。枝之刚脆而坚，未成伤也。人之有常病也，亦因其骨节皮肤腠理之不坚固者，邪之所舍也，故常为病也。

黄帝曰：人之善病风厥漉汗者，何以候之？

少俞答曰：内不坚，腠理疏，则善病风。

黄帝曰：何以候肉之不坚也？

少俞答曰：䐃肉不坚，而无分理。理者麤理，麤理而皮不致者，腠理疏。此言其浑然者。

【译文】黄帝问少俞道：我听说各种疾病的产生都是由于风、雨、寒、暑的外袭引起的，邪气沿着皮毛而侵入腠理，有的入而复出，有的停留在内，有的形成风肿汗出，或发为消瘅，或发为寒热，或形成留痹，或成为积聚。因时令反常而浸淫泛溢于人体的病邪，其引起的病症甚至数不尽，请你讲讲其中的缘故。至于有些人同时得病，有的患这种病，有的患那种病，我以为自然气候对人的影响是不同的，否则，何以病变有种种区别呢？

少俞说：大凡自然界的邪气，并不偏私于哪一种人，凡是冒犯了它的就会得病，避开了它的就不会发生危险，这不是邪气来伤人，而是人们自己去触犯了邪气。

黄帝说：有些人在同一时间遭遇到邪气，又同样地患了病，可是他们的病症各不相同，希望听你讲讲其中的缘故。

少俞说：这个问题提得很好！请让我借匠人伐木做个譬喻吧。当匠人磨砺刀斧用来砍削木材的，因为木的阴阳面有坚脆的不同，坚实处刀斧就不容易砍入，脆弱处因外皮松弛而容易砍入，遇到有节的地方，甚至会把刀斧都砍缺了锋口。在同一种木材中，有坚脆的不同，坚硬处就难砍，脆弱处就易砍，何况不同的木材，它们皮有厚薄，汁有多少，性质坚脆各异。大凡树木花开得早而先生叶子的，遇到春霜或大风，就会使花落而叶萎；假使长期的烈日干旱，就会使性脆皮薄的树木，枝条少汁而叶萎；假使长期的天阴下雨，就会使皮薄汁多的树木，外皮溃烂而渗水；假使突然起了暴风，就会使性质刚脆的树木，干枝折伤；假使秋天下霜而又有剧烈的风，就会使性质刚脆的树木，根部摇动而叶子坠落。上述五种不同的情况，各有其损伤的原因及程度的不同，何况人呢？

黄帝说：以人与树木的变化相应来譬喻，是怎样的呢？

少俞答道：树木受伤，都是伤其树枝，凡树枝刚脆而坚实的，就不会受伤了。人体容易患病，也是因为骨节、皮肤、腠理的不坚固，容易为邪气所侵犯而稽留，所以容易发病。

黄帝说：有些人容易患风气厥逆而漉漉汗出的疾病，应该怎样诊察呢？

少俞答道：凡肌肉脆弱，腠理疏松，就容易为风邪侵袭而致病。

黄帝说：怎样看出肌肉脆弱呢？

少俞答道：肌肉不坚实，并且没有分理，即使有分理，也比较粗疏，分理粗疏皮肤不致密的，腠理疏松。

【原文】黄帝曰：人之善病消瘅者，何以候之？

少俞答曰：五脏皆柔弱者，善病消瘅。

黄帝曰：何以知五脏之柔弱也？

少俞答曰：夫柔弱者，必有刚强，刚强多怒，柔者易伤也。

黄帝曰：何以候柔弱之与刚强？

少俞答曰：此人薄皮肤，而目坚固以深者，长冲直扬，其心刚，刚则多怒，怒则气上逆，胸中蓄积，血气逆留，髋皮充肌，血脉不行，转而为热，热则消肌肤，故为消瘅。此言其人暴刚而肌肉弱者也。

黄帝曰：人之善病寒热者，何以候之？

少俞答曰：小骨弱肉者，善病寒热。

黄帝曰：何以候骨之小大，肉之坚脆，色之不一也？

少俞答曰：颧骨者，骨之本也。颧大则骨大，颧小则骨小。皮肤薄而其肉无䐃，其臂懦懦然，其地色殆然，不与其天同色，污然独异，此其候也。然后臂薄者，其髓不满，故善病寒热也。

黄帝曰：何以候人之善病痹者？

少俞答曰：麤理而肉不坚者，善病痹。

黄帝曰：痹之高下有处乎？

少俞答曰：欲知其高下者，各视其部。

黄帝曰：人之善病肠中积聚者，何以候之？

少俞答曰：皮肤薄而不泽，肉不坚而淖泽。如此，则肠胃恶，恶则邪气留止，积聚乃伤脾胃之间，寒温不次，邪气稍至。蓄积留止，大聚乃起。

黄帝曰：余闻病形，已知之矣！愿闻其时。

少俞答曰：先立其年，以知其时。时高则起，时下则殆，虽不陷下，当年有冲道，其病必起，是谓因形而生病，五变之纪也。

【译文】黄帝说：有些人容易患消瘅病，应该怎样诊察呢？

少俞答道：五脏都很柔弱的人，就容易发生消瘅病。

黄帝说：怎样知道五脏是柔弱的呢？

少俞答道：大凡五脏柔弱的人，必定心性刚强，心性刚强则多怒，故五脏柔弱的人就容易受到损伤。

黄帝说：怎样诊察五脏柔弱与心性刚强呢？

少俞答道：这种人皮肤脆薄，但是眼睛生得很坚固深入，眉毛竖起，心性刚暴，心性刚暴就容易发怒，怒则使气上逆，而积蓄在胸中，血与气交阻而停留，充廓于肌肉皮肤之间，使血脉不得畅流而生郁热，热则消烁肌肉皮肤，而成为消瘅。这就是指性情刚暴而肌肉脆弱的人。

黄帝说：有些人容易患寒热病，应该怎样诊察呢？

少俞答道：凡是骨骼细小，肌肉脆弱的人，就容易患寒热病。

黄帝说：应该怎样诊察骨骼的大小、肌肉的坚脆、气色的不同呢？

少俞答道：面部颧骨是骨骼的基本标志。颧骨大则周身的骨骼也大，颧骨小则周身的骨骼也小。皮肤薄弱肌肉也不能隆起，膊弱而无力，面部下巴的气色晦浊无神，与天庭的气色不一致，像蒙有一层污垢为其特点，这就是诊察骨、肉、色的方法。同时，臂部肌肉薄弱，其骨髓必不充实，所以容易患寒热病。

黄帝说：怎样诊察容易患痹病的人呢？

少俞答道：腠理粗疏而肌肉不坚实，则容易患痹病。

黄帝道：痹病的部位上下有一定的处所吗？

少俞答道：要知道痹病部位的高下，必须观察各个部位的虚弱情况。

黄帝说：有些人容易患肠中积聚，应该怎样候察呢？

少俞答道：皮肤薄弱缺乏润泽，肌肉不结实而缺乏滑泽，这样，就可知他的肠胃功能不健，故邪气容易停留而成积聚，致伤及脾胃的正常功能。如果脾胃之间寒温不调，即使邪气轻微，也会蕴蓄停留，而形成积聚病。

黄帝说：关于病形的情况，我已经知道了，我再想听听疾病与时令的关系。

少俞答道：首先要确定整个一年的气候概况，然后再掌握各个时令的气候。凡在气候对疾病有利之时，其病就会好转，气候对疾病不利之时，病就会恶化，有时虽然某一时令的气候变化并不剧烈，但因该年气候对其人体不适应，也可以引起发病。这就是由于形体素质不同而发生各种疾病的，以上都是五变的纲要。

本脏篇第四十七

【原文】黄帝问于岐伯曰：人之血气精神者，所以奉生而周于性命者也；经脉者，所以行血气而营阴阳、濡筋骨，利关节者也；卫气者，所以温分肉，充皮肤，肥腠理，司开阖者也；志意者，所以御精神，收魂魄，适寒温，和喜怒者也。是故血和则经脉流行，营复阴阳，筋骨劲强，关节清利矣；卫气和则分肉解利，皮肤调柔，腠理致密矣；志意和则精神专直，魂魄不散，悔怒不起，五脏不受邪矣；寒温和则六腑化谷，风痹不作，经脉通利，肢节得安矣，此人之常平也。五脏者，所以藏精神血气魂魄者也；六腑者，所以化水谷而行津液者也。此人之所以具受于天也，无愚智贤不肖，无以相倚也。然有其独尽天寿，而无邪僻之病，百年不衰，虽犯风雨卒寒大暑，犹有弗能害也；有其不离屏蔽室内，无怵惕之恐，然犹不免于病，何也？愿闻其故。

岐伯对曰：窘乎哉问也。五脏者，所以参天地，副阴阳，而连四时，化五节者也；五脏者，固有小大、高下、坚脆、端正、偏倾者，六腑亦有小大、长短、厚薄、结直、缓急。凡此二十五者，各不同，或善或恶，或吉或凶，请言其方。

心小则安，邪弗能伤，易伤以忧；心大则忧不能伤，易伤于邪。心高则满于肺中，悗而善忘，难开以言；心下，则藏外，易伤于寒，易恐以言。心坚，则藏安守固；心脆则善病消瘅热中。心端正，则和利难伤；心偏倾则操持不一，无守司也。

肺小，则少饮，不病喘喝；肺大则多饮，善病胸痹、喉痹、逆气。肺高，则上气，肩息咳；肺下则居贲迫肺，善胁下痛。肺坚则不病，咳上气；肺脆，则苦病消瘅易伤。肺端正，则和利难伤；肺偏倾，则胸偏痛也。

肝小则脏安，无胁下之病；肝大则逼胃迫咽，迫咽则苦膈中，且胁下痛。肝高，则上支贲切，胁挽为息贲；肝下则逼胃胁下空，胁下空则易受邪。肝坚则藏安难伤；肝脆则善病消瘅，易伤。肝端正，则和利难伤；肝偏倾，则胁下痛也。

脾小，则脏安，难伤于邪也；脾大，则苦凑䏚而痛，不能疾行。脾高，则䏚引季胁而痛；脾下则下归于大肠，下加于大肠，则脏苦受邪。脾坚，则脏安难伤；脾脆，则善病消瘅易伤。脾端正，则和利难伤；脾偏倾，则善满善胀也。

肾小，则脏安难伤；肾大，则善病腰痛，不可以俛仰，易伤以邪。肾高，则苦背膂痛，不可以俛仰；肾下则腰尻痛，不可以俛仰，为狐疝。肾坚，则不病腰背痛；肾脆，则善病消瘅，易伤。肾端正，则和利难伤；肾偏倾，则苦腰尻痛也。凡此二十五变者，人之所苦常病。

黄帝曰：何以知其然也？

岐伯曰：赤色小理者，心小；麤理者，心大。无髑骬者，心高；髑骬小、短、举者，心下。长者，心下坚；髑骬弱小以薄者，心脆。髑骬直下不举者，心端正；髑骬倚一方者，心偏倾也。

【译文】黄帝问岐伯说：人的气血精神，是奉养生命以维持正常生理功能的，经脉是气血通行的道路，使气血运行于机体内外，濡润筋骨，滑利关节；卫气能温煦肌肉，充养皮肤，滋润腠理，主导汗孔的开合；人的意志，能够统驭精神，收摄魂魄，适应气候寒温的变化，调节情绪。血脉通调和顺，则气血畅行，流于周身，营养机体，从而强劲筋骨，滑利关节；卫气的功能正常，则使肌肉滑润，皮肤柔和润泽，腠理致密；意志专注，则精神集中，思维敏捷，魂魄安定，不产生懊悔愤怒的情绪变化，五脏就不会遭受邪气的侵扰。如寒热调和，六腑就能运化五谷，使风病、痹病等无从产生，经脉通利，肢体关节灵活。以上就是人体正常的生理状态。五脏贮藏精神气血魂魄，六腑传化水谷而输送津液。这些功能，都是先天所赋，与人的愚笨、聪明、贤能、浅薄无关。但有的人能享尽天年，不受邪气侵扰，老而不衰，即使是风雨、骤寒暴暑，也不能伤害他；有的人虽然足不出户，也没有受到忧伤、惊恐的刺激，但仍免不了生病，这是为什么？我想知道其中的道理。

岐伯回答说：这是一个很难解答的问题啊！五脏的生理功能，是与自然界相适应的，符合阴阳变化的规律，并与四时的变化相联系，与五个季节的五行相适应，五脏本身就有大小、高低、坚脆、端正及偏斜的不同，六腑也有大小、长短、厚薄、曲直、缓急的差异。这二十五种情况各不相同，分别显示着善恶吉凶，请允许我详加说明。

心脏小，则神气敛藏安定，邪气不易侵害人，但人易伤于忧愁；心脏大，则人不易伤于忧愁，而易被邪气所伤。心位偏高，则向上压迫肺使肺气壅滞，令人烦闷不舒而健忘，固执己见；心位偏低，则心神之脏气外散，令人易受寒邪，易被言语恐吓。心脏坚实的，则脏气安定，守卫固密；心脏脆弱，则人容易患消瘅病及热证。心脏端正，则神气血脉和利，邪气难以侵害人；心脏偏斜不正，则操守不坚，使人无主见。

肺脏小，则饮邪很少停留，不会使人喘息；肺脏大，则多有饮邪停滞，易使人患胸痹、喉痹及气逆的病。肺位偏高，则气机上逆，使人抬肩喘咳；肺位偏低，则居处接近横膈，以致胃脘上迫于肺，使人易患胁下疼痛的病。肺脏坚实，则人不易患咳逆上气；肺脏脆弱的，则易患消瘅。肺脏端正的，则肺气调和宣通，使人不易被邪气所伤。肺脏偏斜的，则使人胸中偏痛。

肝脏小，则脏气安宁，令人不患胁下痛；肝脏大，则压迫胃脘，上迫咽部而令人患膈中症，且胁下疼痛。肝位偏高，则向上支撑膈部，并紧贴着胁部使其满闷，成为息贲病；肝位偏低，则逼迫胃脘，令胁下空虚，使人易被邪气侵袭。肝脏坚实，则脏气安宁不易被邪气所伤；肝脏脆弱，则易患消瘅病。肝脏端正，则肝气条达，人不易受邪；肝脏偏斜，则人易患胁下疼痛。

脾脏小，则脏气安和，人很难被邪气伤害；脾脏大，则胁下空软处充聚而痛，使人不能快行。脾位偏高，则胁下空软处牵引季胁作痛；脾位偏低，则向下迫临大肠，人易被邪气所伤。脾脏坚实，则脏气安定，人不易被邪气所伤；脾脏脆弱，人则易患消瘅病。脾位端正，则脾气健旺，不易受邪；脾位偏斜，则人易生胀满。

肾脏小，则脏气安和，人很难被邪气伤害；肾脏大，则易患腰痛，不能前后俯仰，人易被邪气所伤。肾位高，则人常患背脊疼痛、不能前俯后仰的病；肾位低，则人会腰尻部疼痛，不能俯仰，甚至患狐疝病。肾脏坚实，则人不易腰背痛；肾脏脆弱，则易患消瘅病，易被外邪所伤。肾脏端正，则肾气充盛，人不易受邪；肾位偏斜，则易患腰尻部疼痛。以上是常见的二十五种病变。

黄帝说：怎样了解五脏大小、高下、坚脆、端正、偏斜的情况呢？

岐伯说：肤色红、纹理细密的人，心脏小；皮肤纹理粗疏的人，心脏大。胸骨剑突不明显的人，心脏位高；胸骨剑突短小，高突如鸡胸的人，心位偏低。胸骨剑突长的人，心脏坚实；胸骨剑突软小薄弱的人，心脏脆弱。胸骨剑突直向下而不突起的人，心脏端正；胸骨剑突偏向一边的人，心脏倾斜不端正。

【原文】白色小理者，肺小；麤理者，肺大。巨肩反膺陷喉者，肺高；合腋张胁者，肺下。好肩背厚者，肺坚；肩背薄者，肺脆。背膺厚者，肺端正；胁偏疏者，肺偏倾也。

青色小理者，肝小；麤理者，肝大。广胸反骹者，肝高；合胁兔骹者，肝下。胸胁好者，肝坚；胁骨弱者，肝脆。膺腹好相得者，肝端正；胁骨偏举者，肝偏倾也。

黄色小理者，脾小；麤理者，脾大。揭唇者，脾高；唇下纵者，脾下。唇坚者，脾坚；唇大而不坚者，脾脆。唇上下好者，脾端正；唇偏举者，脾偏倾也。

黑色小理者，肾小；麤理者，肾大。高耳者，肾高；耳后陷者，肾下。耳坚者，肾坚；耳薄而不坚者，肾脆。耳好前居牙车者，肾端正；耳偏高者，肾偏倾也。

凡此诸变者，持则安，减则病也。

帝曰：善。然非余之所问也，愿闻人之有不可病者，至尽天寿，虽有深扰大恐，怵惕之志，犹不能减也，甚寒大热，不能伤也；其有不离屏蔽室内，又无怵惕之恐，然不免于病者，何也？愿闻其故。

岐伯曰：五脏六腑，邪之舍也，请言其故。五脏皆小者，少病，苦憔心，大愁扰；五脏皆大者，缓于事，难使以扰。五脏皆高者，好高举措；五脏皆下者，好出人下。五脏皆坚者，无病；五脏皆脆者，不离于病。五脏皆端正者，和利得人心；五脏皆偏倾者，邪心而善盗，不可以为人平，反复言语也。

黄帝曰：愿闻六腑之应。

岐伯答曰：肺合大肠，大肠者，皮其应；心合小肠，小肠者，脉其应；肝合胆，胆者，筋其应；脾合胃，胃者，肉其应；肾合三焦膀胱，三焦膀胱者，腠理毫毛其应。

黄帝曰：应之奈何？

岐伯曰：肺应皮。皮厚者，大肠厚，皮薄者，大肠薄；皮缓，腹里大者，大肠大而长；皮急者，大肠急而短；皮滑者，大肠直；皮肉不相离者，大肠结。

心应脉，皮厚者，脉厚，脉厚者，小肠厚；皮薄者，脉薄，脉薄者，小肠薄；皮缓者，脉缓，脉缓者，小肠大而长；皮薄而脉冲小者，小肠小而短。诸阳经脉皆多纡屈者，小肠结。

脾应肉，肉䐃坚大者，胃厚；䐃肉幺者，胃薄。肉䐃小而幺者，胃不坚；肉腘不称身者，胃下，胃下者，下管约不利。肉腘不坚者，胃缓；肉腘无小里累者，胃急。肉腘多少里累者，胃结，胃结者，上管约不利也。

肝应爪，爪厚色黄者，胆厚；爪薄色红者，胆薄；爪坚色青者，胆急；爪濡色赤者，胆缓；爪直色白无纹者，胆直；爪恶色黑多纹者，胆结也。

肾应骨，密理厚皮者，三焦膀胱厚；麤理薄皮者，三焦膀胱薄。疏腠理者，三焦膀胱缓；皮急而无毫毛者，三焦膀胱急。毫毛美而麤者，三焦膀胱直，稀毫毛者，三焦膀胱结也。

黄帝曰：厚薄美恶，皆有形，愿闻其所病。

岐伯答曰：视其外应，以知其内藏，则知所病矣。

【译文】 肤色白、纹理细密的人，肺脏小；皮肤纹理粗疏的人，肺脏大。两肩高耸，胸膺突出而咽喉内陷的人，肺脏位高；两腋内敛，胁部外开的人，肺脏位低。肩背部肌肉厚实的人，肺脏坚实；肩背部肌肉薄弱的人，肺脏脆弱。胸背部肌肉匀称坚厚的人，肺脏端正；肋骨偏斜而稀疏的人，肺脏偏斜不正。

肤色青、纹理细密的人，肝脏小；皮肤纹理粗疏的人，肝脏大。胸部宽阔、肋骨高突外张的人，肝脏位高；肋骨低而内收的人，肝脏位低。胸胁发育匀称健壮的人，肝脏坚实；肋骨软弱的人，肝脏脆弱。胸腹部发育良好、比例匀称的人，肝脏端正；肋骨偏斜外突的人，肝脏偏斜不端正。

肤色黄、纹理细密的人，脾脏小；皮肤纹理粗疏的人，脾脏大。口唇上翘外翻的人，脾脏位高；口唇低垂弛缓的人，脾脏位低。口唇坚实的人，脾脏坚实；口唇大而不坚实的人，脾脏脆弱。口唇上下匀称端正的人，脾脏端正；口唇不匀，一侧偏高的人，脾脏偏斜不正。

肤色黑、纹理细密的人，肾脏小；皮肤纹理粗疏的人，肾脏大。双耳位置高的人，肾脏位高；耳向后陷下的人，肾脏位低。耳坚实的人，肾脏坚实；两耳瘦薄不坚实的人，肾脏脆弱。两耳完好端正，接近颊车的人，肾脏端正；两耳偏斜，高低不对称的人，肾脏偏斜不正。

以上情况各不相同，只要掌握这些规律，注意调摄，就会安然无恙，若再受到损害，就会导致各种疾病产生。

黄帝说：讲得好。但这不是我想要问的，我想知道的是有的人很少患病，能享尽天年，即使受到忧恐、惊悸等巨大的精神刺激以及严寒酷热等外邪的侵袭，身体也不会有所伤害；有的人虽然足不出户，又没有受到惊悸等刺激，仍避免不了要生病，这是为什么？我想听听其中的道理。

岐伯说：五脏六腑，是内外邪气避栖的地方，请让我说说其中的缘由。五脏都小的人，很少受外邪侵袭而发病，但却经常焦心思虑，多愁善忧；五脏都大的人，做事和缓，很难使他忧虑。五脏位置都偏高的人，处事多好高骛远；五脏位置都偏低的人，多甘居人下。五脏都坚实的人，不易生病；五脏都脆弱的人，经常病不离身。五脏都端正的人，性情和顺，为人正直，很得人心；五脏位置都偏斜不正的人，多有私心杂念，贪心好盗，不能与人和平相处，言语反复无常。

黄帝说：我想了解一下六腑与身体其他部位的相应关系。

岐伯回答说：肺与大肠相合，大肠相应于皮；心与小肠相合，小肠相应于脉；肝与胆相合，胆相应于筋；脾与胃相合，胃相应于肉；肾与三焦、膀胱相合，三焦、膀胱相应于腠理毫毛。

黄帝说：六腑与身体其他部位是如何相应的呢？

岐伯说：肺与皮肤相应。皮肤厚的人，大肠就厚；皮肤薄的人，大肠就薄；皮肤松弛，肚腹大的人，大肠松弛而且长；皮肤紧绷的人，大肠紧而短；皮肤滑润的人，大肠通顺；皮肤与肌肉不相附的人，大肠多结涩不畅。

心与脉相应。皮肤厚的人，脉就厚，脉厚的人小肠就厚；皮肤薄的人，脉就薄，脉薄的人小肠就薄；皮肤松弛的人，脉就弛缓，脉弛缓的人小肠就大而长；皮肤薄而脉虚小的人，小肠就小而短；三阳经脉的部位多见弯弯曲曲的血脉的人，小肠就结涩不畅。

脾与肉相应，肉坚实壮大的人，胃体就厚；肉细薄的人，胃体就薄。肉细小薄弱的人，胃体就不坚实；肉瘦薄与身体不相称的人，胃就下垂，胃下垂，则胃下，约束不利。肉不坚实的人则胃弛缓；肉无小颗粒累累的人，胃体紧敛。肉多有小颗粒累累的，胃气结涩，胃气郁结，则胃上，约束不利。

胆与指相应。指甲厚实色黄的人，胆厚；指甲薄弱色红的人，胆薄。指甲坚硬色青的人，胆紧敛；指甲濡软而色赤的人，胆弛缓。指甲正常色白无纹理的人，胆气舒畅；指甲异常色黑多纹理的人，胆气郁结不畅。

肾与骨相应。皮肤纹理致密厚实的人，三焦与膀胱都厚实；皮肤纹理粗疏薄弱的人，三焦与膀胱都薄弱。皮肤纹理疏松的人，三焦与膀胱弛缓；皮肤紧张而无毫毛的人，三焦与膀胱都紧敛，毫毛美泽而粗的人，三焦与膀胱之气舒畅；毫毛稀疏的人，三焦与膀胱之气都郁结不畅。

黄帝说：脏腑的厚薄、好坏都有一定的形状，我想了解一下它们所发生的病变是怎样的。

岐伯回答说：脏腑与体表组织是内外相应的，观察外在的体表组织，就可知道脏腑的情况，并进而知道其所发生的病变了。

灵枢译注卷八

禁服篇第四十八

【原文】雷公问于黄帝曰：细子得受业，通于《九针六十篇》，旦暮勤服之，近者编绝，久者简垢，然尚讽诵弗置，未尽解于意矣。《外揣》言浑束为一，未知所谓也。夫大则无外，小则无内，大小无极，高下无度，束之奈何？士之才力，或有厚薄，智虑褊浅，不能博大深奥，自强于学若细子。细子恐其散于后世，绝于子孙，敢问约之奈何？

黄帝曰：善乎哉问也。此先师之所禁，坐私传之也，割臂歃血之盟也，子若欲得之，何不斋乎。

雷公再拜而起曰：请闻命于是也。

乃斋宿三日而请曰：敢问今日正阳，细子愿以受盟。

黄帝乃与俱入斋室，割臂歃血，黄帝亲祝曰：今日正阳，歃血传方，有敢背此言者，反受其殃。

雷公再拜曰：细子受之。

黄帝乃左握其手，右授之书曰：慎之慎之，吾为子言之，凡刺之理，经脉为始，营其所行，知其度量，内刺五脏，外刺六腑，审察卫气，为百病母，调其虚实，虚实乃止，泻其血络，血尽不殆矣。

雷公曰：此皆细子之所以通，未知其所约也。

黄帝曰：夫约方者，犹约囊也，囊满而弗约，则输泄，方成弗约，则神与弗俱。

雷公曰：愿为下材者，勿满而约之。

黄帝曰：未满而知约之以为工，不可以为天下师。

雷公曰：愿闻为工。

黄帝曰：寸口主中，人迎主外，两者相应，俱往俱来，若引绳大小齐等。春夏人迎微大，秋冬寸口微大，如是者，名曰平人。

【译文】雷公问黄帝说：我接受你的传授，又通晓了《九针》六十篇文章的原理。于是从早到晚都在勤奋学习，尽管编绝简垢，仍不断地阅读背诵，虽然如此，还不能了解其中的精义。如《外揣篇》里说的"浑束为一"不知是什么道理。既然说九针的道理，博大到不可再大，精微到不可再精，它的"大"与"小"

287

已经到了极点，甚至至高无上、至深无下，那么怎样将其归纳总结呢？况且人们的聪明才智，有厚有薄，有的智慧过人，思虑周密，也有的浅见薄识，不能领会它的高深道理，又不能像我一样努力学习，我恐怕这样长期下去，这一学术就会流散失传，子孙也就难于世代的继承下去，因此我想向你请教怎样由博返约呢？

黄帝说：你问得很好！这正是先师再三告诫的，不能传给那种不劳而获、专谋私利的人，所以要经过割臂歃血的盟誓才能秘密地传授。你要想得到它，为什么不至诚地斋戒呢？

雷公很有礼貌地说：我愿遵照你说的去做。

于是雷公很诚恳地斋戒独宿三天，然后再来请求说：在今天正午的时候，我愿受盟传方。黄帝和他一同进入斋室，举行割臂歃血的宣誓仪式。黄帝亲自祝告说：今天在正午的时候，通过歃血的仪式传授医学要道，如果谁违背了今天的誓言，必定遭受灾殃。

雷公再拜说：我愿接受盟戒。

黄帝就用左手握住雷公的手，右手将书授给雷公，并且说：慎重啊慎重！我现在给你讲解其中的道理。

凡要掌握针灸治病的道理，首先要熟悉经脉，要知道经脉运行的走向，并知道它的长、短和每经气血多少的差异；病在内的则可以针刺五脏所属的经脉，病在外的，则可以针刺六腑所属的经脉，同时要审察卫气的变化，因为卫气在人体起着保卫作用，故卫气失常则邪从卫入，百病由此而生；实则泻之，虚则补之，如能调治其虚实，补泻得宜，则由于虚实而出现的病变，都会停止发展，病在血络的，则用刺络法泻其血络，使邪血尽去，病情就会好转。

雷公说：这些道理我是知道的，但却不能归纳起来掌握其要领。

黄帝说：约方，就像将一个袋口扎住一样，袋子满了，如果不扎袋口，则所装的东西就会倒出来；学到的许多诊断和治疗方法，如果不能提纲挈领加以总结归纳，则杂而不精，就不能出神入化，运用自如。

雷公说：愿做下等人才的人，不求学识渊博，就想要归纳精简、提纲挈领。

黄帝说：这样的人只能做个普通的医生，而不能作为天下人的导师。

雷公说：我想听听做一般医生所应该

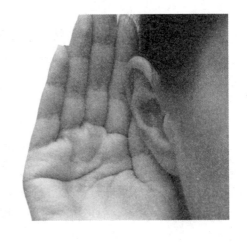

具备的医疗技能。

黄帝说：寸口脉是诊察在内的五脏病变，人迎脉是诊察在外的六腑病变，这两个部位的脉搏往来运行，其搏动力量大小相等。春夏阳气盛，人迎脉略大一些，秋冬阴气盛，寸口脉略大一些，像这样就是正常人的表现。

【原文】人迎大一倍于寸口，病在足少阳，一倍而躁，在手少阳。人迎二倍，病在足太阳，二倍而躁，病在手太阳。人迎三倍，病在足阳明，三倍而躁，病在手阳明。盛则为热，虚则为寒，紧则为痛痹，代则乍甚乍间。盛则泻之，虚则补之，紧痛则取之分肉，代则取血络，且饮药，陷下则灸之，不盛不虚，以经取之，名曰经刺。人迎四倍者，且大且数，名曰溢阳，溢阳为外格，死不治。必审按其本末，察其寒热，以验其脏腑之病。

寸口大于人迎一倍，病在足厥阴，一倍而躁，在手心主。寸口二倍，病在足少阴，二倍而躁，在手少阴。寸口三倍，病在足太阴，三倍而躁，在手太阴。盛则胀满，寒中，食不化，虚则热中、出糜、少气、溺色变，紧则痛痹，代则乍痛乍止。盛则泻之，虚则补之，紧则先刺而后灸之，代则取血络，而后调之，陷下则徒灸之，陷下者，脉血结于中，中有着血，血寒，故宜灸之，不盛不虚，以经取之。寸口四倍者，名曰内关，内关者，且大且数，死不治。必审察其本末之寒温，以验其脏腑之病。

通其营输，乃可传于《大数》。《大数》曰：盛则徒泻之，虚则徒补之，紧则灸刺，且饮药，陷下则徒灸之，不盛不虚，以经取之。所谓经治者，饮药，亦曰灸刺，脉急则引，脉大以弱，则欲安静，用力无劳也。

【译文】人迎比寸口的脉象大一倍，是病在足少阳经，大一倍而躁疾的，病在手少阳经；人迎脉比寸口大两倍，病在足太阳经，大二倍而躁疾的，病在手太阳经；人迎脉比寸口大三倍，病在足阳明经，大三倍而躁疾的，病在手阳明经。人迎脉盛，是阳气内盛而为热；虚小是阳气内虚而为寒；脉紧的为痛痹；出现代脉，则有忽痛忽止、时轻时重的病症。治疗时凡脉盛的实证用泻法，脉虚的虚证用补法，脉紧而疼痛的，则针刺分肉之间的穴位，脉代的取血络放血，并配合服汤药，脉陷下不起的用灸法，不盛不虚是正经自病的，取治于有病脏器的本经，就叫做"经刺"。人迎脉比寸口大四倍，大而且数，阳脉甚盛，名曰溢阳脉，溢阳是阴气格阳于外的现象，属不治的死症。必须详细研究其疾病的全过程，辨明属寒属热，以判断脏腑的病变。

寸口脉大于人迎一倍，病在足厥阴经，大一倍而躁疾的，病在手厥阴经；寸口脉大于人迎二倍，病在足少阴经，大二倍而躁疾的，病在乎少阴经；寸口脉大于人迎三倍，病在足太阴经，大三倍而躁疾的，病在手太阴经。寸口盛大，可出现胀满、寒滞中焦、食不消化等证；寸口脉虚弱，则出现内热、大便中有糜烂未化食物、少气、排尿色变；脉紧的属寒，出现痛痹；脉代的是血脉不调，时痛时止。治疗时脉盛的用泻法，脉虚的用补法，脉紧的先针刺而后用灸法，脉代的刺血络泄去邪血，而后用药物调治，脉虚陷不起的，用灸法治疗。脉虚陷不起，是因脉中的血行凝结，并有瘀血附着在脉中，这是因为寒气深入于血，血因寒而滞，故宜用灸法以通阳散寒。不盛不虚的本经自病，可以取本经穴位治疗。寸口脉大于人迎四倍的，叫做内关，内关是阴气过盛，使阳气不能与阴气相交外越而发生的，内关的脉象是大而且数的，是不治的死症。总之，必须详细审察致病的本末及其寒热的不同，从而判明脏腑的病变，加以治疗。

必须在他通晓经脉运行和输注的原理后，才可能传授给他针灸治病的大法。《大数》上说：脉盛的用泻法，脉虚的用补法，脉紧的可灸、刺、服药三者并用，脉虚陷不起的则用灸法，脉不盛不虚的本经自病，就取本经穴位治疗。所谓"经治"，就是或服药，或灸刺，随其经脉所宜而选用施治方法。脉急的是邪盛，可兼用导引法以去病，脉大而弱的，宜安心静养，不要勉强用力，劳累过度。

五色篇第四十九

【原文】雷公问于黄帝曰：五色独决于明堂乎？小子未知其所谓也。

黄帝曰：明堂者，鼻也；阙者，眉间也；庭者，颜也；蕃者，颊侧也；蔽者，耳门也。其间欲方大，去之十步，皆见于外，如是者，寿必中百岁。

雷公曰：五官之辨，奈何？

黄帝曰：明堂骨高以起，平以直，五脏次于中央，六腑挟其两侧，首面上于阙庭，王宫在于下极，五脏安于胸中，真色以致，病色不见，明堂润泽以清，五官恶得无辨乎？

雷公曰：其不辨者，可得闻乎？

黄帝曰：五色之见也，各出其色部。部骨陷者，必不免于病矣。其色部乘袭者，虽病甚，不死矣。

雷公曰：官五色奈何？

黄帝曰：青黑为痛，黄赤为热，白为寒，是谓五官。

雷公曰：病之益甚，与其方衰，如何？

黄帝曰：外内皆在焉。切其脉口，滑小紧以沉者，病益甚，在中；人迎气大紧以浮者，其病益甚，在外。其脉口浮滑者，病日进；人迎沉而滑者，病日损。

其脉口滑以沉者，病日进，在内；其人迎脉滑盛以浮者，其病日进，在外。脉之浮沉及人迎与寸口气小大等者，病难已；病之在藏，沉而大者，易已，小为逆；病在府，浮而大者，其病易已。人迎盛坚者，伤于寒，气口盛坚者，伤于食。

雷公曰：以色言食之间甚，奈何？

黄帝曰：其色粗以明，沉夭者为甚，其色上行者，病益甚；其色下行，如云彻散者，病方已。五色各有脏部，有外部有内部也。色从外部走内部者，其病从外走内；其色从内走外者，其病从内走外。病生于内者，先治其阴，后治其阳，反者益甚。其病生于阳者，先治其外，后治其内，反者益甚。其脉滑大，以代而长者，病从外来，目有所见，志有所恶，此阳气之并也，可变而已。

雷公曰：小子闻风者，百病之始也；厥逆者，寒湿之起也，别之奈何？

黄帝曰：常候阙中，薄泽为风，冲浊为痹。在地为厥。此其常也；各以其色言其病。

【译文】雷公问黄帝说：观察面部的五色，能单独取决于明堂这个部位吗？我不太清楚其中的道理。

黄帝说：明堂，就是鼻头；阙，是指两眉中间；天庭，就是额部；蕃，是指两颊的外侧；蔽，是指耳门前的部位。这些部位之间要方大，十步以外看，都是明朗清楚的，是享得百岁高寿的征象。

雷公说：怎样辨别五官的色气呢？

黄帝说：鼻骨高而隆起，端正而直，五脏依次分布在它的中央，六腑则附于它的两侧。头面在上部的阙部和天庭，心在两眉之间的下极。若五脏安和，与其相应的部位就会色泽正常，而无病色，鼻部色泽清润，由此五官的病色，就不难辨别了。

雷公说：如何进一步辨别呢，可以讲给我听听吗？

黄帝说：五色所反映的部位各不相同，如有深陷入骨的现象，就是必然要发病的征兆。如其部位上有乘袭之色，那么即使病很严重，也不会致人死亡。

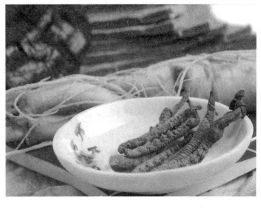

雷公说：五色各主什么呢？

黄帝说：青色和黑色主疼痛，黄色和赤色主热，白色主寒，这就是五色所主。

雷公说：怎样来判断病的加重与病邪的将衰呢？

黄帝说：病在内在外的区别为患者的寸口脉呈现滑、小、紧而沉的脉象时，就说明病情已加重，且病在内；患者的人迎脉呈现大、紧而浮的脉象时，表明病情已加重，病在外；患者的寸口脉变得浮滑时，说明病在日渐减轻；患者的人迎脉沉而滑时，病也日渐减轻。患者寸口脉滑而沉时，说明病情日渐加重，且病在内脏；患者人迎脉滑盛而浮的，说明病在日渐加重，且病在外腑。若脉象或浮或沉及人迎和寸口部大小相等，就说明疾病难以治好；病在五脏而脉沉、大，疾病就容易治好；脉沉而小的，为逆象。病在六腑且脉浮而大的，其病就容易治好，人迎脉盛而坚的，由寒邪所致；寸口脉盛而坚的，伤于食所致。

雷公说：怎样根据色泽的变化来判断病情的轻重呢？

黄帝说：色泽明润的病轻，沉滞晦暗的病重；病色向上发展的，说明病情逐渐加重；病色向下行如云雾散去的，说明病情逐渐好转。五色在人的颜面，各现于脏腑所属的部位，有外部和内部的不同。病色从外部发展到内部的，说明病邪从外入内；病色从内部转入外部的，说明病邪从内出外。病从内而生的，当先治其内，后治其外，否则就会加重病情；病从外而生的，必当先治其外，后治其内，否则也会加重病情。如脉象呈现滑大或成长脉，就表明病邪由外而来，使眼睛有所妄见，神志反常，这是阳病。

雷公说：我听说风邪是百病的起因，而厥逆的病变，由寒湿引起，怎样根据面部的颜色来辨别呢？

黄帝说：通常是根据两眉间的气色来辨别的。气色浮浅而有光泽的，就患有风病；气色深沉而混浊的，就患有痹病；病色出现在面的下部，说明患有因寒湿引起的厥逆症。这是一般情况，严格地说，要根据各部所呈现出的色泽来判断病变。

【原文】雷公曰：人不病卒死，何以知之？

黄帝曰：大气入于脏腑者，不病而卒死矣。

雷公曰：病小愈而卒死者，何以知之？

黄帝曰：赤色出两颧，大如拇指者，病虽小愈，必卒死。黑色出于庭，大如拇指，必不病而卒死。

雷公再拜曰：善哉！其死有期乎？

黄帝曰：察色以言其时。

雷公曰：善乎！愿卒闻之。

黄帝曰：庭者，首面也；阙上者，咽喉也；阙中者，肺也；下极者，心也；

直下者，肝也；肝左者，胆也；下者，脾也；方上者，胃也；中央者，大肠也；挟大肠者，肾也；当肾者，脐也；面王以上者，小肠也，面王以下者，膀胱、子处也；颧者，肩也；颧后者，臂也；臂下者，手也；目内眦上者，膺乳也；挟绳而上者，背也；循牙车以下者，股也；中央者，膝也；膝以下者，胫也；当胫以下者，足也；巨分者，股里也；巨屈者，膝膑也。此五脏六腑肢节之部也，各有部分。有部分，用阴和阳，用阳和阴，当明部分，万举万当。能别左右，是谓大道；男女异位，故曰阴阳。审察泽夭，谓之良工。

沉浊为内，浮泽为外。黄赤为风，青黑为痛，白为寒，黄而膏润为脓，赤甚者为血，痛甚为挛，寒甚为皮不仁。

五色各见其部，察其浮沉，以知浅深；察其泽夭，以观成败；察其散抟，以知远近；视色上下，以知病处；积神于心，以知往今。故相气不微，不知是非，属意勿去，乃知新故。色明不麤，沉夭为甚，不明不泽，其病不甚。其色散，驹驹然，未有聚；其病散而气痛，聚未成也。

肾乘心，心先病，肾为应，色皆如是。

男子色在于面王，为小腹痛；下为卵痛；其圜直为茎痛，高为本，下为首，狐疝㿉阴之属也。

女子在于面王，为膀胱、子处之病，散为痛，抟为聚，方员左右，各如其色形。其随而下至胝，为淫，有润如膏状，为暴食不洁。

左为左，右为右。其色有邪，聚散而不端，面色所指者也。色者，青黑赤白黄，皆端满有别乡。别乡赤者，其色赤，大如榆荚，在面王为不日。其色上锐，首空上向，下锐下向，在左右如法。以五色命脏，青为肝，赤为心，白为肺，黄为脾，黑为肾。肝合筋，心合脉，肺合皮，脾合肉，肾合骨也。

【译文】雷公说：假若人在没有病的征象下而突然死亡，又如何能预知呢？

黄帝说：大邪之气侵入脏腑后，即使没有病象显现，也可令人突然死亡。

雷公说：病情稍有好转而突然死亡，怎样才能预知呢？

黄帝说：如两颧部出现赤色，且面积大如拇指，那么病情即使稍有好转，也会突然致人死亡。

雷公再拜说：讲得好啊，患者的死亡时间也可预知吗？

黄帝说：观察患者色泽的变化就可推知其死亡的大概时间。

雷公说：好，我愿意听你全面讲讲。

黄帝说：天庭反映头面部的病；眉心之上，反映咽喉的病；眉心反映肺脏的病；两目之间反映心脏的病；由两目之间直下鼻梁的部位，反映肝脏的病；此部位的左边，反映胆的病；鼻准反映脾的病；鼻准的两旁反映胃的病；面的中央，反映大肠的病；挟两颊部，反映肾脏的病；肾所属颊部的下方，反映脐部的病；鼻准上方的两侧，反映小肠的病；鼻准以下的人中穴，反映膀胱和子宫的病；颧骨处，反映肩病；颧骨的后方，反映臂病；臂下的部位反映手的病；内眼角以上的部位，反映胸乳的病；颊的外部以上，反映背的病；沿颊车以下，反映股的病；两牙床的中央，反映膝的病；此部位的下面，反映胫的病；反映胫部病变的部位的下面，反映足的病；口角两侧的大纹处，反映股内侧的病；颊下的曲骨部，反映膝盖的病。这是脏腑肢节的病变相应于面部的情况，治疗时，用阴调阳，用阳调阴，只要明确了各部所表现的色泽，就会运用自如。能够辨别左右，就了解了阴阳的基本道理。只有能根据面色的润泽和晦滞，诊断出疾病的善恶逆顺，才是高明的医生。

面色沉滞晦暗，说明内脏有病；面色浮露鲜明，说明外腑有病。面色黄赤说明患有风病；色见青黑为疼痛；白色为寒；色黄而如脂膏般润泽的说明脓已形成；面色过赤的患有血分痛。过痛可引起挛急，过寒则可导致肌肤麻痹不仁。

五色各表现在一定的部位，观察它的沉浮，就可判断病邪的深浅；根据它的润泽与枯晦，就可推测病情的轻重；根据它消散或聚结的情况，就可确知病程的长短；观察病色的上下，就可知道病的部位。聚精会神地观察，就可知道疾病以往的情况和目前的状况。如观察不细心，就不能了解疾病的良恶。只有专心致志，才能知道疾病的产生和现在的情况。如面色明亮不显浮，沉滞枯晦，就说明病情严重；面色无光，也不润泽，如无枯晦之象，就说明病情不重；如色散而无固定部位，则病势也会消减，即使有痛症，也不会积聚不去。

肾邪侵犯心脏是因心脏先患有病，肾的黑色便相应地出现在心所属的部位。病色的出现，一般说来都是这样的。

对男子来说，如病色表现在鼻准上，就说明小腹疼痛，开向下牵引睾丸；如病色表现在人中沟上，就说明阴茎作痛。病色显现在人中沟上半部，说明茎根痛；病色表现在人中沟的下半部，就说明茎头作痛。这些都是属于狐疝阴之类的病。

对女子来说，如病色表现在鼻准上，就说明膀胱、子宫有病；病色散而不聚，主疼痛；病色积聚不散，主积聚病。积聚的或方或圆，或左或右，都和它病色的形态相似。如病色下行到唇，就为淫浊疾患；面色润如膏状，多为暴食或饮食不洁所致。

病色在左侧，则左侧有病；病色在右侧，则右侧有病。面部有病色，或聚或散而不端正的，只要根据病色所在的部位，就可知道病变所在。色有青黑赤白黄，应各自端正而盈满地显现在相应的部位上。如赤色不在心位，却出现在鼻准，而且面积大如榆荚，则为女子经闭。如病色尖端向上，就说明头部气虚，病邪有向上发展的趋势；如病色尖端向下，就说明病邪有向下发展的趋势。向左向右都和这个辨认法相同。五色与五脏相应关系来说，青色属肝、赤色属心、白色属肺、黄色属脾、黑色属肾。而肝合于筋，心合于脉，肺合于皮，脾合于肉，肾合于骨。如色青筋病的，是病邪在肝，余脏均可类推。

论勇篇第五十

【原文】黄帝问于少俞曰：有人于此，并行并立，其年之长少等也，衣之厚薄均也，卒然遇烈风暴雨，或病或不病，或皆病，或皆不病，其故何也？

少俞曰：帝问何急？

黄帝曰：愿尽闻之。

少俞曰：春青风，夏阳风，秋凉风，冬寒风。凡此四时之风者，其所病各不同形。

黄帝曰：四时之风，患者如何？

少俞曰：黄色薄皮弱肉者，不胜春之虚风；白色薄皮弱肉者，不胜夏之虚风；青色薄皮弱肉，不胜秋之虚风；赤色薄皮弱肉，不胜冬之虚风也。

黄帝曰：黑色不病乎？

少俞曰：黑色而皮厚肉坚，固不伤于四时之风；其皮薄而肉不坚，色不一者，长夏至而有虚风者，病矣。其皮厚而肌肉坚者，长夏至而有虚风，不病矣。其皮厚而肌肉坚者，必重感于寒，外内皆然，乃病。

黄帝曰：善。

黄帝曰：夫人之忍痛与不忍痛，非勇怯之分也。夫勇士之不忍痛者，见难则前，见痛则止；夫怯士之忍痛者，闻难则恐，遇痛不动。夫勇士之忍痛者，见难不恐，遇痛不动；夫怯士之不忍痛者，见难与痛，目转面盼，恐不能言，失气，惊，颜色变化，乍死乍生。余见其然也，不知其何由，愿闻其故。

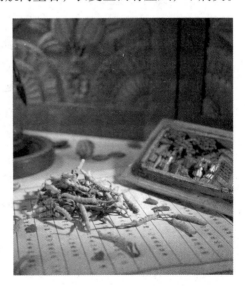

少俞曰：夫忍痛与不忍痛者，皮肤

之薄厚，肌肉之坚脆，缓急之分也，非勇怯之谓也。

【译文】黄帝问于少俞说：假使有几个人在这里同行同立，他们的年龄也相同，穿的衣服厚薄也一样，突然遭到了狂风暴雨，有的生病，有的不生病，或者都生病，或者都不病，这是什么原因呢？

少俞说：你想先了解哪一个问题呢？黄帝说：想请你全都详细地讲一讲。

少俞说：春季起的是温风，夏季起的是热风，秋季起的是凉风，冬季起的是寒风。这四季的风，性质不同，影响到人体发病的情况也是各不相同的。

黄帝说：四季的风，怎样使人发病呢？

少俞说：色黄皮薄而肌肉柔弱的人，是脾气不足，不能抗拒春天的虚邪贼风；色白皮薄肌肉柔弱的人，是肺气不足，经不住夏季的虚邪贼风；色青皮薄肌肉柔弱的人，是肝气不足，不能抗拒秋天的虚邪贼风；色赤皮薄肌肉柔弱的人，是心气不足，不能抗拒冬天的虚邪贼风。

黄帝说：色黑的人不受病吗？

少俞说：色黑而皮肤宽厚的人，肌肉致密坚固，就不会被四季虚邪贼风所伤。如果其人皮肤薄弱，肉不坚实，又不是始终是黑色的人，到了长夏的季节，遭到了虚邪贼风就会生病。如果其人色黑皮肤宽厚，肌肉坚实，虽遭到长夏季节的虚风，因抵抗力强，也不会发病。这样的人必须是外伤于虚风，内伤于饮食生冷，外内俱伤，就不免于生病了。

黄帝说：讲得好。

黄帝说：人能够忍受疼痛与否，不能以性格的勇敢和怯弱来区分。有些勇敢的人而不能耐受疼痛，见危难时则勇往直前，而当遭到疼痛时，则退缩不前；有些怯弱的人能耐受疼痛，但他听到有危难的事就恐慌不安，而遭到疼痛时，却能忍受而不动声色。有些勇敢而又能耐受疼痛的人，见到危难不恐惧，遭到疼痛能忍耐；有些怯弱而又不能耐受疼痛的人，见到危难与疼痛，吓得头晕眼花，面目变色，不敢正视，话也说不出，心惊气促，死去活来。我看到这样的人和这些情况，却不知是什么原因，想听听其中的道理。

少俞说：忍痛与否，主要决定于皮肤的厚薄，肌肉的坚实、脆弱、松紧的不同，是不能用性格的勇敢、怯弱来说明的。

【原文】黄帝曰：愿闻勇怯之所由然。

少俞曰：勇士者，目深以固，长衡直扬，三焦理横，其心端直，其肝大以坚，其胆满以傍，怒则气盛而胸张，肝举而胆横，眦裂而目扬，毛起而面苍，此勇士之由然者也。

黄帝曰：愿闻怯士之所由然。

少俞曰：怯士者，目大而不减，阴阳相失，其焦理纵，髑骺短而小，肝系缓，其胆不满而纵，肠胃挺，胁下空，虽方大怒，气不能满其胸，肝肺虽举，气衰复下，故不能久怒，此怯士之所由然者也。

黄帝曰：怯士之得酒，怒不避勇士者，何脏使然？

少俞曰：酒者，水谷之精，熟谷之液也，其气慓悍，其入于胃中，则胃胀，气上逆，满于胸中，肝浮胆横，当是之时，固比于勇士，气衰则悔。与勇士同类，不知避之，名曰酒悖也。

【译文】黄帝说：我想了解人们为什么会有勇敢和怯懦的不同性格。

少俞说：勇敢的人，目光深邃而凝视不动，眉毛宽大长直，皮肤肌腠的纹理是横的，心脏端正，肝脏坚厚，胆汁盛满，在发怒时，气壮盛而胸廓张大，肝叶上举而胆横，眼瞪得很大，目光逼射，毛发竖起，面色铁青，这些都是决定勇士性格的因素。

黄帝说：我还想了解怯懦人的性格是怎样产生的。

少俞说：怯懦的人目虽大而不深固，阴阳不协调，皮肤腠的纹理纵而不横，胸骨剑突的形态短而小，肝脏薄而软，胆汁也不充满，胆囊松弛，肠胃不强健，弯曲少而直，胁下气机空虚而肝气不能充满，虽值大怒，怒气也不能充满胸中，肝肺之气虽因怒而上举，但不能持久，而怒气很快消失，这些都是决定怯懦人性格的因素。

黄帝说：怯懦的人喝了酒以后，当他发怒的时候，也和勇士差不多，这是哪一脏的功能使他这样的呢？

少俞说：酒是水谷的精华，是谷类经发酵后酿造而成的液汁。其气迅利猛急，当酒液进入胃中以后，促使胃部胀满，气机上逆，而充满于胸中，使肝气冲动，胆气壮横。当酒醉的时候，他的言谈举止，虽然和勇士差不多，但是当酒气一过，则怯态如故，反而懊悔自己不该那样冲动。这种酒醉以后与勇敢的人一样，不知道避忌的情形，称为酒悖。

背俞篇第五十一

【原文】黄帝问于岐伯曰：愿闻五脏之俞，出于背者。

岐伯曰：背中大俞，在杼骨之端，肺俞在三焦之间，心俞在五焦之间，膈俞在七焦之间，肝俞在九焦之间，脾俞在十一焦之间，肾俞在十四焦之间。皆挟脊相去三寸所，则欲得而验之，按其处，应在中而痛解，乃其俞也。灸之则可，刺之则不可。气盛则泻之，虚则补之。以火补者，毋吹其火，须自灭也；以火泻之，疾吹其火，传其艾，须其火灭也。

【译文】黄帝问岐伯说：我想了解五脏在背部的腧穴。

岐伯说：胸中的大俞在项后第一椎棘突下的两旁，肺俞在第三椎下的两旁，心俞在第五椎下的两旁，膈俞在第七椎下的两旁，肝俞在第九椎下的两旁，脾俞在第十一椎的两旁，肾俞在第十四椎的两旁。五脏腧穴都在脊柱的两旁，左右相距为三寸。要确定、检验这些穴位时，可用手按压俞穴处，如患者有酸、麻、胀、痛的感觉，或患者原有疼痛得到缓解，就说明正是俞穴的所在部位。对这些俞穴，宜用灸法，不可妄用针刺。邪气盛的用泻法，正气虚的用补法。用艾火为补法时，不要吹艾火，让它自己慢慢烧灭。用艾火为泻法时，应迅速地吹旺火，随即加上艾条再灸，使之急燃而迅速熄灭。

卫气篇第五十二

【原文】黄帝曰：五脏者，所以藏精神魂魄者也；六腑者，所以受水谷而行化物者也。其气内干五脏，而外络肢节。其浮气之不循经者，为卫气；其精气之行于经者，为营气。阴阳相随，外内相贯，如环之无端。亭亭淳淳乎，孰能窃之。然其分别阴阳，皆有标本虚实所离之处。能别阴阳十二经者，知病之所生；候虚实之所在者，能得病之高下；知六腑之气街者，能知解结契绍于门户；能知虚石之坚软者，知补泻之所在；能知六经标本者，可以无惑于天下。

岐伯曰：博哉！圣帝之论。臣请尽意悉言之。足太阳之本，在跟以上五寸中，标在两络命门。命门者，目也。足少阳之本，在窍阴之间，标在窗笼之前。窗笼者，耳也。足少阴之本，在内踝下上三寸中，标在背俞与舌下两脉也。足厥阴之本，在行间上五寸所，标在背俞也。足阳明之本，在厉兑，标在人迎，颊挟颃颡也。足太阴之本，在中封前上四寸之中，标在背俞与舌本也。

【译文】黄帝说：五脏是贮藏精神魂魄的；六腑是受纳和传化水谷的。饮食化生的精微之气，向内进入五脏，向外运行于周身的肢节。其浮而在外之气，不循行于经脉之中的，叫卫气；其精气之行于经脉之中的，叫营气。卫行脉外属阳，营行脉中属阴，阴阳相随而行，内外贯通，有如环之无端，如水之源远流长，无有穷尽。但在分别阴阳属性时，都有标本、虚实、所离之处。因此，能分别三阴三阳十二经的就可以知道病是怎样产生的；能判断出虚实所在，便能找出疾病的上下部位；能知道六腑六气往来的通道，在诊断和治疗上，就像会解开绳结，开达门户一样，方便自如；能知虚者软——经气空虚，实者硬——邪气结聚，就能知道补虚泻实的关键所在；能知手足六经的标部和本部，对复杂的疾病在治疗时就能应付自如而无所疑惑。

岐伯说：多么高深博大的理论啊！现在我就把所知道的尽量地说出来。足太阳膀胱经的本部，在足跟以上五寸（由外踝下的地平面算起）中的附阳穴；标部，在两目的睛明穴。命门，是指眼睛。足少阳胆经的本部，在足第四趾外侧端的窍阴穴之间；标部，在窗笼之前，即在耳珠前陷中的听宫穴。足少阴肾经的本部（内踝之下一寸，再由此向上三寸），在内踝上下三二寸的复溜、交信穴；标部，在背部的肾俞穴，与舌下两脉的廉泉穴。足厥阴肝经的本部，在行间穴上五寸的中封穴；标部，在背部的肝俞穴。足阳明胃经的本部，在足次趾端的厉兑穴；标部，在颊下结喉两旁的人迎穴。足太阴脾经的本部，在中封穴前上四寸中的三阴交穴；标部，在背部的脾俞与舌根部。

【原文】手太阳之本，在外踝之后，标在命门之上一寸也。手少阳之本，在小指次指之间上二寸，标在耳后上角下外眦也。手阳明之本，在肘骨中，上至别阳，标在颜下合钳上也。手太阴之本，在寸口之中，标在腋内动也。手少阴之本，在锐骨之端，标在背俞也。手心主之本，在掌后两筋之间二寸中，标在腋下下三寸也。

凡候此者，下虚则厥，下盛则热；上虚则眩，上盛则热痛。故石者，绝而止之，虚者，引而起之。

请言气街，胸气有街，腹气有街，头气有街，胫气有街。故气在头者，止之于脑；气在胸者，止之膺与背俞；气在腹者，止之背俞，与冲脉于脐左右之动脉者；气在胫者，止之于气街，与承山踝上以下。取此者，用毫针，必先按而在久应于手，乃刺而予之。所治者，头痛眩仆，腹痛中满暴胀，及有新积。痛可移者，易已也；积不痛，难已也。

【译文】手太阳小肠经的本部，在手外踝之后的养老穴；标部，在睛明穴上一寸处。手少阳三焦经的本部，在手无名指之间的液门穴；标部，在耳后上角的角孙穴与下外眦的丝竹空穴。手阳明大肠经的本部，在肘骨中的曲池穴，上至臂臑穴处；标部，在颊下一寸，人迎之后，扶突之上。手太阴肺经的本部，在寸口中的太渊穴；标部，在腋内动脉，就是腋下三寸的天府穴处。手少阴心经的本部，在掌后锐骨之端的神门穴；标部，在背部的心俞穴。手厥阴心包经的本部，在掌后两筋之间二寸内关穴；标部，在腋下三寸的天池穴处。

凡要测候十二经标本上下所主的疾病，一般在下的为本，下虚则元阳衰于下而为厥逆，下盛则阳气盛于下而为热；在上者为标，上虚则清阳不升而为眩晕，上盛则阳盛于上面为热痛。属实证的当泻，以绝其根而使疾病停止发作；属虚证的当补，助其气而振其不足。

让我再谈谈各部的气街：胸、腹、头、胫之气，各有所聚所行的道路。气在头部的，聚之于脑；气在胸之前部的，聚于胸之两旁的膺部，气在胸之后部的，聚于背腧，即自十一椎膈膜之上，足太阳经诸脏之腧；气在腹部的，聚于背腧，即自十一椎膈膜以下，足太阳经诸脏之俞穴，并聚于腹前冲脉及在脐左右经脉处的穴位（盲俞、天枢等穴）；气在胫部的，则于足阳明经的气街穴（又名气冲穴）及承山穴（足太阳经）和足踝部上下等处。凡刺这些穴位都要用毫针，操作时，必须用手先在穴位上作较长时间的按压，待其气至，然后针刺与之补泻。刺各部气街的穴位能治疗头痛、眩晕、卒中跌仆、腹痛、中满、腹部突然胀满以及新得的积聚。疼痛按之移动的，容易治愈；积聚不疼痛的，不易治愈。

论痛篇第五十三

【原文】黄帝问于少俞曰：筋骨之强弱，肌肉之坚脆，皮肤之厚薄，腠理之疏密，各不同，其于针石火炳之痛何如？肠胃之厚薄坚脆亦不等，其于毒药何如？愿尽闻之。

少俞曰：人之骨强、筋弱、肉缓、皮肤厚者，耐痛，其于针石之痛火炳亦然。

黄帝曰：其耐火煤者，何以知之？

少俞答曰：加以黑色而美骨者，耐火炳。

黄帝曰：其不耐针石之痛者，何以知之？

少俞曰：坚肉薄皮者，不耐针石之痛，于火炳亦然。

【译文】黄帝问少俞说：筋骨的强与弱，肌肉的坚与脆，皮肤的厚与薄，腠理的疏与密，都各不相同的人，他们对针刺和灸灼所致疼痛的耐受力如何？另外，肠胃的厚薄、坚脆也不一样的人，他们对药物的耐受力又是怎样的呢？请你详细地讲一讲。

少俞说：骨骼强健、筋柔肉缓、皮肤厚实的人，对疼痛的耐受力强，所以对针刺和

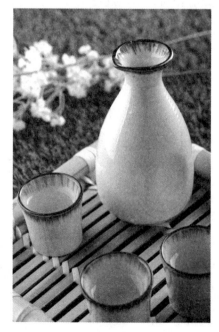

艾火灸灼所致的疼痛也一样能忍受。

黄帝说：哪些人能耐受火灼引起的疼痛呢？

少俞回答说：除以上所说的人以外，还有肤色黑而且骨骼健美的人。

黄帝说：哪些人不能耐受针刺所致的疼痛呢？

少俞说：肌肉坚实而皮肤薄脆的人，不能耐受针刺的疼痛，同样也不能耐受灸灼引起的疼痛。

【原文】黄帝曰：人之病，或同时而伤，或易已，或难已，其故何如？

少俞曰：同时而伤，其身多热者，易已；多寒者，难已。

黄帝曰：人之胜毒，何以知之？

少俞曰：胃厚、色黑、大骨及肥骨者，皆胜毒；故其瘦而薄胃者，皆不胜毒也。

【译文】黄帝说：同时生同一种病的人，有的容易痊愈，有的则难以痊愈，这是什么原因呢？

少俞说：身体多热、阳气素盛的人，容易痊愈；身体多寒、阳气素虚的人，难以痊愈。

黄帝说：怎样判断人对药物耐受力的强弱呢？

少俞说：胃功能强壮、皮肤色黑、骨骼粗壮、肌肉肥厚的人，对药物的耐受力强；形体消瘦而胃功能薄弱的人，对药物的耐受力就弱。

天年篇第五十四

【原文】黄帝问于岐伯曰：愿闻人之始生，何气筑为基，何立而为楯，何失而死，何得而生？

岐伯曰：以母为基，以父为楯；失神者死，得神者生也。

黄帝曰：何者为神？

岐伯曰：血气已和，营卫已通，五脏已成，神气舍心，魂魄毕具，乃成为人。

黄帝曰：人之寿夭各不同，或夭寿，或卒死，或病久，愿闻其道。

岐伯曰：五脏坚固，血脉和调，肌肉解利，皮肤致密，营卫之行，不失其常，呼吸微徐，气以度行，六腑化谷，津液布扬，各如其常，故能长久。

黄帝曰：人之寿百岁而死，何以致之？

岐伯曰：使道隧以长，基墙高以方，通调营卫，三部三里起，骨高肉满，百岁乃得终。

【译文】黄帝问于岐伯说：我想了解一下人刚出生时，以什么气为根本？以什么气为保卫，与什么息息相关？

岐伯说：以母亲的阴血为基础，以父亲的阳精为保卫，失去神气就会死亡，得到神气就能生存。

黄帝问：什么是神？岐伯说：当人体的血气调和，营气卫气的运行通畅，五脏形成之后，神气藏之于心，魂魄也都具备了，才能成为一个健全的人体。

黄帝说：人的寿命长短各不相同，有中途夭亡的，有年老长寿的，有猝然死亡的，有的患病很久，我想听听这其中的道理。

岐伯说：如果五脏强健，血脉调顺，肌肉之间通利无滞，皮肤固密，营卫的运行不失其常度，呼吸均匀徐缓，全身之气有规律的运行，六腑也能正常地消化饮食，使精微、津液能敷布周身，以营养人体，各脏腑功能正常，所以能够使生命维持长久而多寿。

黄帝说：有些人可活到百岁而死，怎么会达到这样的长寿呢？

岐伯说：长寿的人，他的鼻孔和人中深邃而长，面部的骨骼高厚而方正，营卫的循行通调无阻，面部的三停耸起而不平陷，肌肉丰满，骨骼高起，这种壮健的形体，是能活到百岁而终其天年的象征。

【原文】黄帝曰：其气之盛衰，以至其死，可得闻乎？

岐伯曰：人生十岁，五脏始定，血气已通，其气在下，故好走；二十岁，血气始盛，肌肉方长，故好趋；三十岁，五脏大定，肌肉坚固，血脉盛满，故好步；四十岁，五脏六腑十二经脉，皆大盛以平定，腠理始疏，荣华颓落，发颇斑白，平盛不摇，故好坐；五十岁，肝气始衰，肝叶始薄，胆汁始减，目始不明；六十岁，心气始衰，苦忧悲，血气懈惰，故好卧；七十岁，脾气虚，皮肤枯；八十岁，肺气衰，魄离，故言善误；九十岁，肾气焦，四脏经脉空虚；百岁，五脏皆虚，神气皆去，形骸独居而终矣。

黄帝曰：其不能终寿而死者，何如？

岐伯曰：其五脏皆不坚，使道不长，空外以张，喘息暴疾；又卑基墙薄，脉少血，其肉不实，数卒中寒，血气虚，脉不通，真邪相攻，乱而相引，故中寿而尽也。

【译文】黄帝说：人的血气盛衰，以及从生到死这一过程的情况，可以讲给我听吗？

岐伯说：人生长到十岁的时候，五脏始发育到一定的健全程度，血气的运行畅通，生气在下，所以喜动而好走。人到二十岁，血气开始壮盛，肌肉也正在发达，所以行动更为敏捷，走路也快。人到三十岁，五脏已经发育强健，全身的肌肉坚固，血气充盛，所以步履稳重，爱好从容不迫的行走。人到四十岁，五脏六腑十二经脉，都很健全已到了不能再继续盛长的程度，从此腠理开始疏松，颜面的荣华逐渐衰落，鬓发开始花白，经气由平定盛满已到了不能再向上发展的阶段，精力已不十分充沛，所以好坐。人到五十岁，肝气开始衰退，肝叶薄弱，胆汁也减少了，所以两眼开始昏花。人到六十岁，心气开始衰弱，会经常忧愁悲伤，血气已衰，运行不利，形体惰懈，所以好卧。人到七十岁，脾气虚弱，皮肤干枯。人到八十岁时肺气衰弱，不能藏魄，言语也时常发生错误。人到九十岁，肾气也要枯竭了，其他四脏经脉的血气也都空虚了。到了百岁，五脏的经脉都已空虚，五脏所藏的神气都消失了，只有形骸存在而死亡。

黄帝说：有人夭折，这是什么缘故呢？

岐伯说：这是因为他的五脏不坚固，鼻孔和人中沟不深邃，鼻孔向外张开着，呼吸急促疾速，或面部骨骼卑小，脉管薄弱，脉中血少而不充盈，肌肉不坚实，肌腠松弛，再屡遭风寒侵袭，血气更虚，血脉运行不通畅，外邪就易于侵入，与真气相攻，真气败乱，所以活到中年就死亡了。

逆顺篇第五十五

【原文】黄帝问于伯高曰：余闻气有逆顺，脉有盛衰，刺有大约，可得闻乎？

伯高曰：气之逆顺者，所以应天地、阴阳、四时、五行也；脉之盛衰者，所以候血气之虚实有余不足；刺之大约者，必明知病之可刺，与其未可刺，与其已不可刺也。

黄帝曰：候之奈何？

伯高曰：兵法曰无迎逢逢之气，无击堂堂之阵。《刺法》曰：无刺熇熇之热，无刺漉漉之汗，无刺浑浑之脉，无刺病与脉相逆者。

【译文】黄帝问伯高说：我听说气的运行有逆顺，血脉有盛衰，针刺有大法，这些你能讲讲吗？

伯高说：气行的逆顺与天地、阴阳、四时、五行是相适应的。脉的有力无力是与气血的虚实相关的，所以通过诊脉可以察候气血的虚实、盈亏。针刺的大法，就是必须明确知道病变是否可以行刺，或病变发展到了不可施行针刺的程度等情况。

黄帝说：怎样察知病变的可刺与不可刺呢？

伯高说:《兵法》讲:作战时,要避开对方来势急疾、气焰嚣盛的锐气,不可贸然出击对方严整庞大的阵地。《刺法》讲:热势炽盛时不可刺,大汗淋漓时不可刺,脉象纷乱、模糊不清时不可刺,脉象与病情不相符合的不可刺。

【原文】黄帝曰:候其可刺奈何?

伯高曰:上工,刺其未生者也;其次,刺其未盛者也;其次,刺其已衰者也。下工,刺其方袭者也;与其形之盛者也;与其病之与脉相逆者也。故曰:方其盛也,勿敢毁伤,刺其已衰,事必大昌。故曰:上工治未病,不治已病,此之谓也。

【译文】黄帝说:怎样掌握可刺的时机呢?

伯高说:高明的医生,在疾病尚未发生之前进行针刺;其次,在病邪轻浅、疾病尚未严重时进行针刺;再次,在邪气已衰、正气来复、疾病转愈时针刺。技术低劣的医生,在邪气正旺时,或在病热正盛时,或在病情与脉象不相符时进行针刺。所以说,在病势正盛时不能针刺,但在邪气已经开始衰退时进行针刺,必定会收到良好的效果。所以说,高明的医生,是在未病之前实施预防,并不是在已经形成了疾病再去治,就是这个道理。

五味篇第五十六

【原文】黄帝曰:愿闻谷气有五味,其入五脏,分别奈何?

伯高曰:胃者,五脏六腑之海也,水谷皆入于胃,五脏六腑,皆禀气于胃。五味各走其所喜,谷味酸,先走肝,谷味苦,先走心,谷味甘,先走脾,谷味辛,先走肺,谷味咸,先走肾。谷气津液已行,营卫大通,乃化糟粕,以次传下。

黄帝曰:营卫之行奈何?

伯高曰:谷始入于胃,其精微者,先出于胃之两焦,以溉五脏,别出两行,营卫之道。其大气之抟而不行者,积于胸中,命曰气海,出于肺,循咽喉,故呼则出,吸则入。天地之精气,其大数常出三入一,故谷不入,半日则气衰,一日则气少矣。

【译文】黄帝说:我想听你说说五谷的五味进入人体是怎样分别归于五脏的。

伯高说:胃是五脏六腑的营养汇集的地方,一切饮食物都先进入入胃,五脏六腑接受胃所消化的精微之气的营养。饮食物的五味归属五脏,都因饮食物的性味特性相异而各有所喜归:谷味酸的入胃之后,先入肝;味苦的,先入心;味甜的,先入脾;味辛的,先入肺;味咸的,先入肾。饮食水谷的精微,化为津液,与营卫之气，运行于周身，其中的糟粕依次下传于大肠、膀胱，化为粪尿，排出体外。

黄帝说：营卫是怎样运行的呢？

伯高说：水谷入胃后，所化生的精微部分，从胃出后至中上二焦，经肺灌溉五脏。它在输布于全身时，分别为两条途径，其清纯部分化为营气，浊厚部分化为卫气，分别从脉内外的两条道路运行于周身。同时所产生的大气，则聚于胸中，称为气海。这种气自肺沿咽喉而出，呼则出，吸则入，保证人体正常的呼吸运动。天地的精气，它在体内代谢的大概情况，是宗气、营卫和糟粕三方面输出，但另一方面又要从天地间吸入空气

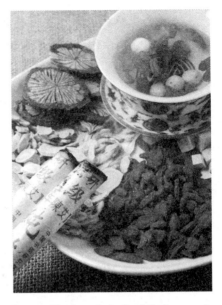

与食入饮食物，以补给全身营养的需要，所以半日不吃饭，就会感到气衰，一天不进饮食，就感到气少了。

【原文】黄帝曰：谷之五味，可得闻乎？

伯高曰：请尽言之。五谷：秔米甘，麻酸，大豆咸，麦苦，黄黍辛。五果：枣甘，李酸，栗咸，杏苦，桃辛。五畜：牛甘，犬酸，猪咸，羊苦，鸡辛。五菜：葵甘，韭酸，藿咸，薤苦，葱辛。

五色：黄色宜甘，青色宜酸，黑色宜咸，赤色宜苦，白色宜辛。凡此五者，各有所宜。五宜所言五色者，脾病者，宜食秔米饭，牛肉、枣、葵；心病者，宜食麦、羊肉、杏、薤；肾病者，宜食大豆、黄卷猪肉、栗、藿；肝病者，宜食麻、犬肉、李、韭；肺病者，宜食黄黍、鸡肉、桃、葱。

五禁：肝病禁辛，心病禁咸，脾病禁酸，肾病禁甘，肺病禁苦。

肝色青，宜食甘，秔米饭、牛肉、枣、葵皆甘。心色赤，宜食酸，犬肉、麻、李、韭皆酸。脾色黄，宜食咸，大豆、猪肉、栗、藿皆咸。肺色白，宜食苦，麦、羊肉、杏、薤皆苦。肾色黑，宜食辛，黄黍、鸡肉、桃、葱皆辛。

【译文】黄帝说：五谷性味是怎样的，可以告诉我吗？伯高说：让我详细地讲给你听。在五谷之中，粳米味甘，芝麻味酸，大豆味咸，麦味苦，黄米味辛。在五果之中，枣子味甘，李子味酸，栗子味咸，杏子味苦，桃子味辛。在五畜之中，牛肉味甘，狗肉味酸，猪肉味咸，羊肉味苦，鸡肉味辛。在五菜之中，葵菜味甘，韭菜味酸，豆叶味咸，薤味苦，葱味辛。

五色与五味的关系：黄色属脾，宜食甘味；青色属肝，宜食酸味；黑色属肾，宜食咸味；赤色属心，宜食苦味；白色属肺，宜食辛味。这五种色味，在治疗和调补时，都可用其相宜的食品。所言五宜，就是在五脏患病时，选用相适宜的五味：脾病，宜食粳米饭、牛肉、枣子、葵菜；心病，宜食麦、羊肉、杏子、薤；肾病，宜食大豆芽、猪肉、栗子、藿；肝病，宜食芝麻、犬肉、李、韭；肺病，宜食黄米、鸡肉、桃、葱。

五脏之病对五味各有禁忌：肝病应禁忌辛味，心病应禁忌咸味，脾病应禁忌酸味，肾病应禁忌甘味，肺病应禁忌苦味。

肝主青色，宜食甘味，粳米饭、牛肉、枣、葵等都是甘味食物；心主赤色，宜食酸味，犬肉、芝麻、李、韭等都是酸味食物；脾主黄色，宜食咸味，大豆、猪肉、栗、藿等都是咸味食物；肺主白色，宜食苦味，麦、羊肉、杏、薤等都是苦味食物；肾主黑色，宜食辛味，黄黍、鸡肉、桃、葱等都是辛味食物。

灵枢译注卷九

水胀篇第五十七

【原文】黄帝问于岐伯曰：水与肤胀、鼓胀、肠覃、石瘕、石水，何以别之？

岐伯曰：水始起也，目窠上微肿，如新卧起之状，其颈脉动，时咳，阴股间寒，足胫肿，腹乃大，其水已成矣。以手按其腹，随手而起，如裹水之状，此其候也。

黄帝曰：肤胀何以候之？

岐伯曰：肤胀者，寒气客于皮肤之间，冬冬然不坚，腹大，身尽肿，皮厚，按其腹，窅而不起，腹色不变，此其候也。

【译文】黄帝问岐伯道：水胀、肤胀、鼓胀、肠覃、石瘕、石水，应当怎样在诊断上进行鉴别呢？

岐伯回答说：水胀病初起，患者的下眼睑微肿，好像刚刚睡醒的样子，颈部动脉搏动明显，并时时咳嗽，在两大腿内侧感到寒凉，足胫部水肿，腹部胀大，如出现上述症状，水肿病就已经形成了。如用手按压患者的腹部，放手后即随手而起，好就像按压充水的皮袋子一样，这就是水胀病的症候。

黄帝说：肤胀病怎样诊断呢？

岐伯说：所谓肤胀病，是由寒邪侵入皮肤之间形成的。患者腹部胀大，叩击时发出鼓音，按压时感觉空而不坚硬，全身肿，皮肤厚，按压患者腹部，放手后不能随手而起，腹部的皮色无异常变化，这就是肤胀病的症候。

【原文】鼓胀何如？

岐伯曰：腹胀身皆大，大与肤胀等也，色苍黄，腹筋起，此其候也。

肠覃何如？

岐伯曰：寒气客于肠外，与卫气相搏，气不得荣，因有所系，癖而内着，恶气乃起，瘜肉乃生。其始生也，大如鸡卵，稍以益大，至其成，如怀子之状，久者离岁，按之则坚，推之则移，月事以时下，此其候也。

石瘕何如？

岐伯曰：石瘕生于胞中，寒气客于子门，子门闭塞，气不得通，恶血当泻不泻，衄以留止，日以益大，状如怀子，月事不以时下，皆生于女子，可导而下。

黄帝曰：肤胀鼓胀，可刺邪？

岐伯曰：先泻其胀之血络，后调其经，刺去其血络也。

【译文】黄帝问：鼓胀病的表现是怎样的呢？

岐伯说：鼓胀患者的腹部与全身都肿胀，这与肤胀病一样，但患鼓胀病的人皮肤青黄，腹部青筋高起暴露，这就是鼓胀病的症候。

黄帝问：肠覃病的表现是怎样的呢？

岐伯说：寒邪侵犯人体后，邪气滞留在肠外，与卫气相搏，卫气被阻而不能正常运行，因此邪气留滞，积久不去附着于肠外，并日渐滋长，使肉得以形成，刚开始时，就像鸡蛋一样大小，此后逐渐长大，疾病一旦形成，患者就像怀孕一样，病程长的历经数年，用手按压则很坚硬，推动时可移动，但月经仍然按时到潮，这就是肠覃的症候。

黄帝说：石瘕病的表现是怎样的呢？

岐伯说：石瘕病生在胞宫内，寒邪侵犯，留滞在子宫颈口，使宫颈闭塞，气血凝滞不通。经血不能正常排泄，便凝结成块而留滞于宫内，并日益增大，使腹部胀大，像怀孕一样，月经不能按时来潮。石瘕病都发生在妇女，治疗时应活血化瘀，通导攻下，引瘀血下行。

黄帝说：肤胀与鼓胀可用针刺治疗吗？

岐伯说：先用针刺泻有瘀血的脉络，然后根据病情虚实进行调理，但必须先刺去其血络中的恶血为主。

贼风篇第五十八

【原文】黄帝曰：夫子言贼风邪气伤人也，令人病焉，今有其不离屏蔽，不出室穴之中，卒然病者，非不离贼风邪气，其故何也？

岐伯曰：此皆尝有所伤于湿气，藏于血脉之中，分肉之间，久留而不去。若有所堕坠，恶血在内而不去，卒然喜怒不节，饮食不适，寒温不时，腠理闭而不通。其开而遇风寒，则血气凝结，与故邪相袭，则为寒痹。其有热则汗出，汗出则受风，虽不遇贼风邪气，必有因加而发焉。

【译文】黄帝说：先生常说贼风邪气伤害人体后，使人生病，但有人并没有离开房屋并保护得很严密，并没有遭到贼风邪气的侵袭，也突然生病了，这是什么原因呢？

岐伯说：这都是平素已受到邪气的伤害，如曾经为湿气而伤，潜伏在血脉之中和分肉之间，长久滞留在体内没有驱除出去；或者因为从高处跌下来，致瘀血留积在内而发病；也有突然发生过度的喜怒，或饮食不当，或气候的冷热不注意调摄，使腠理闭塞，壅而不通；或适当腠理开泄时而感受风寒，这样使血气凝结，新风寒和宿邪湿气相互搏结，就发生了寒痹；又有因热而出汗，因汗出肌腠疏松而受风邪，这些人虽然未受到贼风邪气的侵袭，但必然原有宿邪，并新加外感的因素，才能使人发病的。

【原文】黄帝曰：今夫子之所言者，皆患者之所自知也。其毋所遇邪气，又毋怵惕之所志，卒然而病者，其故何也？唯有因鬼神之事乎？

岐伯曰：此亦有故邪留而未发，因而志有所恶，及有所慕，血气内乱，两气相搏。其所从来者微，视之不见，听而不闻，故似鬼神。

黄帝曰：其祝而已者，其故何也？

岐伯曰：先巫者，因知百病之胜，先知其病之所从生者，可祝而已也。

【译文】黄帝说：你所讲的，都是患者自己所能知道的，但有的人既没有外来邪气的侵犯，也没有受惊恐等情志的刺激，却突然发病，这是什么缘故呢？是否因为鬼神作祟呢？

岐伯说：这也是因为有宿邪潜伏在内而未发作，由于情感上有所变化，或有厌恶之事，或有所怀慕而不能遂心，引起体内血气的逆乱，和潜伏在体内的病邪两相结合，因而发生病变。这种内在的变化极为细微，没有明显的迹象，是看不见、听不到的，所以好像鬼神作祟一样。

黄帝说：有些人用"祝由"（祝，即告；由，病源。是古代的一种精神疗法。——译注）的方法治病，也能把病治好，这又是什么缘故呢？

岐伯说：从前的巫医，根据他们掌握的治疗疾病的方法，在事先了解了疾病发生的原因后，采取相应的心理疗法，所以对一些精神疾病，通过"祝由"的方法也就把病治好了。

卫气失常篇第五十九

【原文】黄帝曰：卫气之留于腹中，搐积不行，菀蕴不得常所，使人支胁胃中满，喘呼逆息者，何以去之？

伯高曰：其气积于胸中者，上取之，积于腹中者，下取之，上下皆满者，旁取之。

黄帝曰：取之奈何？

伯高对曰：积于上，泻人迎、天突、喉中；积于下者，泻三里与气街；上下皆满者，上下取之，与季胁之下一寸；重者，鸡足取之。诊视其脉大而弦急，及绝不至者，及腹皮急甚者，不可刺也。

黄帝曰：善。

【译文】黄帝说：卫气留滞于胸腹之中，循行失常，蓄积而致失其正常的运行，郁结成病，使人产生胸胁、胃脘胀满、喘息气逆等症状，这用什么方法来治疗呢？

伯高说：气郁不行，积聚在胸中的，取上部的腧穴治疗；积聚在腹中的，取下部的腧穴治疗；积聚在胸腹部，使胸胁脘腹都胀满的，则取上下部及附近的穴位治疗。

黄帝说：取哪些穴经呢？

伯高回答说：卫气郁积在胸中，当泻足阳明胃经的人迎穴，任脉的天突和廉泉穴；卫气郁积在腹中，当泻足阳明胃经的三里穴和气街穴；卫气积在胸胁脘腹，上下都觉胀满，当上取人迎、天突、廉泉等穴，下取三里、气街穴，以及季胁下一寸的章门穴以泻；病情严重的，采取鸡足刺法。若患者的脉大

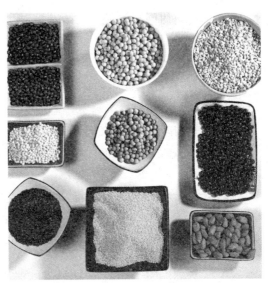

而弦急，或脉绝不至以及腹皮绷急紧张，就不能用针刺治疗。

黄帝说：讲得很好！

【原文】 黄帝问于伯高曰：何以知皮肉气血筋骨之病也？

伯高曰：色起两眉薄泽者，病在皮；唇色青黄赤白黑者，病在肌肉；营气濡然者，病在血气；目色青黄赤白黑者，病在筋；耳焦枯受尘垢，病在骨。

黄帝曰：病形何如，取之奈何？

伯高曰：夫百病变化，不可胜数，然皮有部，肉有柱，血气有输，骨有属。

黄帝曰：愿闻其故。

伯高曰：皮之部，输于四末；肉之柱，有臂胫诸阳分肉之间，与足少阴分间；血气之输，输于诸络，气血留居，则盛而起，筋部无阴无阳，无左无右，候病所在；骨之属者，骨空之所以受益而益脑髓者也。

黄帝曰：取之奈何？

伯高曰：夫病变化，浮沉深浅，不可胜穷，各在其处，病间者浅之，甚者深之，间者小之，甚者众之，随变而调气，故曰上工。

黄帝问于伯高曰：人之肥瘦大小温寒，有老壮少小，别之奈何？

伯高对曰：人年五十已上为老，二十已上为壮，十八已上为少，六岁已上为小。

黄帝曰：何以度知其肥瘦？

伯高曰：人有肥、有膏、有肉。

黄帝曰：别此奈何？

伯高曰：腘肉坚，皮满者，肥。腘肉不坚，皮缓者，膏。皮肉不相离者，肉。

黄帝曰：身之寒温何如？

伯高曰：膏者，其肉淖而粗理者，身寒，细理者，身热。脂者，其肉坚，细理者热，粗理者寒。

黄帝曰：其肥瘦大小奈何？

伯高曰：膏者，多气而皮纵缓，故能纵腹垂腴。肉者，身体容大。脂者，其身收小。

黄帝曰：三者之气血多少何如？

伯高曰：膏者，多气，多气者，热，热者耐寒。肉者，多血则充形，充形则平。脂者，其血清，气滑少，故不能大。此别于众人者也。

黄帝曰：众人奈何？

伯高曰：众人皮肉脂膏，不能相加也，血与气，不能相多，故其形不小不大，各自称其身，命曰众人。

黄帝曰：善。治之奈何？

伯高曰：必先别其三形，血之多少，气之清浊，而后调之，治无失常经。是故膏人纵腹垂腴，肉人者，上下容大，脂人者，虽脂不能大者。

【译文】 黄帝问伯高说：应该如何诊察皮、肉、气、血、筋、骨的病变呢？

伯高说：病色表现在两眉之间，缺少光泽的，则病变发生在皮；口唇呈青、黄、赤、白、黑颜色的，病变发生在肌肉；皮肤多汗而湿润，则病在血气；目色呈现青、黄、赤、白、黑色的，则病发生在筋；耳轮焦枯，阴暗不泽，如有尘垢的，则病变在骨。

黄帝说：病情的表现及变化是怎样的呢？应当如何治疗？

伯高说：很多疾病的变化，是多种多样的。但皮有部，肉有柱，血气有输，骨有属。

黄帝说：我想知道其中的道理。

伯高说：皮之部，在肢末端的浅表部位；肉之柱，在上肢的臂、下肢的胫，手足六阳经肌肉隆起之处，以及足少阴经循行路线上的肌肉丰厚之处；血气之输，在诸经的络穴，当血气留滞时，则络脉壅盛而高起；筋的病变无阴无阳，无左无右，治疗时应随病变的部位而取之；骨病的所属部位，在关节处，骨穴是输注精液的，且能补益脑髓。

黄帝说：应当如何进行治疗呢？

伯高说：由于疾病的千变万化，针刺治疗或深或浅，或浮或沉，不可胜数。其主要的原则应根据发病的部位和病情进行针刺，病轻的浅刺，病重的深刺，病轻的用针要少，病重的用针要多。能随着病情的变化而调治经气，且治疗得当，才是高明的医生。

黄帝问伯高道：人体的肥瘦，身形的大小，体表的寒温，以及年龄的老、壮、少、小，是怎样区别的呢？

伯高回答说：年龄在五十岁以上的为老，二十岁以上的为壮，十八岁以下的为少，六岁以上的为小。

黄帝说：以什么标准来评定人体的肥与瘦呢？

伯高说：人体有脂、膏、肉三种不同的类型。黄帝说：应当如何区别人的脂、膏、肉三种类型呢？

伯高说：肉（肥厚或成块突起的肌肉。）丰厚坚实皮肤丰满的为脂；肉不丰厚坚实、皮肤松弛的为膏；皮肉紧紧相连在一起的为肉。

黄帝说：人的身体有寒温的不同，如何加以区别呢？

伯高说：膏类型的人肌肉濡润，若皮肤腠理粗糙，卫气就易外泄，故身体多寒；若皮肤腠理细腻，卫气就易收藏，故身体多热。脂类型的人肌肉坚实，皮肤腠理致密的，身体多热；皮肤腠理粗疏的，身体多寒。

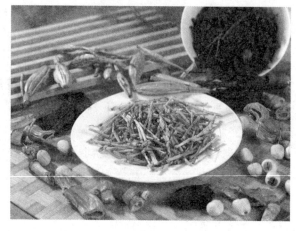

黄帝说：身体的肥瘦大小是如何区别的呢？

伯高说：膏类型的人，多阳气充盛，皮肤宽纵弛缓，腹部肌肉松软下垂；肉类型的人，身体宽大；脂类型的人，肌肉坚实而身形较小。

黄帝说：这三种类型的人的气血情况是怎样的呢？

伯高说：膏类型的人，阳气充盛，身体多热，就能耐寒；肉类型的人，阴血偏盛，能充养肌肉形体，气质平和；脂类型的人，其血清，气滑利而且少，所以身形不大。这就是脂、膏、肉三种人气血多少的大概情况，与一般的人有所区别。

黄帝说：一般人的情况是如何的呢？

伯高说：一般人的皮、肉、脂、膏都比较均匀，血与气也保持平衡，没有偏多的情况，所以他们的身形不大不小，身体各部位都非常匀称，这就是一般人的情况。

黄帝说：讲得好。应当怎样进行治疗呢？

伯高说：首先必须分清三种不同类型的形体，掌握各型人血的多少，气的清浊，然后根据虚实进行调治，根据具体情况采用常法治疗就可以了。所以说，膏人的形体是宽肥腹肉下垂；肉人的体型是身体上下都很宽大；脂型的人，虽然脂肪多，但体型却不大。